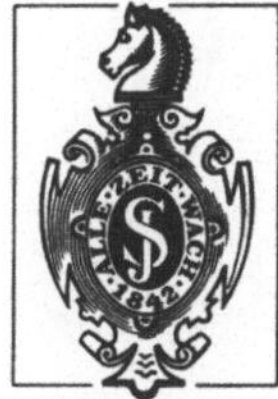

Therapie mit Antihypertensiva

Herausgegeben von K. O. Stumpe

Unter Mitarbeit von

A. Amery M. Anlauf R. Fagard D. Ganten
H. Kaulhausen H. Knauf R. Kolloch W. Laaser
R. E. Lang P. Lijnen A. Overlack W. Rascher
W. Rauh J. Rosenthal J. Staessen Th. Unger
H. Vetter W. Vetter F. Weber

Mit 25 Abbildungen

Springer-Verlag
Berlin Heidelberg New York Tokyo 1983

Professor Dr. Klaus O. Stumpe
Medizinische Universitäts-Poliklinik Bonn
Wilhelmstraße 35–37, 5300 Bonn 1

CIP-Kurztitelaufnahme der Deutschen Bibliothek
Therapie mit Antihypertensiva / hrsg. von K. O. Stumpe. Unter Mitarb. von A. Amery ... –
Berlin; Heidelberg; New York; Tokyo: Springer, 1983
ISBN-13: 978-3-642-69049-5 e-ISBN-13: 978-3-642-69048-8
DOI: 10.1007/ 978-3-642-69048-8
NE: Stumpe: Klaus O. [Hrsg.]; Amery, A. [Mitverf.]

Softcover reprint of the hardcover 1st edition 1983

Satz: G. Appl, Wemding
2119/3140-543210

Vorwort

Aus epidemiologischer Sicht besteht Übereinstimmung darüber, daß ein erhöhter Blutdruck als führender Risikofaktor für alle frühzeitigen Erkrankungen und Todesfälle anzusehen ist. Die Dimension des Gesamtproblems wird durch die Schätzung unterstrichen, wonach in der Bundesrepublik etwa 8% aller Patientenbesuche beim Arzt einen erhöhten Blutdruck betreffen, was angenähert einer Frequenz von 8 Mio. Arztbesuchen pro Jahr entspricht.

In den vergangenen Jahren hat es ermutigende Hinweise dafür gegeben, daß eine effektive Kontrolle der Hypertonie zu einer Reduktion der assoziierten Morbidität und Mortalität insbesondere von Schlaganfall, Herzinsuffizienz, dissezierendem Aneurysma und Nierenversagen führt und dadurch wertvolles Leben verlängert werden kann. Die Möglichkeiten zur Blutdruckkontrolle haben sich durch die Entwicklung einer großen Palette von pharmakologischen Wirkstoffen, die über unterschiedliche Mechanismen den Blutdruck senken, explosionsartig vermehrt. Die Untersuchung dieser antihypertensiven Substanzen, ihrer Wirkungsmechanismen und ihrer Effektivität hat gleichzeitig dazu beigetragen, mögliche kausale Faktoren bzw. Pathomechanismen zu entschlüsseln und dadurch neue Ansatzpunkte für eine wirksame medikamentöse Kontrolle zu definieren. Der informierte praktizierende Arzt ist heute mehr denn je in der Lage, durch gezielten Einsatz der zur Verfügung stehenden Antihypertensiva bei nahezu allen Patienten mit Hypertonie eine anhaltende und nebenwirkungsarme Blutdrucknormalisierung zu erreichen. Die Vielzahl der verfügbaren antihypertensiven Medikamente bedingt aber auch, daß bei der klinischen Anwendung und Applikation der blutdrucksenkenden Substanzen Konfusion und Mißverständnis auftreten können und eine unzureichende Kontrolle des Blutdrucks sowie eine erhöhte Nebenwirkungsfrequenz die Folge sind.

Basierend auf diesen Überlegungen und Erfahrungen ist das vorliegende Buch für den praktizierenden Allgemeinarzt und Internisten zur Ergänzung seines Wissens und als Nachschlagewerk für die Akutinformation auf dem Gebiet der medikamentösen Therapie der Hochdruckkrankheit gedacht. Es soll dem Arzt ermöglichen, ein Buch an seiner Seite zu haben, das übersichtlich und sinnvoll die Therapie mit Antihypertensiva abhandelt und spezifische Aspekte, die relevant für die tägliche Praxis sind, berücksichtigt. Zum besseren Verständnis der Wirkungsmechanismen, der Dosierung und der möglichen Nebenwirkungen der verschiedenen Wirkstoffe sowie differentialtherapeutischer Gesichtspunkte wurden die einzelnen Substanzgruppen unter Berücksichtigung ihrer klinischen Pharmakologie besprochen. Spezielle Beiträge befassen sich mit dem Einsatz von Antihypertensiva im Kindes- und im höheren Lebensalter sowie in der Schwangerschaft und bei eingeschränkter Nierenfunktion.

Da die Spezialisierung auf dem Gebiet der Hypertonie in den vergangenen 15 Jahren ständig zugenommen hat, wurde in diesem Buch von der Möglichkeit Gebrauch gemacht, anerkannte Fachleute auf dem Gebiet der klinischen Hochdruckforschung, Kliniker und Pharmakologen zu bitten, jeweils auf ihrem Spezialgebiet eigenverantwortlich einen Beitrag zu schreiben. Hierdurch konnte das Buch zweifelsohne auf einen hohen aktuellen Wissens- und Informationsstand gebracht werden.

Den Mitarbeitern an diesem Buch gebührt daher besonderer Dank und Anerkennung. Zu großem Dank bin ich auch dem Springer-Verlag, insbesondere Herrn Dr. Graf-Baumann, für seine wertvollen Anregungen und für die Berücksichtigung der Wünsche des Herausgebers bei der formalen und inhaltlichen Gestaltung des Buchs verpflichtet.

Bonn, Mai 1983 Klaus O. Stumpe

Inhaltsverzeichnis

Mitarbeiterverzeichnis

Prof. Dr. A. Amery
Inwendige Geneeskunde – Cardiologie, A. Z. Sint Rafael,
Kapucijnenvoer 33, B-3000 Leuven

Prof. Dr. M. Anlauf
Medizinische Klinik und Poliklinik, Universitätsklinikum
der Gesamthochschule Essen, Abteilung für Nieren- und
Hochdruckkranke, Hufelandstraße 55, 4300 Essen

Dr. R. Fagard,
Inwendige Geneeskunde – Cardiologie, A. Z. Sint Rafael,
Kapucijnenvoer 33, B-3000 Leuven

Prof. Dr. D. Ganten
Deutsches Institut zur Bekämpfung des hohen Blutdruckes,
Postfach 101409, 6900 Heidelberg 1

Prof. Dr. H. Kaulhausen
Frauenklinik der Medizinischen Hochschule Hannover im
Krankenhaus Oststadt, Podbielskistraße 380, 3000 Hannover 51

Prof. Dr. H. Knauf
Medizinische Univ.-Klinik, Hugstetter Straße 55,
7800 Freiburg i. Br.

Dr. med. R. Kolloch
Medizinische Univ.-Poliklinik, Wilhelmstraße 35–37, 5300 Bonn 1

PD Dr. med. U. Laaser
Deutsches Institut zur Bekämpfung des hohen Blutdrucks,
Postfach 101409, 6900 Heidelberg

Dr. R. E. Lang
Deutsches Institut zur Bekämpfung des hohen Blutdrucks,
Postfach 101409, 6900 Heidelberg

Dr. P. Lijnen
Inwendige Geneeskunde – Cardiologie, A. Z. Sint Rafael,
Kapucijnenvoer 33, B-3000 Leuven

Dr. A. Overlack
Medizinische Univ.-Poliklinik, Wilhelmstraße 35–37,
5300 Bonn 1

Dr. W. Rascher,
Deutsches Institut zur Bekämpfung des hohen Blutdrucks,
Postfach 101409, 6900 Heidelberg

Dr. W. Rauh
Deutsches Institut zur Bekämpfung des hohen Blutdrucks,
Postfach 101409, 6900 Heidelberg

Prof. Dr. med. J. Rosenthal
Department für innere Medizin, Universität Ulm,
Steinhövelstraße 9, 7900 Ulm

Dr. J. Staessen
Inwendige Geneeskunde – Cardiologie – A. Z. Sint Rafael,
Kapucijnenvoer 33, B-3000 Leuven

Dr. Th. Unger
Deutsches Institut zur Bekämpfung des hohen Blutdrucks,
Postfach 101409, 6900 Heidelberg 1

Prof. Dr. med. H. Vetter
Medizinische Poliklinik der Westfälischen Wilhelmsuniversität
Münster, Domagkstraße 3, 4400 Münster

Prof. Dr. med. W. Vetter
Department für innere Medizin, Kantonsspital, Rämistraße 100,
CH-8091 Zürich

Dr. F. Weber
Medizinische Klinik und Poliklinik, Universitätsklinikum
der Gesamthochschule Essen, Abteilung für Nieren- und
Hochdruckkranke, Hufelandstraße 55, 4300 Essen

1 Allgemeine Feststellungen, Richtlinien und Indikationen zur antihypertensiven Therapie

K. O. Stumpe

Als die ersten antihypertensiven Medikamente in den 50er Jahren eingeführt wurden, stellte sich durch Untersuchungen in einzelnen klinischen Zentren schnell heraus, daß die Behandlung der sog. „malignen Hypertonie" einen dramatischen Rückgang in der Morbidität und Mortalität kardiovaskulärer Erkrankungen zur Folge hatte. Es dauerte bis zu Beginn der 70er Jahre, als gezeigt werden konnte, daß auch eine Behandlung mittelschwerer Hochdruckformen [diastolischer Blutdruck höher als 105 mmHg (14 kPa)] zu einer Abnahme der kardiovaskulären Morbidität und Mortalität führte. Um den Nutzen der Behandlung dieses Schweregrads der Hypertonie zu demonstrieren, bedurfte es bereits der Durchführung einer multiinstitutionellen kooperativen Untersuchung mit einem Doppelblinddesign. Neuere Untersuchungen weisen darauf hin, daß auch Patienten mit leichter Hypertonie [systolischer Blutdruck zwischen 160 und 179 mmHg (21,3/23,9 kPa); diastolischer Blutdruck zwischen 95 und 104 mmHg (12,7/13,9 kPa)] aus einer medikamentösen Therapie einen Nutzen ziehen können (s. auch Beitrag Stumpe, S. 172 ff.).

Die auslösenden Mechanismen, die der essentiellen Hypertension und mit Ausnahme des Phäochromozytoms auch der sekundären Hochdruckform zugrunde liegen, sind weitgehend ungeklärt. Es ist daher verständlich, daß unsere konservativen therapeutischen Maßnahmen bei der Hochdruckkrankheit nicht kausal, sondern nur symptomatisch sein können. Auch wirken die meisten der verfügbaren Antihypertensiva in keiner Weise spezifisch; sie senken mit Ausnahme der Diuretika, der Converting-enzyme-Hemmer und der Kalziumantagonisten den Blutdruck auch bei normotensiven Personen.

Diese Feststellung ändert nichts an der Tatsache, daß sich durch eine symptomatische pharmakologische Senkung des arteriellen Blutdrucks die kardiovaskuläre Morbidität und Mortalität von Patienten mit arterieller Hypertonie herabsetzen läßt. Insbesondere können die hochdruckspezifischen Komplikationen, wie zerebrale Blutung, Herzinsuffizienz, maligne Hypertonie, Nierenversagen und dissezierendes Aortenaneurysma, weitgehend verhindert werden, während die arteriosklerotischen Gefäßveränderungen, die zu Myokardinfarkt, AV-Blockierung oder Vorhofflimmern führen, weniger gut beeinflußbar sind.

Blutdruckhöhe

Ist bei einem Patienten ein erhöhter Blutdruck festgestellt worden, dann sollte aufgrund einer *einmaligen* Messung – es sei denn, der diastolische Wert liegt über 110 mmHg (14,7 kPa) oder es besteht eine hochdruckbedingte Akutkomplikation, wie z. B. Linksherzinsuffizienz mit Lungenödem – noch *keine* medikamentöse Behandlung eingeleitet werden. Nach der ersten Messung sollte man den Patienten in wöchentlichen Abständen 2- bis 3mal zu Kontrolluntersuchungen einbestellen. Wenn sich auch durch diese Wiederholungsmessungen nicht klären läßt, ob bei dem Patienten eine manifeste oder nur eine vorübergehende, emotionell bedingte Blutdrucksteigerung vorliegt, kann man ihm ein Blutdruckmeßgerät mit nach Hause geben, wo ein entsprechendes Blutdruckprotokoll aufgenommen wird. An Hand eines solchen Protokolls ist es dann meist leichter zu entscheiden, ob eine persistierende oder nur emotionell, z. B. durch die Umstände der ärztlichen Untersuchung bedingte Blutdrucksteigerung vorliegt. Eine Reihe von Untersuchungen weist darauf hin, daß bei Patienten mit Grenzwert- und leichter Hypertonie die Blutdruckhöhe einer der stärksten und wichtigsten Faktoren, der zur Entwicklung einer späteren manifesten schweren Hypertension prädisponiert, darstellt. Es ist daher von entscheidender Bedeutung, zahlreiche und repräsentative Blutdruckmeßwerte vor der Entscheidung zur Therapie zu gewinnen.

Allgemeinmaßnahmen

Da viele der derzeit angewandten antihypertensiven Medikamente neben subjektiven Beschwerden auch ungünstige biochemische Veränderungen auslösen können, sollte man, sofern der diastolische Blutdruck nicht über 105 mmHg (14 kPa; mindestens 3mal gemessen) liegt, zunächst versuchen, durch Allgemeinmaßnahmen eine nebenwirkungsarme Blutdrucksenkung herbeizuführen. Dies ist wiederum v. a. bei Patienten mit leichter Hypertonie indiziert. Die Vorzüge dieser nichtmedikamentösen Therapie müssen vor dem Hintergrund der Tatsache gesehen werden, daß rund 80% aller Hochdruckpatienten in der Allgemeinpraxis eine leichte Hypertonie haben.

Es sind insbesondere die *Gewichtsreduktion* und die *Einschränkungen der Kochsalzzufuhr*, von denen eine Blutdrucksenkung zu erwarten ist. So konnte z. B. gezeigt werden, daß es bei übergewichtigen Hypertonikern durch eine Gewichtsreduktion von im Mittel 10 kg bei unveränderter Kochsalzzufuhr zu einer signifikanten Blutdrucksenkung kommt [5]. Man kann aber annehmen, daß es nur etwa einem von 5 oder 6 adipösen Patienten auf Dauer gelingen wird, sein Körpergewicht zu reduzieren und einen langfristigen blutdrucksenkenden Effekt zu erzielen. Daher sollte man bei manifester Hypertension [diastolische Blutdruckwerte über 105 mmHg (14 kPa)] nicht auf den antihypertensiven Effekt einer Gewichtsabnahme warten, sondern gleichzeitig eine medikamentöse Therapie einleiten. Gelingt eine Gewichtsreduktion, können die Medikamente Schritt für Schritt abgebaut werden, und möglicherweise kann dann ganz auf sie verzichtet werden. Als zweite nichtmedikamentöse Maßnahme ist die *Einschränkung der Kochsalzzufuhr* zu nennen. Man sollte die Patienten anweisen, ihre Speisen nicht zusätzlich zu salzen und salzreiche Nahrungsmittel zu meiden. Durch eine derart mäßige Restriktion des Kochsalzes auf etwa 5–8 g tgl. kann, wie Untersuchungen gezeigt haben [4], der Blutdruck signifikant gesenkt werden. Es scheint daher gerechtfertigt, bei diastolischen Blutdruckwerten bis 105 mmHg (14 kPa) vor Einleitung einer medikamentösen Therapie eine Drucksenkung durch kochsalzarme Diät zu versuchen. Es gibt allerdings Hinweise, daß nur eine bestimmte Gruppe von Patienten, sog. „salzempfindliche" Hypertoniker [2], die auf die normalerweise hohe tägliche Kochsalzzufuhr mit einem Blutdruckanstieg reagieren, von einer kochsalzarmen Diät profitieren. Klinisch gibt es keinen Parameter, um diese Patienten herauszufinden. Biochemisch sind diese Patienten durch eine relativ niedrige und wenig stimulierbare Plasmareninaktivität charakterisiert.

Neuere Untersuchungen weisen darauf hin, daß auch eine mäßig *erhöhte diätetische Kaliumzufuhr* (60–70 mmol/Tag zusätzlich) zu einer Blutdrucksenkung führen kann [1,3]. Man kann daher den Patienten eine Diät, die reich an frischen Gemüsen und Früchten ist, empfehlen und gleichzeitig Kalium als Kaliumchlorid in Tablettenform substituieren.

Trotz der günstigen Berichte über die Wirksamkeit der genannten Allgemeinmaßnahmen ist der Beweis für ihre Effektivität auf Dauer nicht geführt worden.

Wenn die Anwendung von Allgemeinmaßnahmen zu keinem ausreichenden Blutdruckabfall führt oder wenn die diastolischen Ausgangswerte über 105 mmHg (14 kPa) liegen, sollte eine medikamentöse Therapie eingeleitet werden.

Ist die Entscheidung zur Behandlung mit Antihypertensiva gefallen, muß der Patient über die Notwendigkeit der therapeutischen Maßnahmen aufgeklärt werden. Er sollte darauf hingewiesen werden, daß der erhöhte Blutdruck seine Gefäße zunehmend und schnell in Mitleidenschaft zieht und lebenswichtige Organe wie Herz, Gehirn, Niere und Auge auf Dauer zerstören kann. Es ist nicht immer einfach, einen asymptomatischen Hypertoniker von der Notwendigkeit einer meist lebenslangen, mit Nebenwirkungen behafteten Dauertherapie zu überzeugen.

Literatur

1. Iimura O, Kijima T, Kikuchi K, Miyami A, Ando T, Nakao T, Takigami Y (1981) Studies on the hypotensive effect of high potassium intake in patients with essential hypertension. Clin Sci 61: 77s–80s
2. Kawasaki T, Delea CS, Bartter FC, Smith H (1978) The effect of high-sodium and low-sodium intakes on blood pressure and other related variables in human subjects with idiopathic hypertension. J Med 64: 193–198
3. MacGregor GA, Markandu ND, Smith SJ, Banks RA, Sagnella GA (1982) Moderate potassium supplementation in essential hypertension. Lancet II: 567–570
4. Morgan T, Gillies A, Morgan G, Adam W, Wilson M, Carney S (1978) Hypertension treated by salt restriction. Lancet I: 227–229
5. Reisin E, Rachel A, Modan M, Silverberg DS, Eliashou HE, Modan BM (1978) Effect of weight loss without salt restriction on the reduction of blood pressure in overweight hypertensive patients. N Engl J Med 298–301

2 *Antihypertensiva*
(Klinische Pharmakologie und therapeutische Anwendung)

2.1 Diuretika

H. Knauf

Klinische Pharmakologie

Diuretika stellen heute eine wertvolle Stoffklasse in der Pharmakotherapie dar. Dies gilt nicht nur für die Korrektur von Störungen des Salz- und Wasserhaushalts, insbesondere die Therapie von Ödemkrankheiten; sie spielen auch bei nichtödematösen Erkrankungen wie der Hypertonie eine wichtige therapeutische Rolle.

Umgekehrt haben sich Diuretika als nützliche „Schlüsselsubstanzen" in der Erforschung der Mechanismen des Elektrolyttransports durch Epithelien bewährt. Im wesentlichen sind heutzutage 3 Stoffgruppen klinisch relevant:

1. Schleifendiuretika,
2. Thiazide und
3. Antikaliuretika.

Wirkungsmechanismen

Renal

Diuretika sind Stoffe, die primär den Membrantransport eines oder mehrerer Elektrolyte hemmen. Die Hemmung des Wassertransports ist sekundär. Die saluretisch-diuretische Wirkungs*weise* eines Diuretikums erklärt sich folglich vorwiegend aus

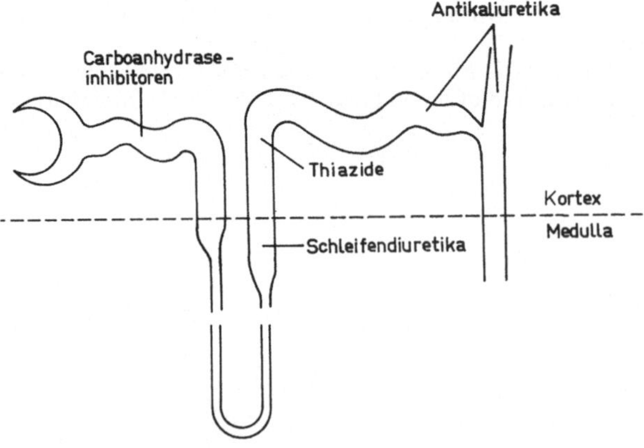

Abb. 1. Wirkungsorte der wichtigsten Diuretikagruppen entlang dem Nephron

seinem Wirkungs*ort* im Nephron, das in seinem Verlauf eine funktionelle und histologische Heterogenität aufweist. So spiegelt die Wirkungsweise eines Diuretikums im wesentlichen den Funktionsausfall eines bestimmten Nephronabschnittes wider. In Abb. 1 ist schematisch der vorwiegende tubuläre Angriffspunkt der wichtigsten Diuretikagruppen dargestellt. Die im proximalen Tubulus wirksamen Substanzen, wie Carboanhydrasehemmer, Xanthinderivate, Hg-Diuretika und Osmodiuretika (z. B. Mannit), sind heute durch bessere Diuretika abgelöst worden. Darüber hinaus kann eine proximal-tubuläre Transporthemmung weitgehend in distalen Nephronabschnitten kompensiert werden, so daß folglich stets die Hemmung der tubulären „Endstrecke" zur Erzielung einer effektiven Salurese/Diurese angestrebt wird.

Schleifendiuretika

Der klinisch am weitesten verbreitete Vertreter der Schleifendiuretika stellt das Furosemid dar, das aus den Sulfonamiddiuretika abgeleitet wurde [54]. Furosemid hat zwar wie die Ausgangssubstanz eine Hemmwirkung auf die Carboanhydrase im proximalen Konvolut, seine potente diuretische Wirkung rührt jedoch im wesentlichen von seinem Angriffsort am aufsteigenden Schenkel der Henle-Schleife her. Nach Mikroperfusionsexperimenten an isolierten Nierentubuli [6] soll Furosemid die aktive Chlorid- und Natriumresorption im aufsteigenden Schleifenschenkel hemmen. Neuere Untersuchungen haben ergeben, daß der Chloridresorption in der aufsteigenden Schleife ein komplexer Kotransport von $Na^+ : K^+ : 2Cl^-$ zugrundeliegt [25]. Dieser Kotransport soll durch einen Carrier an der luminalen Zellmembran des aufsteigenden Schleifenschenkels vermittelt werden. Die Cl^--Resorption ist demnach als sekundär aktiver Transport anzusehen, der an den primär aktiven Na^+-Transport angekoppelt ist. Die hohe Aktivität der Na^+-K^+-ATPase in diesem Nephronabschnitt [28, 61] steht im Einklang mit dieser Interpretation. Der luminale Carrier fungiert als Rezeptor für Furosemid und die anderen Schleifendiuretika Etacrynsäure und Ozolinon. Das Transportmodell dieses Nephronabschnitts ist in Abb. 2 dargestellt. Eine Hemmung des Carriers führt zu vermehrter Ausscheidung von Na^+, K^+ und Cl^-.

Stets überwiegt die Chloridausscheidung die Natriurese. Der dargestellte Wirkungsmechanismus der Schleifendiuretika erklärt ihre bekannte kaliuretische Wir-

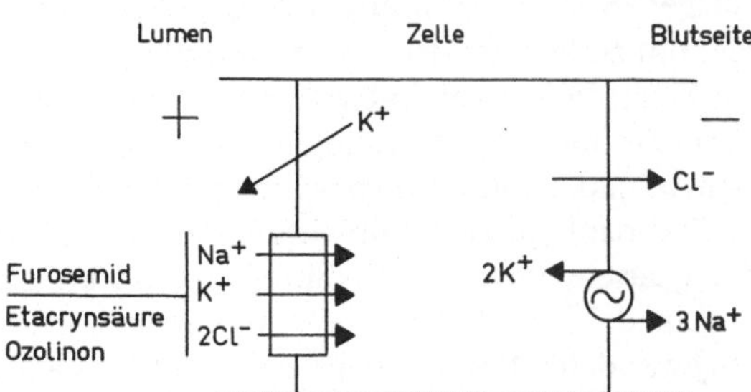

Abb. 2. Modellvorstellung zum Elektrolyttransport am aufsteigenden Schenkel der HENLE-Schleife. An der luminalen Zellmembran vermittelt ein Carriermechanismus den komplexen Kotransport von $Na^+ : K^+ : 2Cl^-$. Dieser Carrier wird durch Schleifendiuretika gehemmt. Es resultiert dann eine starke Chloridurese sowie auch eine Kaliurese. (Nach Heinz u. Geck [25])

Tabelle 1. Sulfonamiddiuretika, die nicht der Thiazidreihe angehören

Internationaler Freiname	Handelspräparat (Eingetragenes Warenzeichen)
Mefrusid	Baycaron
Clopamid	Brinaldix
Chlortalidon	Hygroton
Xipamid	Aquaphor
Indapamid	Natrilix
Piretanid	Arelix

Tabelle 2. Dihydrobenzothiadiazinderivate (Thiazide)

Internationaler Freiname	Handelspräparat (Eingetragenes Warenzeichen)
Hydrochlorothiazid	Esidrix
Trichlormethiazid	Esmarin
Butizid	Saltucin
Cyclopenthiazid	Navidrex
Polythiazid	Drenusil
Bendroflumenthiazid	Sinesalin

kung. In Tabelle 1 sind die mit Furosemid verwandten Diuretika dargestellt, die pharmakodynamisch ebenfalls den Schleifendiuretika zuzuordnen sind. Die Etacrynsäure gehört nicht in die Gruppe der Sulfonamiddiuretika; sie steht chemisch eher den Hg-Diuretika nahe. Die Substanz blockiert die SH-Gruppen und hemmt dadurch die Aktivität vieler Enzyme. Im Wirkungsmechanismus gleicht sie jedoch weitgehend dem Furosemid; die aktive Form bildet Etacrynsäurecystein [5]. Ein neues Schleifendiuretikum stellt das Ozolinon dar. Dies ist der wirksame Metabolit I des Etozolins, der nach Esterspaltung aus der Nativsubstanz gebildet wird. Das Ozolinon gehört zur Gruppe der Thiazolidone [60]. Interessanterweise ist nur das linksdrehende Isomer von Ozolinon diuretisch wirksam [20, 21], was auf die Stereospezifität des Rezeptors (vgl. Abb. 2) hinweist. Ozolinon greift wie Furosemid und Etacrynsäure am aufsteigenden Schenkel der Henle-Schleife an [21].

Thiaziddiuretika

Ausgehend vom Sulfanilamid versuchte man, eine 2. Sulfonamidgruppe einzuführen, um zu besser wirksamen Diuretika zu kommen. Entscheidend war schließlich ein elektronegativer Substituent in Ortho-Stellung zur Sulfonamidgruppe. Zyklisiert man solche Verbindungen mit Ameisensäure oder Formaldehyd, so erhält man Benzothiadiazindioxide bzw. Dihydrobenzothiazindioxide, denen noch eine gewisse Carboanhydrasehemmwirkung eigen ist, die aber darüber hinaus eine neue, andersgeartete und stärkere diuretische Wirkung als reine Carboanhydrasehemmstoffe zeigen. Nach der Entdeckung dieser Stoffgruppe wurden zahlreiche geringfügig abgewandelte Präparate in den Handel gebracht. Alle diese Substanzen wirken qualitativ gleich. Auch die therapeutische Breite ist nur wenig verschieden. In Tabelle 2 sind die wichtigsten Beispiele aus der Thiazidgruppe aufgeführt.

Der tubuläre Wirkungsmechanismus der Thiaziddiuretika ist noch nicht vollständig geklärt. Nach Mikroperfusionsuntersuchungen [9, 23] hemmt Chlorothiazid ähnlich wie Furosemid die NaCl-Resorption; der Wirkungsschwerpunkt liegt jedoch im frühdistalen Tubulus. Ein entscheidender Unterschied zwischen den Thiaziden und den reinen Schleifendiuretika liegt in der Beeinflussung des Ca^{2+}-Transports: Die Thiazide stimulieren die frühdistale Ca^{2+}-Resorption, Furosemid hemmt sie. Hieraus resultiert die bekannte verminderte Kalziurese nach Thiazidgabe, der eine Steigerung der Ca^{2+}-Ausscheidung unter Furosemidtherapie gegenübersteht.

Antikaliuretika

Spironolacton. Spironolacton ist ein kompetitiver Hemmstoff des Aldosterons, mit dem es strukturverwandt ist. Durch die Aufspaltung des γ-Lactonringes entsteht das propionsaure Kaliumsalz, das wasserlösliche Kaliumcanrenoat. Wenn Spironolacton im Überschuß von etwa 1000:1 gegenüber dem Mineralokortikoid vorliegt, vermag es dieses vom Rezeptor zu verdrängen. Aldosteronrezeptoren wurden im Bereich des Nephrons nur am spätdistalen Tubulus und Sammelrohr nachgewiesen [16]. Nach den Untersuchungen von Schmidt et al. [62] vermindert Spironolacton die Aktivität der peritubulären Na^+-K^+-ATPase (vgl. Schema in Abb.3). Die Wirkung von Spironolacton erstreckt sich auf den spätdistalen Tubulus und das Sammelrohr der Niere. Es ist v.a. bei erhöhter Aldosteronproduktion als Hemmstoff der Na^+-Resorption und der K^+-Sekretion wirksam. In Bezug auf die renale H^+-Sekretion bzw. H^+-Elimination liegen widersprüchliche Ergebnisse vor: Beim Menschen soll Spironolacton die H^+-Ausscheidung vermindern [49], an der Harnblase der Schildkröte (einem Modell für das distale Nephron) fanden Mueller u. Steinmetz [52] eine mit Aldosteron agonistische Steigerung der H^+-Sekretion.

Amilorid und Triamteren. Die Antikaliuretika Amilorid und Triameteren sind unabhängig vom Aldosteronspiegel. Im Gegensatz zu Spironolacton entfalten sie ihre

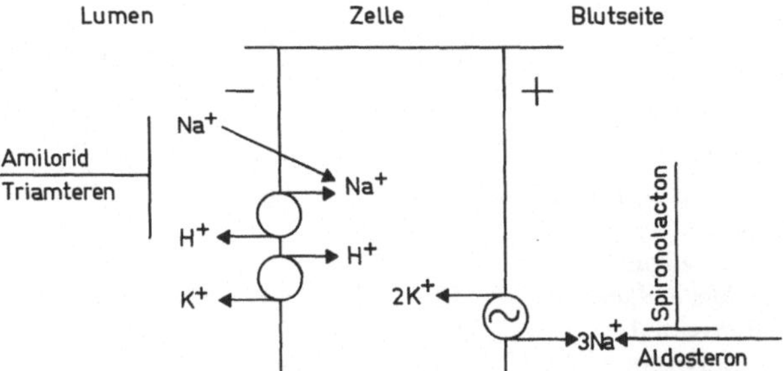

Abb.3. Modellvorstellung vom Elektrolyttransport am Hauptausführungsgang der Submaxillardrüse. Dieses Epithel gleicht weitgehend dem kortikalen Sammelrohr der Niere. Die Na^+-Resorption erfolgt z.T. „rheogen" über konduktive Kanäle und z.T. über einen elektroneutralen Na^+:H^+-Antiport. Beide Transportwege sind durch Amilorid und Triamteren hemmbar. Ob bilanzmäßig H^+-Ionen resorbiert oder sezerniert werden, hängt von der jeweiligen Transportrate des Na^+:H^+ - bzw. H^+:K^+-Antiports ab. Aldosteron stimuliert die peritubuläre Na^+:K^+-Austauschpumpe, Spironolacton hemmt kompetitiv diesen Prozeß. (Nach Knauf et al. [39])

Hemmwirkung auf die Na^+-Resorption und K^+-Sekretion ausschließlich vom Tubuluslumen her [15, 32, 35, 39]. Amilorid und Triamteren hemmen die renale H^+-Sekretion [22]. Beide Substanzen sind chemisch miteinander verwandt: Triamteren ist ein Pteridinderivat. Das Pteridingerüst setzt sich formal aus einem Pyrazin- und einem Pyrimidinkern zusammen. Das Amilorid ist ein Pyrazinabkömmling. Untersuchungen an isolierten Epithelien haben ergeben, daß Amilorid den konduktiven Na^+-Einstrom vom Lumen in die Zelle blockt [10, 15, 22, 32]. Darüber hinaus wurde neuerdings gezeigt, daß auch der elektroneutrale $Na^+:H^+$-Antiport, der am proximalen Nierentubulus nachgewiesen [7, 53] und am distalen Nephron diskutiert wird [39], von Amilorid geblockt wird (vgl. Abb. 3).

Extrarenal

Die Diuretika wirken auch auf die extrarenalen Epithelien, wie den Intestinaltrakt (diarrhöisch), die sekretorischen Drüsen und die Kornea sowie auf nichtpolare Zellen wie Myokardfasern (positiv inotrop), Gefäßmuskulatur (dilatatorisch) und Erythrozyten. Die bisherigen Resultate stammen jedoch meist von In-vitro-Experimenten, wobei Konzentrationen zur Anwendung kamen, die bei der klinisch üblichen Dosierung nicht erreicht werden.

Pharmakodynamik

Renal

Bevor es möglich war, einzelne Nephronabschnitte isoliert zu perfundieren, hat man die Wirkungsweise eines Diuretikums indirekt aus seinem Effekt auf die Diurese und das Elektrolytmuster des Urins erschlossen. Heute können die Vorstellun-

Tabelle 3. Pharmakodynamik von Diuretika bezogen auf den Höhepunkt der Wirkung bei maximaler Dosierung (Mod. nach [24])

	$\dot{V}$ [ml/min]	pH	Konzentration im Urin [mM]							Osmolalität [mosmol/l]
			Na^+	K^+	Cl^-	HCO_3^-	P_i	Ca^{2+}	Mg^{2+}	
Kontrolle	1	6	70	15	80	1				900
Carboanhydraseinhibitoren Acetazolamid	6	8,5	80	60	20	120	↑	↑	↓	450
Schleifendiuretika Furosemid Etacrynsäure Etozolin (Ozolinon)	30	6	140	15	150	1	(↑)	↑	↑	300
Thiazide Hydrochlorothiazid	10	6,5	140	20	145	15	↑	↓	(↑)	400
Antikaliuretika Amilorid Triamteren Spironolacton	3	7	120	5	110	10	–	↑	(↓)	500

gen über die Wirkungsweise mit Hilfe der Perfusion isolierter Nephronsegmente überprüft werden. Das Muster der Harn- und Elektrolytausscheidung nach Gabe eines bestimmten Diuretikums ist in Tabelle 3 zusammengefaßt.
Alle Diuretika steigern die Natriurese, alle Diuretika außer den Antikaliuretika führen auch zu vermehrter Kaliurese, die physiologischerweise durch die erhöhte tubuläre Stromstärke und das erhöhte Natriumangebot („Na load") stimuliert wird [18]. Die Kalziumausscheidung wird besonders durch Furosemid [51, 64] (wie auch durch die anderen Schleifendiuretika) und in geringem Maße durch Triamteren [45] gesteigert, durch die Thiazide hingegen vermindert [23]. Die Ausscheidung von Magnesium wird durch Schleifendiuretika und Thiazide gefördert, durch Antikaliuretika wie Triamteren [45, 51] verringert. Der pH-Wert des Urins wird durch Gabe von Schleifendiuretika und in geringerem Maße durch Thiazide gesenkt, durch Antikaliuretika in den alkalischen Bereich angehoben. Den stärksten pH-Anstieg beobachtet man nach Gabe des Carboanhydrasehemmers Acetazolamid, das bei der Glaukomtherapie angewandt wird. Auf der Anionenseite führen die Schleifendiuretika zu der stärksten Chloridausscheidung; die Thiazide folgen in der Wirkungsstärke nach. Die Phosphatausscheidung wird am meisten von den Stoffen gefördert, die am proximalen Tubulus angreifen. Sie wird durch Acetazolamid und Thiazide gesteigert, durch Furosemid nur wenig und durch die Antikaliuretika gar nicht beeinflußt.

Unter dem Einfluß der Schleifendiuretika sinkt die Resorption von osmotisch freiem Wasser (TC_{H2O}), die Thiazide und Antikaliuretika beeinflussen die Wasserresorption nicht [51]. Folglich kann nur nach Gabe der Schleifendiretika ein isosthenurischer Urin ausgeschieden werden.

Wirkung auf die tubuloglomeruläre Rückkoppelung. Wie gezeigt, sind Diuretika primär Hemmstoffe des transtubulären Ionentransports. Allerdings reicht die Hemmung der Salz- und Wasserresorption allein nicht aus, eine vermehrte Diurese zu erzeugen. Bei intaktem tubuloglomerulärem Feedback [66] wird nämlich mit jeder Abnahme der tubulären Resorption die glomeruläre Filtrationsrate gedrosselt, um einen Volumenverlust zu verhindern. Folglich muß ein Diuretikum, um effektiv zu sein, zusätzlich zu seinem direkten lokalen Effekt das tubuloglomeruläre Feedbacksystem außer Kraft setzen. Dies führt zur „tubuloglomerulären Imbalanz", die es der Niere erlaubt, trotz reduzierter NaCl-Resorption eine hohe GFR aufrechtzuerhalten. Erst hierdurch kommt es zu gesteigerter Diurese. Die Schaltstelle für die tubuloglomeruläre Rückkoppelung ist die Macula densa, die auf erhöhte NaCl-Konzentrationen im Lumen reagiert [70]. Eine Entkopplung des tubuloglomerulären Feedback wird vornehmlich durch solche Diuretika erreicht, die ihren Hauptwirkungsort proximal von der Macula densa haben und zu einem Anstieg des „NaCl load" im Macula-densa-Bereich führen. Besonders die Schleifendiuretika Furosemid und Etacrynsäure heben die Rückkoppelung auf, wodurch die GFR aufrechterhalten wird. Unter Thiaziden ist die Feedbackaktivität gesteigert, wodurch die GFR abfällt. Amilorid und Triamteren modifizieren nicht die tubuloglomeruläre Rückkoppelung, so daß es zum GFR-Abfall kommt. Acetazolamid und Theophylline haben keinen Einfluß auf den Rückkopplungsmechanismus.

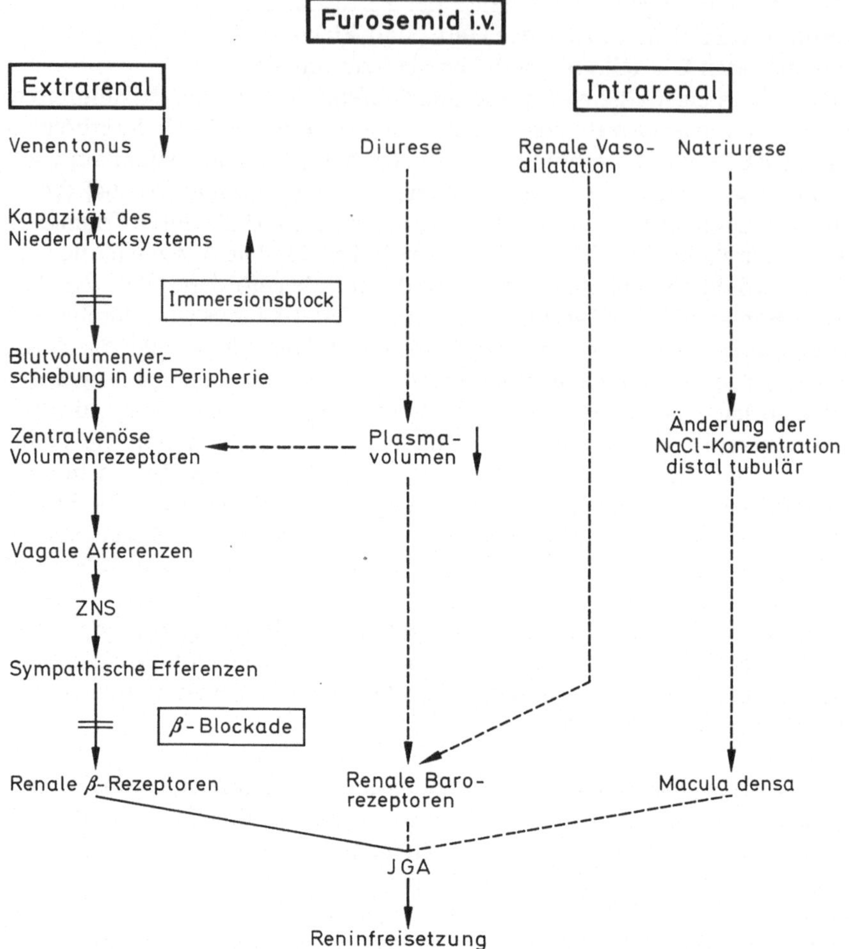

Abb. 4. Reaktionsablauf nach intravenöser Gabe von Furosemid. (Nach Hummerich et al. [26])

Extrarenal

Zu Beginn einer diuretischen Therapie kommt es zur Verminderung des extrazellulären Flüssigkeitsvolumens und des Blut- bzw. Plasmavolumens, was mit einer Abnahme des Körpergewichts bis zu 2 kg einhergeht. Gleichzeitig läßt sich ein Abfall des endiastolischen Drucks und des Herzzeitvolumens feststellen. Dies führt kompensatorisch zur Erhöhung des peripheren Widerstandes, der aber nicht ausreicht, die Verminderung des Herzzeitvolumens zu kompensieren. Die Folge ist ein leichter Abfall [ca. 10 mmlHg (1,3 kPa)] des systolischen und diastolischen Blutdrucks. Von besonderer hämodynamischer Bedeutung ist die Vorlastsenkung nach i.v.-Applikation eines Schleifendiuretikums, die bereits vor Einsetzen der Diurese meßbar ist.

Während einer chronischen Therapie mit Diuretika haben sich jedoch Blut- bzw. Plasmavolumen sowie EZFV nahezu wieder normalisiert, wohingegen der Blutdruck signifikant erniedrigt bleibt. Der maximale antihypertensive Effekt der Diuretika wird nach 3–4 Wochen erreicht und bleibt unverändert so lange erhalten, wie die Therapie fortgesetzt wird. Das Natriumdefizit bestand nur die ersten Tage, es ist jetzt längst wieder ausgeglichen. Auch der durch die initialen Natriumverlust bedingte Anstieg der Plasmareninaktivität und des peripheren Widerstands ist ebenfalls wieder abgefallen [47, 65]. Offanbar ist die persistierende Senkung des Blutdrucks unabhängig von der Verminderung des intravasalen Volumens. Vielmehr dürfte die entscheidende Wirkung einer chronischen Diuretikatherapie in der Widerstandsabnahme zu sehen sein. Hämodynamisch kommt es somit bei der chronischen Diuretikagabe zur Nachlastsenkung und – zumindest indirekt – auch zur Vorlastsenkung. (Wilson JR et al Am J M, 70, 234 (1981)). Die Frage ist, wie es zu diesem Effekt kommt. Ein direkter vasodilatatorischer Mechanismus wurde diskutiert [4]. Hierfür sprach auch der Befund, daß nichtdiuretisch wirksame Thiazidanaloge (z. B. Diazoxid) einen antihypertensiven Effekt aufweisen [14]. Ein direkter vasodilatierender Effekt des Diuretikums sollte aber nach Absetzen der Substanz einen unmittelbaren Blutdruckanstieg zur Folge haben. Dies trifft jedoch nicht zu. Die Ausgangswerte des Blutdrucks werden erst nach 3–4 Wochen wieder erreicht, obwohl die Thiazide praktisch nach 48 h vollständig ausgeschieden sind. Darüber hinaus kommt in dieser Situation der Einfluß des Kochsalzes zum Tragen: Hält man nach Absetzen der Dauertherapie mit Diuretika die Natriumzufuhr unter 2 g/Tag, so bleibt der Blutdruck erniedrigt [65], was auf die konditionierende Wirkung des Kochsalzes hinweist.

Schließlich wurde eine verminderte Reagibilität der Widerstandsgefäße auf die Pressorsubstanz Noradrenalin beschrieben, die als Ursache der Widerstandsabnahme und des Blutdruckabfalls angesehen wurde [11, 50]. Weidmann [68] berichtet, daß nach Dauertherapie mit Diuretika nur bei den Hypertonikern eine Zunahme (und damit Normalisierung) der Pressordosis von Noradrenalin zu verzeichnen war. Bei Normotensiven bewirken Diuretika keine Änderung der Noradrenalin-

Tabelle 4. Mechanismen des antihypertensiven Effekts der Diuretika

Hämodynamisch	Vaskulär	Hormonal und nerval
a) *Initial* Senkung der Vorlast Verminderung des Plasmavolumens und des EZFV Abnahme des HZV Erhöhung des peripheren Widerstandes	„Direkter" vasodilatorischer Effekt (Abnahme der Gefäßreagibilität auf Pressorsubstanzen bzw. Zunahme der Pressordosis von Noradrenalin bei essentiellen Hypertonikern	Stimulation von Kininen mit Reduktion des intrarenalen Gefäßwiderstandes Abnahme der initial gesteigerten neurogenen und hormonellen Reflexaktivitäten
b) *Chronisch* Weitgehende Normalisierung von Plasmavolumens und EZFV Abnahme des peripheren Widerstandes Senkung der Nach- und Vorlast		

pressordosis. Nach dem gegenwärtigen Stand der Kenntnis erklärt der Effekt der Diuretika auf die Gefäßreagibilität am besten die antihypertensive Wirkungsweise dieser Stoffklasse.

Von Overlack et al. [56] wurde bei Hypertonikern ein Defekt im intrarenalen Kallikrein-Kinin-System beschrieben. Unter Thiazidtherapie kommt es zum Anstieg der Kallikreinausscheidung im Urin, der mit einem Abfall des systolischen Blutdrucks einhergeht. Das heißt, die Thiaziddiuretika sind in der Lage, die verminderte Kalikreninausscheidung bei Patienten mit essentieller Hypertonie zu normalisieren. In Tabelle 4 sind die Mechanismen des antihypertensiven Effekts der Diuretika zusammengefaßt.

Pharmakokinetik von Diuretika. Der Einfluß von Erkrankungen der Niere oder der Leber

Die Pharmakodynamik der Diuretika wird in hohem Maße von der Pharmakokinetik mitbestimmt. Diese wiederum wird von der Funktion der Nieren und – bei metabolisierten Substanzen – von der Leberfunktion modifiziert. Bei der Elimination der Diuretika aus dem Blut steht die Niere im Mittelpunkt. Dies gilt besonders auch für die Substanzen, die weitgehend biotransformiert werden (z. B. Triamteren, Etozolin), aber als Metabolite nur über die Nieren den Körper verlassen können. Eine überwiegende extrarenale Elimination eines Diuretikums (z. B. Xipamid) muß als Ausnahme angesehen werden. Keinesfalls darf eine weitgehende Biotransformation eines Diuretikums zu dem Schluß verleiten, die Nierenfunktion bei der Dosierung unberücksichtigt zu lassen. Im folgenden wird die Pharmakokinetik unter dem

Tabelle 5. Pharmakokinetik von Diuretika

	Furosemid (Lasix)	Etozolin (Elkapin)	Xipamid (Aquaphor)	Chlorthalidon (Hygroton)	Chlorothiazid (Chlotride)	Hydrochlorothiazid (Esidrix)	Triamteren (Jatropur)	Amilorid (Arumil)	Spironolacton (Aldactone Osyrol)
Hauptwirksubstanz	(s. oben)	Ozolinon	(s. oben)	(s. oben)	(s. oben)	(s. oben)	Triamteren-Phase-I- und -Phase-II-Metabolit	(s. oben)	Canrenon
Bioverfügbarkeit [%]	60	>90	>70	64	40	60	90	50	70
Metabolisierungsgrad [%]	Ca. 30	Vollständig	20	<30	–	< 5	80	–	Vollständig
Proteinbindung [%]	98	35	?	76	68	65	90	40	98 (Canrenon)
Halbwertszeit (β-Phase) [h]	1	Etozolin 2,4 Ozolinon 10	7	50	1	5	3	20	20 (Canrenon)
Änderung der Kinetik bei Niereninsuffizienz	+ +	–	(+)	+?	+ + +	+ + +	+ +	+ + +	+

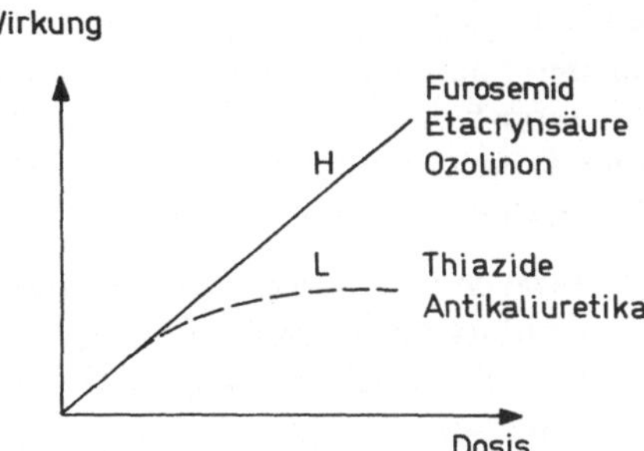

Abb. 5. High-ceiling-Diuretika *(H)* haben im Gegensatz zu Low-ceiling-Diuretika *(L)* über einen weiten Bereich eine lineare Dosis-Wirkungs-Beziehung

Gesichtspunkt des Metabolisationsgrades und des Eliminationsmodus abgehandelt (Tabelle 5).

Eliminationskinetik praktisch nichtmetabolisierter Diuretika

Vorwiegend renale Elimination

Hydrochlorothiazid (HCT) wird praktisch unverändert über die Nieren ausgeschieden [2]. Seine Elimination ist folglich allein von der Nierenfunktion abhängig. Bei Nierenkranken liegen die maximalen Blutspiegel höher als bei Gesunden und klingen auch langsamer ab. Das Flächenintegral unter der Blutspiegel-Zeit-Kurve (AUC) ist hierbei von der Kreatininclearance (als grobem Maß der glomerulären Filtrationsleistung) abhängig, mit anderen Worten: HCT kumuliert bei stark eingeschränkter Nierenfunktion als Folge der verzögerten renalen Exkretion. Bei Gesunden beträgt die Eliminationshalbwertzeit 4–5 h und verlängert sich auf 30 h bei terminaler Niereninsuffizienz [55]. Auch die Wiederfindungsrate von HCT im Urin ist bei erniedrigter Kreatininclearance reduziert. Ob in solchen Fällen das HCT vermehrt extrarenal (biliär?) eliminiert wird, ist noch nicht untersucht. Für die klinische Anwendung ist zu empfehlen, die Dosierung von HCT bei Niereninsuffizienz entsprechend der Kreatininclearance (vgl. Richtlinien von Dettli [13]) zu reduzieren bzw. HCT wegen seiner abnehmenden Wirksamkeit durch ein Schleifendiuretikum (z. B. Furosemid) zu ersetzen (Abb. 5).

Renale und extrarenale Elimination

Den wichtigsten Vertreter der Diuretikagruppe mit gemischter renaler und extrarenaler Elimination stellt das Furosemid dar. Etwa ⅓ von i. v. verabfolgtem Furosemid wird biliär, ⅔ werden renal ausgeschieden. Patienten mit terminaler Niereninsuffizienz verfügen nur noch über den extrarenalen Ausscheidungsweg mit einer extrarenalen Clearance von im Mittel 65 ml/min. Da die renale Clearance des Nierengesunden im Mittel 118 ml/min beträgt, findet man bei terminaler Niereninsuffizienz eine langsamere Elimination von Furosemid. Die Eliminationshalbwertzeit nimmt von ca. 1 h bei Gesunden auf ca. 3 h bei hochgradiger Niereninsuffizienz zu [3]. Das zeitliche Wirkungsprofil von Furosemid ähnelt dann den Thiaziden. Erkrankungen der Leber, selbst eine Zirrhose mit ausgeprägtem Aszites, sind dagegen ohne Einfluß auf die Pharmakokinetik von Furosemid [30].

Untersuchungen mit ^{14}C-markiertem Amilorid haben ergeben, daß die Aktivitäten etwa zu gleichen Teilen im Urin und in den Fäzes wiedergefunden werden [17]. Bei den Nierenkranken fand man mehr Amilorid in den Fäzes als im Urin. Die Eliminationshalbwertszeit beträgt nach neueren Untersuchungen (Mutschler und Knauf) bei Gesunden 17–24 h, bei Niereninsuffizienz steigt sie auf über 100 h an, so daß in diesen Fällen auf die Substanz verzichtet werden muß.

Überwiegend extrarenale Elimination
Xipamid ist ein Sulfonamiddiuretikum, das pharmakodynamisch den Schleifendiuretika zuzuordnen ist [41]. Pharmakokinetisch steht Xipamid dem HCT nahe. Seine Eliminationshalbwertzeit beträgt beim Gesunden im Mittel 7 h. Xipamid wird praktisch vollständig resorbiert, seine absolute Bioverfügbarkeit ist etwa 75%. Die totale Plasmaclearance von Xipamid beträgt im Mittel 40 ml/min, wovon 25 ml/min auf die extrarenale und 15 ml/min auf die renale Clearance entfallen. Bei niereninsuffizienten Patienten ist die renale Ausscheidung von Xipamid vermindert. Hingegen bleibt die extrarenale Clearance stets konstant. Bei terminaler Niereninsuffizienz entspricht sie der totalen Plasmaclearance. Die extrarenale Clearance hängt nicht von der Nierenleistung ab. Es ist demnach nicht möglich – wie man vielleicht erwarten könnte –, daß der extrarenale Eliminationsweg kompensatorisch für die kranke Niere einspringt. Die gleiche Beobachtung wurde bei Furosemid gemacht. Furosemid führt jedoch bei Niereninsuffizienz eher zur Kumulation und Ausscheidungsverzögerung, da der Anteil der extrarenalen Elimination an der totalen Plasmaclearance deutlich kleiner ist als der der renalen Clearance. Es kann somit als Vorteil von Xipamid bei Verordnung an Nierenkranke angesehen werden, daß seine extrarenale Elimination die renale überwiegt und folglich Kumulationen weniger zu befürchten sind.

Eliminationskinetik weitgehend metabolisierter Diuretika mit vorwiegend renaler Elimination

Triamteren. Die kaliumretinierende Substanz Triamteren wird bis zu 80% zu dem Schwefelsäureester des Hydroxytriamterens, dem Phase-II-Metaboliten, abgebaut [44]. Dieser Phase-II-Metabolit ist noch voll diuretisch und kaliumretinierend aktiv [36] und demnach als wesentliches Wirkungsprinzip von Triamteren anzusehen. Bei Nieren- oder Lebererkrankungen ist somit das Augenmerk vorwiegend auf die Pharmakokinetik des Phase-II-Metaboliten zu richten. Er kumuliert im Plasma Nierenkranker und wird verzögert im Urin ausgeschieden [40].

Auch die Leberfunktion hat einen deutlichen Einfluß auf den Triamterenstoffwechsel. So findet man im Urin von Leberkranken, z. B. Zirrhotikern, weit weniger Hydroxytriamterenschwefelsäureester und deutlich mehr natives Triamteren als bei Gesunden. Hydroxytriamteren, der Phase-I-Metabolit, war dagegen nicht nachweisbar. Dies bedeutet, daß bei kranker Leber die Hydroxylierung des Triamterens beeinträchtigt ist, so daß weniger Schwefelsäureester gebildet werden kann, die Phase-II-Reaktion, die Bildung des Schwefelsäurehalbesters, dagegen in ausreichendem Maße abläuft. Natives Triamteren stellt bei schwer Leberkranken das Hauptausscheidungsprodukt dar [33].

Spironolacton. Spironolacton wird schnell biotransformiert, wobei das resultierende Kaliumcanrenoat als die Hauptwirkungssubstanz angesehen wurde [58, 59]. Seine mittlere Eliminationshalbwertzeit beträgt bei Gesunden ca. 15 h [1]. Hierbei wurde gezeigt, daß nur ⅓–⅒ der antimineralokortikoiden Wirkung des Spironolactons auf den Metaboliten Kaliumcanrenoat entfallen. Bislang wurden mehr als 20 Metaboliten des Spironolactons identifiziert. Über die Pharmakodynamik und die Pharmakokinetik der einzelnen Metaboliten ist noch wenig bekannt. Da eine überwiegend renale Elimination der Metaboliten angenommen werden kann, sollte Spironolacton bei Niereninsuffizienz nicht angewandt werden.

Etozolin. Etozolin ist ein verhältnismäßig neues Schleifendiuretikum [60], das einem ausgeprägten First-pass-Effekt unterliegt [67]. Der durch Hydrolyse entstehende Phase-I-Metabolit, das Ozolinon, ist das eigentliche diuretische Wirkungsprinzip [19]. Dieses hat eine wesentlich längere Eliminationshalbwertzeit als Etozolin. Sie beträgt ca. 10 h gegenüber 2,4 h bei Etozolin [37]. Im Plasma kommt vorwiegend Ozolinon vor. Bei Patienten mit unterschiedlichen Graden einer Nierenfunktionseinschränkung ließ sich zeigen, daß die Eliminationshalbwertzeit von Etozolin und von Ozolinon praktisch unverändert bleibt [37]. Selbst bei Dauerapplikation an Nierenkranke wurde keine Kumulation von Ozolinon beobachtet [38]. Dies erscheint bemerkenswert, da Etozolin bzw. seine Metaboliten überwiegend renal eliminiert werden [67].

Etozolin und Ozolinon zeigen bei Patienten mit Hepatitis und bei Leberzirrhose eine veränderte Kinetik: Die Biotransformation der Muttersubstanz zum wirksamen Metaboliten Ozolinon ist entsprechend dem Schweregrad der Erkrankung gestört. Ein entscheidender Unterschied zu Furosemid zeigt sich bei Leberzirrhotikern *mit* Aszites: Unter dieser Bedingung werden nur niedrige und ganz protrahiert verlaufende Plasmaspiegel von Ozolinon gefunden [34]. Der Grund hierfür liegt darin, daß sowohl Etozolin wie auch Ozolinon in die Aszitesflüssigkeit übertreten, die als Extrakompartiment mit Speicherwirkung zum Tragen kommt. Bei Furosemid wurde dieses Phänomen nicht beobachtet. Der Grund für dieses unterschiedliche Verhalten dürfte darin liegen, daß Furosemid im Gegensatz zu Ozolinon fast vollständig an Plasmaeiweiß gebunden ist, und daher nicht in die Aszitesflüssigkeit übertreten kann. Die Ausscheidungsverzögerung bei Leberzirrhotikern mit Aszites zwingen dazu, die Etozolindosis bei Dauerapplikation zu reduzieren.

Schlußfolgerungen zur Pharmakokinetik der Diuretika

Nach den bisher vorliegenden Ergebnissen stellt die Niere bei den meisten Diuretika das entscheidende Eliminationsorgan dar. Eine Einschränkung der Nierenfunktion bedingt somit in jenen Fällen eine Kumulation, die sich v. a. auch auf die Metaboliten beziehen kann, die wir bis jetzt noch nicht analytisch erfassen können und deren Pharmakodynamik uns ebensowenig bekannt ist. Solche Ungewißheiten entfallen bei nichtmetabolisierten Substanzen. Für ihre Dosierung bei Nierenkranken sind die von Dettli [13] vorgeschlagenen Richtlinien entsprechend der Kreatininclearance zu befolgen. Die pharmakokinetischen Daten der wichtigsten Vertreter der einzelnen Diuretikagruppen sind in der Tabelle 5 zusammengestellt.

Therapeutische Anwendung

Dosierung

Die übliche Dosierung der Diuretika aus den einzelnen Stoffgruppen ist in Tabelle 6 (in Anlehnung an die Deutsche Liga zur Bekämpfung des hohen Blutdrucks)

Tabelle 6. Dosierung und Wirkungsprofil gebräuchlicher Diuretika

Freiname	Handelsname [mg]	Tagesdosis [mg]	Wirkungseintritt nach	Wirkungsmaximum nach	Wirkungsdauer
Stark wirksame Saluretika (bei Niereninsuffizienz mit Serumkreatininwerten > 2 mg%)					
Bumetanid	Fordiuran (1)	1–2mal 1	30 min	60–90 min	3– 6 h
	(0,5 i. v.)		10 min	30–45 min	3– 5 h
Etacrynsäure	Hydromedin (50)	1–2mal 50–100	20–30 min	2– 4 h	5– 7 h
Etozolin	Elkapin mite (200) Elkapin (400)	1mal 200 – 2mal 400	2 h	4– 8 h	12 h
Furosemid	Lasix (40)	1–2mal 40–80	20–30 min	1– 2 h	4– 6 h
	(20 i. v.)		2– 5 min	30–90 min	3– 4 h
Saluretika mit mäßigstarker Wirkung					
Bendroflumethiazid	Sinesalin (5)	2,5– 5			> 18 h
Butizid	Saltucin (5)	5 – 10	1– 2 h	3– 6 h	12–18 h
Chlortalidon	Hygroton (100) Hygroton mite (50)	50–100 jeden 2. oder 3. Tag	ca. 2 h	8–12 h	24–36 h
Clopamid	Brinaldix (20)	10 – 20	1– 2 h	2– 6 h	12–24 h
Cyclopenthiazid	Navidrex (0,5)	0,5– 2	1– 2 h	5–10 h	10–24 h
Hydrochlorothiazid	Di-Chlotride 25 mg Di-Chlotride 50 mg Esidrix (25)	25 – 75	1– 2 h	4– 8 h	12–18 h
Indapamid	Natrilix (2,5)	2,5			
Mefrusid	Baycaron (25)	25 – 75	1– 3 h	6–12 h	18–24 h
Metolazon	Zaroxolyn mite (2,5) Zaroxolyn (5) Zaroxolyn (10)	2,5– 5	1– 3 h	6–12 h	24 h
Polythiazid	Drenusil (2)	1 – 2			24–48 h
Quinethazon	Aquamox (50)	50 –100			18–24 h
Trichlormethazid	Esmarin (4)	2 – 8	1– 2 h	4– 8 h	10–14 h
Xipamid	Aquaphor (40)	20 – 40	3– 4 h	4–12 h	12–18 h
Kaliumsparende Diuretika					
Amilorid	Arumil (5)	10 – 20	1– 2 h	4– 6 h	12–24 h
Triamteren	Jatropur (50)	100 –200	1– 2 h	2– 8 h	12–24 h
Spironolacton	Aldace 50/100 Aldactone 25/50/100 Osyrol 50/100	100 –200	48–72 h	48–72 h	–96 h

angegeben. Low-ceiling-Diuretika sollten bei ungenügendem Effekt nicht höher dosiert werden, da hierdurch nur die Nebenwirkungen gravierender werden [2]. Vielmehr sollte dann auf die high-ceiling-Diuretika, die Schleifendiuretika, übergegangen werden (Abb. 5).

Tabelle 7. Kombinationspräparate

Handelsname	Zusammensetzung einer Tablette
Kombination von Saluretika mit kaliumsparenden Diuretika	
Moduretik	Amilorid (5 mg) + Hydrochlorothiazid (50 mg)
Diucomb	Triamteren (50 mg)
	+ Bemetizid (25 mg)
Dytide H	Triamteren (50 mg) + Hydrochlorothiazid (25 mg)
Aldactone 50-Saltucin	Spironolacton (50 mg) + Butizid (5 mg)
Spironothiazid	Spironolacton (50 mg) + Hydrochlorothiazid (50 mg)
Osyrol 50-Lasix	Spironolacton (50/100 mg)
Osyrol 100-Lasix	+ Furosemid (20 mg)

Tabelle 8. Kombinationspräparate

Handelsname	Zusammensetzung einer Tablette
Zweierkombinationen	
Saluretikum und β-Rezeptorenblocker (teils zusätzlich kaliumsparendes Diuretikum)	
Antra	100,0 mg Alprenolol
	10,0 mg Hydrochlorothiazid
Beloc comp.	100,0 mg Metroprolol
	12,5 mg Hydrochlorothiazid
Dociretic	80,0 mg Propranolol
	2,5 mg Bendroflumethiazid
Lopresor Hygroton 25	100,0 mg Metoprolol
Kombinationspackung	25,0 mg Chlortalidon
Sotaziden	160,0 mg Sotalol
	25,0 mgHydrochlorothiazid
Teneretic (mite)	100,0 mg Atenolol (50,0 mg)
	25,0 mg Chlortalidon (12,5 mg)
Torrat	20,0 mg Metipranolol
	2,5 mg Butizid
Trasicor 80-Esidrix	80,0 mg Oxprenolol
Kombinationspackung	25,0 mg Hydrochlorothiazid
Trasitensin retard (Trasitensin)	160,0 mg Oxprenolol (80,0 mg)
	20,0 mg Chlortalidon (10,0 mg)
Viskaldix	10,0 mg Pindolol
	5,0 mg Clopamid
Dociteren	80,0 mg Propranolol
	25,0 mg Triamteren
	12,5 mg Hydrochlorothiazid
Dociton 80-Aldace 50	80,0 mg Propranolol
Kombinationspackung	50,0 mg Spironolacton
Dociton 80-Dytide H	80,0 mg Propranolol
Kombinationspackung	50,0 mg Triamteren
	25,0 mg Hydrochlorothiazid
Moducrin	10,0 mg Timolol
	2,5 mg Amilorid
	25,0 mg Hydrochlorothiazid

Kombinationstherapie

Durch die Kombination von Diuretika mit unterschiedlichen Angriffspunkten entsprechend unterschiedlichem Ausscheidungsmuster lassen sich bestimmte Nebenwirkungen kompensieren. So stellen die Antikaliuretika ideale Kombinationspartner zur Vermeidung der durch potentere Diuretika ausgelösten Kaliurese dar [31]. Beispiele handelsüblicher Kombinationen sind in der Tabelle 7 zusammengestellt. Die Hochdruckkrankheit ist eines der wenigen klinischen Beispiele, bei dem eine Kombinationstherapie mit mehreren Stoffklassen indiziert ist. Daneben erhöht die kombinierte Therapie die Patientencompliance. Beispiele für Kombinationen von Diuretika mit β-Rezeptorenblockern sind in Tabelle 8, mit anderen Antihypertensiva in Tabelle 9 aufgeführt.

Tabelle 9. Kombinationspräparate

Handelsname	Zusammensetzung einer Tablette
Saluretikum und Reserpin (teils zusätzlich Kaliumchlorid bzw. kaliumsparendes Diuretikum)	
Darebon (mite)	0,25 mg Reserpin (0,125 mg)
	50,0 mg Chlortalidon (25,0 mg)
Drenusil-R	0,25 mg Reserpin
	1,0 mg Polythiazid
Duroton	0,1 mg Reserpin
	4,0 mg Xipamid
Nortensin (mite)	0,4 mg Reserpin (0,2 mg)
	60,0 mg Furosemid (30 mg)
Repicin	0,1 mg Reserpin
	2,0 mg Bendroflumethiazid
	200,0 mg Kaliumchlorid
Resaltex,	0,125 mg Reserpin
Calmoserpin	25,0 mg Hydrochlorothiazid
	50,0 mg Triamteren
Sonstige Mehrfachkombinationen (mit weiteren zusätzlichen Komponenten)	
Adelphan-Esidrix	0,1 mg Reserpin
	10,0 mg Dihydralazin
	10,0 mg Hydrochlorothiazid
Bendigon (mite)	0,15 mg Reserpin (0,075 mg)
	15,0 mg Mefrusid (7,5 mg)
	150,0 mg Inositolnikotinat (150 mg)
Briserin (mite)	0,1 mg Reserpin (0,05 mg)
	0,58 mg Dihydroergocristin (0,4 mg)
	5,0 mg Clopamid (2,5 mg)
Caprinol	125,0 mg Methyldopa
	0,1 mg Reserpin
	10,0 mg Mefrusid
Combipresan	0,075 mg Clonidin
	15,0 mg Chlortalidon
Dimapres	0,15 mg Clonidin
	2,5 mg Cyclothiazid
Docidrazin	60,0 mg Propanolol
	2,5 mg Bendroflumethiazid
	25,0 mg Hydralazin

Tabelle 9 (Fortsetzung)

Handelsname	Zusammensetzung einer Tablette
Saluretikum und Reserpin (teils zusätzlich Kaliumchlorid bzw. kaliumsparendes Diuretikum)	
Elfanex	0,1 mg Reserpin
	10,0 mg Dihydralazin
	10,0 mg Hydrochlorothiazid
	300,0 mg Kaliumchlorid (retard)
Esimil	10,0 mg Guanethidin
	25,0 mg Hydrochlorothiazid
Modenol	0,07 mg Reserpin
	0,07 mg Rescinnamin
	0,7 mg Raubasin
	3,3 mg Butizid
	300,0 mg Kaliumchlorid
Pertenso	20,0 mg Bupranolol
	10,0 mg Bemetizid
	20,0 mg Triamteren
	20,0 mg Dihydralazin
Polypres	0,25 mg Polythiazid
	0,5 mg Prazosin
Sali-Presinol	250,0 mg Methyldopa
	10,0 mg Mefrusid
Sembrina-Saltucin	250,0 mg Methyldopa
	1,0 mg Butizid
Trepress	80,0 mg Oxprenolol
	25,0 mg Hydralazin
	10,0 mg Chlortalidon

Differentialtherapeutische Gesichtspunkte

Durch die unterschiedlichen pharmakodynamischen und pharmakokinetischen Eigenschaften der einzelnen Diuretikagruppen ergibt sich die Möglichkeit einer gezielten spezifischen Therapie. Dies gilt sowohl für akute Krankheitsbilder wie auch für chronische Erkrankungen. Pathophysiologisch teilt man in Erkrankungen *mit* und *ohne Ödem* ein, wobei in *akute* und chronische Formen zu unterteilen ist. In Anlehnung an Stolte [64] läßt sich das in Tabelle 10 angegebene Indikations- und Therapieschema vorschlagen.

Nebenwirkungen

Wie praktisch alle Pharmaka sind auch die Diuretika mit gewissen Nebenwirkungen behaftet. Diese lassen sich aufgliedern in Störungen des Salz-, Wasser- und Säure-Basen-Haushalts sowie in metabolische und verschiedene andere Störungen (Tabelle 11).

Tabelle 10. Differentialtherapie mit Diuretika (Mod. nach [64])

	Akut	*Diuretikum*	*Chronisch*	*Diuretikum*
Erkrankungen mit Ödem	1. Lungenödem	Schleifendiuretika	1. Kardiales Ödem	Thiazide/-Analoge
	2. Hirnödem	Osmotische Diuretika, Schleifendiuretika	2. Hepatogenes Ödem	Aldosteron-antagonisten Furosemid
			3. Renales Ödem	Aldosteron-antagonisten, Thiazide/-Analoge
			GFR ≤ 30 ml/min	Furosemid
			4. Schwanger-schaftsödem	Thiazide/-Analoge
Erkrankungen ohne Ödem	1. Intoxikationen	Osmotische Diuretika, Schleifendiuretika	1. Hypertonie	Thiazide/-Analoge
	2. Initiale Phase des akuten Nierenversagens	Furosemid (Osmotische Diuretika)	2. Glaukom	Acetazolamid
	3. Hyperkalzämi-sche Krise	Furosemid	3. Diabetes insipidus	Thiazide/-Analoge
	4. Glaukomanfall	Acetazolamid	4. Hyperkalzurie	Thiazide
			5. Renale tubuläre Azidose	Thiazide/-Analoge Etacrynsäure
			6. Respiratorische Insuffizienz (Alkalose)	Acetazolamid

Tabelle 11. Nebenwirkungen der Diuretikatherapie

Elektrolythaushalt	Stoffwechsel	Verschiedenes
Hypokaliämie bei Schleifendiuretika, Thiaziden und Analoga Hyperkaliämie bei Antikaliuretika Verdünnungshyponatriämie vorwiegend bei potenten Diuretika Verkleinerung des EZFV mit Exsikkose Metabolische Alkalose vorwiegend bei potenten Diuretika Metabolische Azidose bei Carboanhydrasehemmern, Spironolacton Hyperkalzämie bei Thiaziden Reaktive Ödeme bei Diuretikaabusus	Hyperuriämie bei Schleifendiuretika, Thiaziden und Analoga Hyperglykämie bei Schleifendiuretika, Thiaziden und Analoga Hyperlipoproteinämie bei Schleifendiuretika, Thiaziden und Analoga	Gynäkomastie bei Spironolacton Ototoxizität bei Etacrynsäure, Furosemid Osteomalazie bei Acetazolamid Exantheme bei Thiaziden Thrombozyto- und Granulozytopenie bei langfristiger Thiazidgabe

Hypokaliämie

Eine hochdosierte und langfristige Therapie mit Schleifendiuretika und Thiazidpräparaten führt zur Hypokaliämie [29]. Diese wird unterstützt durch den sekundären Aldosteronismus, der sich im Gefolge der diuretikainduzierten Natriurese entwickelt. Klinisch weisen die kaliopenischen EKG-Veränderungen und laborchemisch die hypokaliämische Alkalose in diese Richtung. Auf die Gefahren bei gleichzeitiger Digitalistherapie sei hingewiesen. Einer Hypokaliämie kann weitgehend durch die Kombination potenter Diuretika mit kleinen Dosen eines Antikaliuretikums vorgebeugt werden (Tabelle 7).

Verdünnungshyponatriämie

Wenn die Ausscheidungsfähigkeit der Nieren für freies Wasser herabgesetzt ist, kann die Steigerung der Natriurese durch Saluretika zu einer Verdünnungshyponatriämie führen. Diese bleibt oft anfangs symptomlos, kann jedoch schließlich eine bestehende Niereninsuffizienz verschlimmern („uremie par manque de sel"). Diese Komplikation einer Verdünnungshyponatriämie wird häufig bei forcierter Diuretikatherapie hepatischer, kardialer oder renaler Ödeme beobachtet. Als Gegenmaßnahme sind Diuretika abzusetzen und die Flüssigkeitszufuhr zu drosseln (<500 ml/Tag).

Verkleinerung des Extrazellulärraums

Als Folge der Diuretikatherapie, vorwiegend mit den potenten Schleifendiuretika, kann es zu einer Kontraktion des Extrazellulärraums kommen, insbesondere bei zusätzlichem Erbrechen und Durchfällen, die keinen Flüssigkeitsersatz mehr erlauben. Die resultierende Hypovolämie bedingt eine Hypotonie und Kollapsneigung des Patienten. Bei älteren Menschen sind zerebrale Ischämien zu befürchten. Die Exsikkose begünstigt die Thrombosebildung und kann die glomeruläre Filtrationsleistung drastisch senken.

Metabolische Alkalose

Eine metabolische Alkalose kann eine Hypokaliämie, z.B. bei sekundärem Hyperaldosteronismus, begleiten. Bei relativer Mehrausscheidung von Chloridionen, z.B. nach Gabe von Schleifendiuretika, entwickelt sich eine hypochlorämische Alkalose. Diese Gefahr ist besonders bei dekompensierter Leberzirrhose mit Aszites zu bedenken. Bei Alkalose wird die Blut-Hirn-Schranke für Ammoniumionen durchlässiger, wodurch ein hepatisches Koma begünstigt wird. Zur Behandlung der hypochlorämischen Alkalose ist KCl zu substituieren.

Metabolische Azidose

Eine metabolische Azidose kann sich als Folge einer längeren Spironolactontherapie oder bei der Glaukombehandlung mit Acetazolamid entwickeln.

Hyperkalzämie

Als Folge der Dauertherapie mit Thiaziden kann sich eine Hyperkalzämie entwikkeln. Bei Patienten mit Hyperparathyreoidismus ist dieser Effekt besonders ausgeprägt.

Hyperurikämie

Die Harnsäure steigt im Plasma im Verlauf der Therapie mit Thiaziden, Furosemid und Etacrynsäure [8, 43, 63], wobei die Kontraktion der EZFV mitverantwortlich für den Anstieg der Harnsäure im Plasma ist [69]. Auch nichtdiuretisch aktive Strukturanaloga von Thiaziden, wie das Antihypertensivum Diazoxid (Hypertonalum), vermögen die Harnsäure im Blut zu erhöhen. Eine kompetitive Hemmung des proximaltubulären Sekretionsmechanismus durch Diuretika soll der Harnsäureretention zugrundeliegen. In den meisten Fällen verläuft diese diuretikainduzierte Komplikation bland. Bei Gicht sind diese Diuretika kontraindiziert.

Hyperglykämie

Nach längerfristiger Therapie mit Thiaziden sowie den Schleifendiuretika Furosemid und Etacrynsäure kann es zur Störung der (vorher normalen) Kohlenhydrattoleranz kommen. Der Bedarf an oralen Antidiabetika kann unter der Therapie mit den genannten Diuretika zunehmen. Bislang ist der Mechanismus der Entstehung der Hyperglykämie noch nicht geklärt.

Hypercholesterin- und Hypertriglyceridämie

Die Cholesterin- und Triglyceridkonzentration im Serum steigt nach langfristiger Diuretikatherapie an. Bei gegebener Disposition kann diese Nebenwirkung als Risikofaktor wirken [27]. Bei niedriger antihypertensiv noch wirksamer Dauertherapie mit Indapamid (Narilix) wurde diese Nebenwirkung nicht beobachtet (Weidmann).

Reaktive Ödeme und Diuretikaabusus

Werden Diuretika ohne Indikation über längere Zeit eingenommen (z. B. bei neurotischem Schlankheitsbedürfnis), so kommt es nach Absetzen der Präparate zu reaktiver Ödembildung, die wiederum den Anlaß zu erneuter Einnahme von Diuretika abgeben. Hierdurch entsteht oft ein schwer zu durchbrechender Circulus vitiosus.

Verschiedenes

Nach langfristiger Gabe von *Spironolacton* kann es zur Entwicklung einer *Gynäkomastie* kommen [46]. Darüber hinaus wurde (auch unter der Dauertherapie mit anderen Diuretika) über eine Abnahme der Libido und Potenzstörungen berichtet. Bei Frauen treten Unregelmäßigkeiten in den Menstruationsblutungen auf. Der

Steroidkörper des Spironolactons hemmt bei Kindern die Testosteronsynthese und antagonisiert bei Erwachsenen die Androgenaktivität durch kompetitive Hemmung auf der Ebene des Zytosolrezeptorproteins.

Über *ototoxische* Nebenwirkungen von *Furosemid* und Etacrynsäure wurde bei niereninsuffizienten Patienten berichtet. Nach Gabe von Etacrynsäure seien diese Schäden irreversibel gewesen [12].

Von Acetazolamid wurde berichtet, daß eine durch Antikonvulsivatherapie bedingte Osteomalazie verschlimmert wurde [48]. Es wird diskutiert, daß der Carboanhydrasehemmer zur vermehrten Kalzium- und Phosphatausscheidung führt und über die metabolische Azidose direkt auf die Knochenmineralisation wirkt.

Hautveränderungen

Sie wurden gelegentlich nach *Thiazidgaben* beobachtet.

Thrombozytopenie und Granulozytopenie

In seltenen Fällen sah man eine Thrombozytopenie und/oder eine Granulozytopenie während langfristiger *Thiazidtherapie*.

Interaktion zwischen Diuretika und renalem Prostaglandinsystem

Die Interferenz von Diuretika mit nichtsteroidalen Antirheumatika ist von großer klinischer Relevanz bei der Hochdrucktherapie. Indometacin, der Prostaglandinsynthesehemmer, hebt die antihypertensive und diuretische, natriuretische Wirkung von Furosemid teilweise auf [57]. Hieraus wurde abgeleitet, daß die Furosemidwirkung – zumindest z.T. – über das intrarenale Prostaglandinsystem vermittelt wird. Nach Untersuchungen von Kramer et al. [42] sind die beschriebenen Effekte nicht für Furosemid spezifisch. Sie lassen sich auch durch Hydrochlorothiazid und Spironolacton auslösen. Diese Vertreter der 3 Diuretikaklassen führen alle zur Erhöhung der PGE_2- und $PGF_{2\alpha}$-Ausscheidung im Urin. Bei einer Kombination des Diuretikums mit Indometacin war die basale PG-Ausscheidung um 60% und die Plasmareninaktivität um 33% vermindert mit signifikanter Hemmung der diuretikainduzierten Natriurese. Es besteht somit eine Parallelität zwischen der diuretikainduzierten Natriurese und der Ausscheidung von PGE_2. Es kann hieraus jedoch keineswegs gefolgert werden, daß die Natriurese und Diurese durch PGE_2 vermittelt werden. Aussagen über die zugrundeliegenden kausalen Verknüpfungen sind folglich noch nicht zu machen.

Interaktionen von Diuretika mit anderen Pharmaka

Die meisten Diuretika erreichen ihren Wirkungsort, die luminale Tubulusmembran, durch Sekretion im proximalen Tubulus. Sie benutzen hier das unspezifische Transportsystem für organische Säuren bzw. Anionen. Die glomeruläre Filtration umfaßt allein den nichteiweißgebundenen Anteil. Da Furosemid nahezu vollständig an das

Tabelle 12. Kontraindikationen der Diuretikatherapie

Absolut:		Relativ:	
	Praecoma und Coma hepaticum		Cor pulmonale
	Exsikkose		Neigung zu Thrombosen,
	Hyponatriämie (< 125 mmol/l)		Hyponatriämie, Hypokaliämie und
	Kardiogener Schock		Störungen des Säure-Basen-Haushalts

Plasmaeiweiß gebunden ist, kann die Substanz praktisch nur über eine proximaltubuläre Sekretion an ihren Wirkungsort gelangen. Durch die Sekretion kommt es zu einer weit über dem Plasma liegenden Anreicherung in der Tubulusflüssigkeit. Dies erklärt, warum Diuretika so selektiv den Ionentransport in der Niere hemmen. Das Anionentransportsystem im proximalen Tubulus ist nicht einheitlich und besteht aus mehreren Subtypen, zu denen die einzelnen anionischen Substanzen unterschiedliche Affinitäten haben. Man nimmt an, daß die Anionen aktiv an der peritubulären Zellmembran vom Blut in die Tubuluszelle aufgenommen werden und dann entlang dem Konzentrationsgradienten in das Tubuluslumen diffundieren.

Da das proximaltubuläre Anionentransportsystem wenig selektiv ist, kann es zu Interaktionen zwischen Diuretika und anderen anionischen Substanzen kommen, woraus ein Verlust an diuretischer Wirkung resultiert. Hervorzuheben sind die Interferenzen zwischen Diuretika und Harnsäure, die zur Hyperurikämie führen. Diuretika interferieren weiterhin mit Urikosurika, Antiphlogistika wie Indometacin und Antiepileptika. Mit den Digitalispräparaten interferieren die Diuretika nicht.

Kontraindikationen

In Tabelle 12 sind Kontraindikationen der Diuretikatherapie in absolute und relative Kontraindikationen unterteilt. Eine absolute Kontraindikation stellt das Praecoma und Coma hepaticum dar. Weiterhin sind bei einer Exsikkose und einer Hyponatriämie (Na < 125 mmol/l) und ebenso im kardiogenen Schock die Diuretika nicht angebracht. Eine forcierte Diurese würde in solchen Fällen die Hypovolämie mit ihren Komplikationsrisiken (akutes prärenales Nierenversagen, Thromboembolie, Verbrauchskoagulopathie) verstärken. Relativ kontraindiziert sind die Diuretika beim Cor pulmonale sowie bei einer Neigung des Patienten zu Hyponatriämie, Alkalose und Thrombosen.

Literatur

1. Abshagen U, Besenfelder E, Enderle R, Koch K, Neubert B (1979) Kinetics of canrenone after single and multiple doses of spironolactone. Europ J Pharmacol 16: 255
2. Beermann B, Groschinsky-Grind M (1977) Pharmacokinetics of hydrochlorothiazide in man. Europ J clin Pharmacol 12: 297
3. Benet LZ (1979) Pharmacokinetics, pharmacodynamics of furosemide in man: a review. J Pharmacokinet Biopharm 7: 1
4. Biamino G, Wessel HJ, Nöring J, Schröder R (1975) Plethysmographische und In-vitro-Untersuchungen über die vasodilatorische Wirkung von Furosemid (Lasix). Int J Clin Pharmacol Ther Toxicol 12: 356
5. Burg MB (1977) The action of diuretics in the isolated tubule preparation. In: Siegenthaler W (ed) Diuretics in research and clinics. Thieme, Stuttgart, S 30–35

6. Burg MB, Cardinal J, Green N (1973) Furosemide effect on the isolated perfused tubules. Am J Physiol 225: 119
7. Burnheim C, Münzesheimer C, Rabon E, Sachs G (1982), Ion pathways in renal brush border membranes. Biochim Biophys Acta 685: 260
8. Cannon PJ, Heinemann H, Stason WP (1965) Ethacrynic acid. Effectivness and mode of action in man. Circulation 31: 5
9. Constanzo LS, Windhager EE (1978) Calcium and sodium transport by the distal convoluted tubule of the rat. Am J Physiol 4: F492
10. Cuthbert AW, Fanelli GM, Scriabine A (1979) Amiloride and epithelial sodium transport. Urban & Schwarzenberg, München
11. Daviddow M, Gavrilovich L, Mroczek W, Finnerty FA (1969) Relation of extracellular fluid volume to arterial pressure during drug-induced saluresis. Circulation 40: 349
12. Davies DL, Wilson GM (1975) Diuretics: Mechanism of action and clinical application. Drugs 9: 178
13. Dettli L (1977) Elimination kinetics and dosage adjustment of drugs in patients with kidney disease. Prog Pharmacol 1: 4
14. Diskhit K, Vyden JK, Forrester JS, Chatterjée K, Prakash R, Swan HJS (1973) Renal and extrarenal hemodynamic effects of furosemide in congestive heart failure after acute myocardial infarction. N Engl J Med 288: 1087
15. Duarte LG, Chomety F, Giebisch G (1971) Effect of amiloride, ouabain and furosemide on distal tubular function in the rat. Am J Physiol 221: 632
16. Farman N, Vandenwalle A, Bonvalet JP (1982) Binding sites of mineralo and glucocorticoids along the mammalian nephron (rabbit and rat). In: Morel F (ed) Biochemistry of kidney function. Elsevier, Amsterdam S 285
17. George CF (1980) Amiloride handling in renal failure. Br J Clin Pharmacol 9: 94
18. Good DW, Wright FS (1979) Luminal influences on potassium secretion: sodium concentration and fluid flow rate. Am J Physiol 236: F192
19. Greven J, Heidenreich O (1978) Effects of ozolinone, a diuretic active metabolite of etozoline, on renal function. I. Clearance studies in dogs. Naunyn Schmiedebergs Arch Pharmacol 304: 283
20. Greven J, Beckers M, Defrain W, Maywald K, Heidenreich O (1980) Studies with the optically active isomers of the new diuretic drug ozolinone. II. Inhbition by d-ozolinone of furosemideinduced diuresis. Pflugers Arch 384: 61
21. Greven J, Defrain W, Glaser K, Maywald K, Heidenreich O (1980) Studies with the optically active isomers of the new diuretic drug ozolinone. I. Differences in stereoselectivity of the renal target structures of ozolinone. Pflugers Arch 384: 57
22. Guignard JP, Peters G (1970) Effects of triamterene and amiloride on urinary acidification and potassium excretion. Eur J Pharmacol 10: 255
23. Hansen LL, Schilling AR, Wiederholt M (1981) Effect of calcium, furosemide and chlorothiazide on net volume reabsorption and basolateral membrane potential in the distal tubule. Pflügers Arch 389: 121
24. Heidenreich O, Fülgraff G (1975) Niere und Elektrolyte. In: Forth W, Henschler D, Rummel W (Hrsg) Pharmakologie und Toxikologie. Wissenschaftsverlag, S 226
25. Heinz E, Geck P (1980) Coupling of ion flows in cell suspension systems. Ann N Y Acad Sci 341: 57
26. Hummerich W, Krause DK, Konrads A, Kaufmann W (1980) Die Bedeutung von Volumfaktoren und neuralen Mechanismen bei der Reninfreisetzung nach Furosemid und Etacrynsäure. In: Krück F, Schrey A (Hrsg) Diuretika. Springer, Berlin Heidelberg New York, S 123
27. Joos L, Kewitz H (1980) Erhöhung der „Very Low Density Lipoproteine (VLDL) im Plasma gesunder Männer während der Behandlung mit Diuretika. In: Krück F, Schrey A (Hrsg) Diuretika. Springer, Berlin Heidelberg New York, S 135
28. Jørgenson PL (1975) The function of $Na^+:K^+$ATPase in the thick ascending limb of Henle's loop. Q Rev Biophys 7: 239
29. Kassirer JT, Harrington JT (1977) Diuretics and potassium metabolism: A reassessment of the need, effectiveness and safety of potassium therapy. Kidney Int 11: 505
30. Keller E, Hoppe-Seyler G, Knauf H, Schollmeyer P (1980) Pharmakokinetik and Pharmakody-

namik von Furosemid bei Normalpersonen, Leberzirrhose mit Aszites und terminaler Niereninsuffizienz. Verh Dtsch Ges Inn Med 86: 1257
31. Knauf H (1976) Kaliumsparer: Einseitige Diuretika, aber ideale Kombinationspartner. Therapiewoche 26: 5384
32. Knauf H, Lübcke R (1975) Evidence for Na^+ independent active secretion of K^+ and HCO_3^- by rat salivary duct epithelium. Pflügers Arch 361: 55
33. Knauf H, Mutschler E (1980) Pharmakokinetik von Diuretika bei eingeschränkter Nierenfunktion. In: Krück F, Schrey A (Hrsg) Diuretika. Springer, Berlin Heidelberg New York, S 14
34. Knauf H, Mutschler E (1982) Der Einfluß von Erkrankungen der Nieren oder der Leber auf die Pharmakokinetik von Diuretika. In: Krück F, Schrey A (Hrsg) Diuretika. Wolf, München
35. Knauf H, Wais U, Lübcke R, Albiez G (1976) On the mechanism of action of triamterene. Effects on transport of Na^+, K^+, and H^+/HCO_3^-ions. Eur J Clin Invest 6: 43
36. Knauf H, Mutschler E, Völger KD, Wais U (1978) Pharmakologische Wirksamkeit von Phase-I- und Phase-II-Metaboliten des Triamteren. Arzneimittelforsch 28: 1417
37. Knauf H, Hasenfuss G, Wais U, Schollmeyer P (1980) Independence of etozolin elimination of kidney function. Arzneimittelforsch 30: 1791
38. Knauf H, Liebig R, Schollmeyer P, Kölle EU, Mutschler E (1983) Parmacodynamics and Kinetics of Etozolin in Patients with Renal Insufficiency Europ J clin Pharmacol in press
39. Knauf H. Lübcke R, Kreutz W, Sachs G (1982) Interrelationships of ion transport in rat submaxillary duct epithelium. Am J Physiol 242: F132
40. Knauf H, Möhrke W, Mutschler E (1983) Delayed elimination of triamterene and its active metabolite in chronic renal failure. Europ J clin Pharmacol 24: 153
41. Knauf H, Schollmeyer P, Sobel M, Mutschler E (1983) Pharmacodynamics and Kinetics of Xipamide in Renal Failure Europ J. Clin. Pharmacol. in press
42. Kramer HJ, Stinnesbeck B, Prior W, Düsing R (1980) Interaktion zwischen Diuretika und renalem Prostaglandinsystem. In: Krück F, Schrey A (Hrsg) Diuretika. Springer, Berlin Heidelberg New York, S 64
43. Laragh JH, Heinemann HO, Demartini FE (1958) Effect of chlorothiazide on electrolyte transport in man. JAMA 166: 145
44. Lehmann K (1965) Trennung, Isolierung und Identifizierung von Stoffwechselprodukten des Triamterens. Arzneimittelforsch 15: 812
45. Leilich G, Knauf H, Mutschler E, Völger KD (1980) Ausscheidung von mono-und bivalenten Kationen im Rattenharn nach Applikation von Triamteren und seinem Phase-II-Metaboliten. Magnesium Bull 1: 8
46. Loreaux L, Menard R, Taylor A, Patpita JL, Santen R (1976) Spironolactone and endocrine dysfunction. Ann Intern Med 85: 630
47. Lund-Johansen P (1970) Hemodynamic changes in long-term diuretic therapy of essential hypertension. Acta Med scand 187: 509
48. Mallette LE (1977) Acetazolamide-accelerated anticonvulsant osteomalacia. Arch Intern Med 137: 1013
49. Manuel MA, Beirne GJ, Wagnaild JT, Weiner MW (1974) An effect of spironolactone on urinary acidification in normal man. Arch Intern Med 134: 472
50. Mendlowitz M, Naftchi N, Gitlow SE (1960) The effect of chlorothiazide and its congeners on the digital circulation in normotensive subjects and in patients with essential hypertension. Ann NY Acad Sci 88: 964
51. Meng K, Loew D (1974) Diuretika. Thieme, Stuttgart
52. Mueller A, Steinmetz PR (1978) Spironolactone: An aldosterone agonist in the stimulation of H^+secretion by turtle urinary bladder. J Clin Invest 58: 351
53. Murer H, Hopfer U, Kinne R (1976) Sodium/proton antiport in brush-border membrane vesicles isolated from rat small intestine and kidney. Biochem J 154: 597
54. Muschaweck R, Hajdú P (1964) Die salidiuretische Wirksamkeit der Chlor-N-(2-furyl-methyl)-5-sulfanyl-anthranilsäure. Arzneimittelforsch 14: 44
55. Niemeyer C, Hasenfuß G, Wais U, Knauf H, Schäfer-Korting M, Mutschler E (1983) Pharmacokinetics of hydrochlorothiazide in relation to renal function. Europ J clin Pharmacol
56. Overlack A, Stumpe KO, Ressel C, Krück F (1979) Defekt im intrarenalen Kallikrein-Kinin-System und Blutdrucksenkung nach oralem Kallikrein bei essentieller Hypertension. Verh Dtsch Ges Inn Med 69

57. Patak RV, Mookerjee BK, Bentzel CJ, Hysert PE, Babej M, Lee JB (1975) Antagonism of the effects of furosemide by indomethacin in normal and hypertensive man. Prostaglandins 10: 649
58. Sadée W, Dagcioglu M, Schröder R (1973) Pharmacokinetics of spironolactone, canrenone and canrenone-K in humans. J Pharmacol Exp Ther 185: 686
59. Sadée W, Abshagen U, Finn C, Rietbrock N (1974) Conversion of spironolactone to canrenone and disposition kinetics of spironolactone and canrenoate-potassium in rats. Naunyn Schmiedebergs Arch Pharmacol 283–303
60. Satzinger G (1977) Struktur-Aktivitätsbetrachtungen zu Etozolin, einem neuartigen Diuretikum. Arzneimittelforsch 27: 1742
61. Schmidt U, Dubach UL (1970) The behavior of Na^+ : K^+-ATPase in various structures of the rat nephron after furosemide application. Nephron 7: 447
62. Schmidt U, Schmid J, Dubach UL (1975) Sodium- and potassium-activated ATPase. A possible target of aldosterone. J Clin Invest 55: 655
63. Stason WB, Cannon PJ, Heinemann HO (1966) Furosemide, a clinical evaluation of its diuretic action. Circulation 34: 910
64. Stolte H, Lustenberger N, Schurek HJ (1977) Zur Differentialtherapie mit Diuretika bei akuten und chronischen Erkrankungen. In: Hierholzer K, Rietbrock N (Hrsg) Physiologische und pharmakologische Grundlagen der Therapie. Straube, Erlangen, S 91
65. Tarazi RC, Dustan HP, Frohlich ED (1970) Long-term thiazide therapy in essential hypertension. Evidence for persistent alteration in plasma volume and renin activity. Circulation 41: 709
66. Thurau K (1977) Diuretics and tubuloglomerular feedback regulation of GFR. In: Siegenthaler W et al. (eds) Diuretics in research and clinics. Thieme, Stuttgart, S 43
67. Vollmer KO, Hodenberg A von, Poisson A, Gladigau V, Hengy H (1977) Resorption, Verteilung, Metabolismus und Ausscheidung von ^{14}C-Etozolin bei Ratte, Hund und Mensch. Arzneimittelforsch 27: 1767
68. Weidmann P (1980) Recent pathogenetic aspects in essential hypertension and hypertension associated with diabetes mellitus. Klin Wochenschr 58: 1971
69. Weinmann EJ, Eknoyan G, Suki WN (1975) The influence of extracellular fluid volume on the tubular reabsorption of uric acid. J Clin Invest 55: 283
70. Wright FS, Schnermann J (1974) Interference with feedback control of glomerular filtration rate by furosemide, triflocin, and cyanide. J Clin Invest 53: 1695

2.2 β-adrenerge Rezeptorenblocker

K. O. Stumpe

Eine Hemmung der adrenergen Nervenaktivität und eine Beeinflussung des Natriummetabolismus spielen bei der Behandlung der arteriellen Hypertension eine entscheidende Rolle. Unter den adrenergen Inhibitoren nehmen die β-Rezeptorenblocker eine besondere Stellung ein. Da diese Substanzen ausschließlich auf β-Rezeptoren wirken, sind Nebenwirkungen, die mit einer α-Rezeptorenblockade einhergehen, wie orthostatische Hypotension, Nasenschleimhautschwellung und Störungen der männlichen Sexualfunktion selten.

So hat der Arzt mit einer β-Rezeptorenblockade allein oder in Kombination die Möglichkeit, den gewünschten antihypertensiven Effekt mit relativ wenigen Nebenwirkungen zu erreichen und die Compliance zu verbessern.

Obwohl Übereinstimmung darüber besteht, daß β-Rezeptorenblocker eine effektive Therapieform darstellen, und zwar unabhängig von der eingesetzten Substanz, sind zahlreiche Fragen, die den Wirkungsmechanismus der β-Rezeptorenblocker betreffen, noch ungelöst. Auch kann die β-Rezeptorenblockade aufgrund pathophysiologischer Überlegungen nicht a priori als ideales antihypertensives Prinzip angesehen werden, da die Blutdrucksenkung mit einer Abnahme des Herzzeitvolumens und einer Zunahme des gesamtperipheren Widerstands einhergeht [21].

Klinische Pharmakologie

Die Beobachtung, daß die relative Wirkungsstärke einer Reihe von sympathikomimetischen Aminen mit den Effektororganen oder Systemen variierte, führte zu dem Schluß, daß 2 verschiedene Typen von adrenergen Rezeptoren existieren [2]. Von Ahlquist [2] wurden sie als α- und β-Rezeptoren klassifiziert. Die Verteilung dieser Rezeptoren und einige physiologische Veränderungen, die durch ihre Aktivierung hervorgerufen werden, sind in Tabelle 1 dargestellt [10]. Man unterscheidet weiterhin 2 Hauptgruppen von β-Rezeptoren: β_1-Rezeptoren im Herzen und β_2-Rezeptoren in den Bronchien und Blutgefäßen. Diese Einteilung erfolgte aufgrund der Beobachtung, daß bestimmte β-Blocker in der Lage sind, β-Rezeptoren in einigen Geweben in wesentlich niedrigeren Dosen zu antagonisieren, als für andere Gewebe erforderlich sind. So besitzen Acebutolol, Atenolol, Metoprolol und Practolol (sog. kardioselektive β_1-Blocker) eine 50- bis 100mal größere Wirkungsstärke bezüglich der Hemmung des Effekts von Isoprenalin auf die Herzfrequenz und die kardiale Kontraktionskraft (β_1-Rezeptoren) als auf die glatte Muskulatur der Bronchien oder der peripheren Blutgefäße (β_2-Rezeptoren) [39].

Tabelle 1. Organverteilung von β-Rezeptoren und Funktionsänderungen als Folge einer β-Rezeptorstimulation

Organ	Rezeptor	Stimulationseffekt
Herz	β_1	Anstieg der Pulsfrequenz
	β_1	Zunahme der Herzkontraktilität
	β_1	Beschleunigte AV-Überleitung
Bronchien	β_2	Erweiterung
Blutgefäße	β_2	Erweiterung
	α	Konstriktion
Gastrointestinaltrakt	α und β	Reduktion der Motilität

Die Differenzierung zwischen β_1- und β_2-Rezeptoren ist nicht absolut, da β_1-Blokker in entsprechend hoher Dosierung auch zur Blockade vaskulärer und bronchialer Rezeptoren führen.

Antihypertensiver Wirkungsmechanismus

Trotz ihrer weit verbreiteten Anwendung in der Hochdrucktherapie ist der Mechanismus, über den die β-Rezeptorenblocker ihren antihypertensiven Effekt ausüben, unklar. Im wesentlichen sind 4 Mechanismen für die blutdrucksenkende Wirkung verantwortlich gemacht worden: Sie betreffen eine Abnahme der kardialen Kontraktilität, eine Hemmung der Reninfreisetzung, Veränderungen der zentralnervösen katecholaminergenen Aktivität sowie eine Reduktion des Plasmavolumens mit vermindertem venösem Rückfluß.

Blutdruckabfall als Folge einer Abnahme der myokardialen Kontraktilität

Erste Untersuchungen hatten gezeigt, daß der blutdrucksenkende Effekt von Propranolol mit einer Abnahme des Herzzeitvolumens (HZV) einherging, ohne daß sich der periphere Widerstand änderte. Dieser Befund führte zu der Vermutung, daß die antihypertensive Wirkung v.a. die Folge eines verminderten Herzzeitvolumens war [22], und daß eine β-Rezeptorenblockade insbesondere bei Patienten mit hohem Herzzeitvolumen zu einem wesentlichen Blutdruckabfall führen würde. Neuere Untersuchungen weisen aber darauf hin, daß dem blutdrucksenkenden Effekt komplexere Mechanismen zugrunde liegen und hämodynamische Parameter keine zuverlässigen Vorhersagen über das Ansprechen auf eine β-Rezeptorenblokkade erlauben [36].

Ein deutlicher Unterschied scheint zwischen den akuten und chronischen Effekten einer β-Rezeptorenblockade auf die Hämodynamik und den Blutdruck zu bestehen. Während das HZV und die Pulsfrequenz sowohl unter akuter intravenöser als auch unter chronischer oraler Applikation von Propranolol abnehmen, fällt der arterielle Blutdruck erst nach längerer Therapie signifikant ab.

Das bedeutet, daß der periphere Widerstand zu Beginn der β-Rezeptorenblokkade erhöht ist und erst durch längere Behandlung mit Propranolol herabgesetzt wird. Somit scheint der antihypertensive Effekt von Propranolol die Folge einer Adaption des peripheren Widerstands an ein vermindertes HZV zu sein [35].

β-Rezeptorenblocker mit sympathikomimetischer Eigenwirkung und/oder Kardioselektivität haben bei vergleichbarer Blutdrucksenkung offensichtlich einen geringen Einfluß auf das Herzzeitvolumen. Der antihypertensive Effekt des kardioselektiven β-Rezeptorenblockers Practolol kann in einigen Fällen von einem Anstieg des Herzzeitvolumens begleitet sein [24]. Bei Ausbleiben einer Blutdrucksenkung hat die Reduktion des HZV im Mittel die gleiche Größenordnung wie bei Blutdruckabfall [36]. Diese Befunde machen deutlich, daß für die blutdrucksenkende Wirkung der β-Rezeptorenblockade eine Abnahme des Herzzeitvolumens nicht notwendigerweise erforderlich ist. Der Blutdruckabfall korreliert am besten mit Änderungen des peripheren Widerstands und am wenigsten mit Änderungen des Herzzeitvolumens [25].

Blutdrucksenkung als Folge einer Reninsuppression

Die meisten β-Rezeptorenblocker, insbesondere solche ohne sympathikomimetische Eigenwirkung, supprimieren den unter adrenerger Kontrolle stehenden Anteil der Reninproduktion durch die Niere. Renin ist das intrarenal produzierte Enzym, das für die Bildung des am stärksten wirksamen Vasokonstriktors Angiotensin II verantwortlich ist.

Die Arbeitsgruppe um Laragh [7] hat 1972 gezeigt, daß die Blutdrucksenkung unter Propranolol sowohl mit der Höhe der Plamareninaktivität vor der Therapie als auch mit dem Ausmaß der Reninsuppression unter der Therapie eng korrelierte.

Diese Ergebnisse ließen vermuten, daß hypertensive Patienten mit hoher Plasmareninaktivität auf eine β-Rezeptorenblockade mit einer stärkeren Blutdrucksenkung reagierten als Patienten mit niedrigen und normalen Reninwerten. Durch die Bestimmung der Plasmareninaktivität wäre es somit möglich, den antihypertensiven Effekt einer β-Rezeptorenblockade vorauszusagen. Andere Untersuchergruppen [6, 33, 40] konnten keinen Zusammenhang zwischen dem antihypertensiven und reninsupprimierenden Effekt von Propranolol nachweisen. Insbesondere fand sich kein Anhalt dafür, daß die Reninsuppression für die Blutdrucksenkung verantwortlich war. So führt bei jungen Hypertonikern mit hoher Plasmareninaktivität, bei denen die Blutdrucksenkung durch Propranolol von einer ausgeprägten Reninsuppression begleitet war, die Infusion des Angiotensin-II-Antagonisten Saralasin nach Absetzen von Propranolol zu keinem Blutdruckabfall [34]. Auch lassen sich wesentliche Unterschiede zwischen den verschiedenen β-Rezeptorenblockern hinsichtlich ihrer reninsupprimierenden Wirksamkeit nachweisen. Der β-Rezeptorenblocker Pindolol (Visken) hat bei chronischer Applikation einen gleich starken blutdrucksenkenden Effekt wie Propranolol (Dociton) (Abb. 1). Während aber der Blutdruckabfall unter Propranolol mit einer ausgeprägten Reninsuppression einhergeht, ändert sich die Plasmareninaktivität unter Pindolol nicht oder steigt bei einigen Patienten eher geringgradig an [34]. Auch Alprenolol, Oxprenolol und der kardioselektive Blocker Practolol beeinflussen die Plasmareninaktivität nur unwesentlich, was auf die partielle agonistische Aktivität dieser Stubstanzen zurückgeführt wurde.

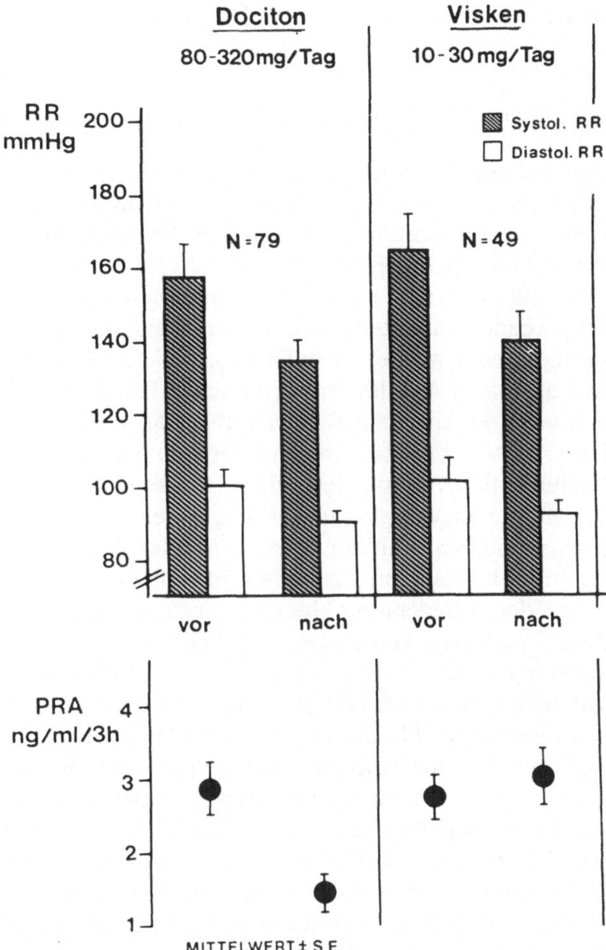

Abb. 1. Vergleichbarer Blutdruckabfall nach Propranolol und Pindolol in Gegenwart einer unterschiedlichen Reninsuppression

Der kardioselektive β-Rezeptorenblocker Metoprolol scheint sowohl die Ruheaktivität als auch die durch Furosemid stimulierte Reninaktivität zu senken. Für Atenolol wurde von einigen Autoren eine Reninsuppression [3], von anderen dagegen ein fehlender Einfluß auf die Enzymproduktion [1] beschrieben. Die Blutdrucksenkung war in beiden Kollektiven gleich stark.

Aufgrund bisher vorliegender Ergebnisse läßt sich feststellen, daß eine signifikante und kausale Beziehung zwischen der reninsupprimierenden und blutdrucksenkenden Wirkung einer β-Rezeptorenblockade nicht besteht. Weitere Untersuchungen sind aber erforderlich, um zu klären, ob z. B. Propranolol aufgrund seines ausgeprägten Hemmeffektes auf die Reninsekretion bei renaler Hypertonie mit hoher Plasmareninaktivität eine stärkere Blutdrucksenkung bewirkt als andere β-Blocker mit geringerer Reninhemmung. Dabei ist fraglich, ob Renin überhaupt eine entscheidende Rolle für die Aufrechterhaltung der schweren renalen Hypertonie spielt.

Blutdrucksenkung als Folge eines zentralnervösen Effekts

Man hat angenommen, daß β-Rezeptorenblocker den Blutdruck über zentralnervöse Mechanismen senken, ähnlich der Wirkung von Clonidin und α-Methyldopa. Eine solche Annahme wird durch die Beobachtung gestützt, daß die Injektion von Propranolol in die Hirnventrikel von Tieren zu einer raschen Blutdrucksenkung führt [19]. Auch sind hohe Konzentrationen von Propranolol im Gehirngewebe von verstorbenen Patienten, die kurz vor ihrem Tod mit Propranolol behandelt wurden, nachgewiesen worden [23]. Dies ist auf die hohe Fettlöslichkeit von Propranolol und die rasche Äquilibrierung zwischen Plasma und ZNS zurückzuführen. Schließlich wäre die klinische Beobachtung, daß β-Rezeptorenblocker – insbesondere in hoher Dosierung – bei einigen Patienten Nebenwirkungen wie Müdigkeit, Träume, Halluzinationen und gelegentlich Depressionen auslösen können, mit der Annahme einer zentralnervösen Wirkung vereinbar [31]. Andererseits scheinen Bestimmungen der Katecholamine im Urin oder Plasma gegen eine zentralnervös vermittelte Blutdrucksenkung zu sprechen. Theoretisch müßte man erwarten, daß die als Folge der β-Rezeptorenblockade auftretende Abnahme des zentralen sympathischen Ausflusses von einem Abfall der Katecholamine begleitet ist. Neuere Untersuchungen haben aber gezeigt, daß sowohl die Gabe von kardioselektiven als auch von nichtkardioselektiven β-Rezeptorenblockern eher von einer Zunahme der Katecholamine im Plasma und Urin begleitet ist [26, 28]. Die Veränderungen lassen sich sowohl unter Ruhebedingungen als auch unter körperlicher Belastung nachweisen. Diese Ergebnisse sind nicht mit der Annahme eines verminderten zentralnervösen sympathischen Ausflusses als Ursache des antihypertensiven Effektes einer β-Rezeptorenblockade vereinbar. Andererseits sind die Intermediäreffekte der β-Rezeptorenblocker wie z. B. auf die präsynaptische Noradrenalinaufnahme noch weitgehend unklar. Man kann daher nicht ausschließen, daß sich unter einer β-Rezeptorenblockade die zirkulierende Noradrenalinkonzentration paradox in Gegenwart zentral vermittelter Änderungen im sympathischen Ausfluß verhält [5]. Insgesamt sprechen die bisher vorliegenden Befunde eher gegen als für eine zentralnervöse Wirkung der β-Rezeptorenblocker.

Blutdrucksenkung als Folge eines verminderten Plasmavolumens

Ein vermindertes Plasmavolumen und eine Abnahme des venösen Rückflusses könnte bei der Blutdrucksenkung und der β-Blockade eine Rolle spielen. Einige Untersuchungen haben gezeigt, daß diese Effekte sowohl akut als auch nach Langzeittherapie auftreten [17]. Obwohl diese Befunde von großem Interesse sind, werden zusätzlich Ergebnisse benötigt, um die Bedeutung dieser Veränderungen für den antihypertensiven Effekt nach β-Blockade zu präzisieren.

Pharmakokinetik

Gastrointestinale Resorption

Mit Ausnahme des kardioselektiven β-Blockers Atenolol (Tenormin) werden alle β-blockierenden Substanzen im Intestinaltrakt gut resorbiert. Die Resorption findet ziemlich schnell statt, so daß Spitzenkonzentrationen im Blut 1–2 h nach der Applikation auftreten. Die Resorption von verzögert freigesetzten Präparaten wie Oxprenolol (Trasicor) oder Propranolol (Dociton) ist verlängert, die erreichten Blutspiegel sind niedriger [10].

Bioverfügbarkeit oral applizierter β-Blocker

Bei einigen β-Rezeptorenblockern, die extensiv durch die Leber metabolisiert werden, gelangt ein Teil der oral applizierten Dosis trotz vollständiger Resorption nicht in die Zirkulation, da die Substanz über die Pfortader direkt in die Leber gelangt, wo sie abgebaut wird. Sowohl Propranolol als auch Alprenolol unterliegen einer ausgeprägten hepatischen First-pass-Elimination.

Nach oraler Applikation von Einzeldosen ist die Beziehung zwischen Bioverfügbarkeit und Dosis nicht proportional, wobei die Verfügbarkeit kleiner Dosen sehr niedrig wird. Bei einer Steigerung der Dosis gelangt zunehmend mehr von der β-blockierenden Substanz in die systemische Zirkulation, was darauf hinweist, daß der hepatische Extraktionsvorgang bei höheren Dosen saturiert wird. Dieser First-pass-Effekt kann die große Variabilität in den Plasmakonzentrationen erklären, die sich bei verschiedenen Patienten nach Applikation derselben Dosis beobachten läßt. Diese kinetische Besonderheit ist nicht nur für Propranolol und Alprenolol, sondern auch für Oxprenolol charakteristisch.

Eine wichtige Konsequenz des hohen First-pass-Metabolismus von Propranolol besteht darin, daß eine intravenöse Dosis des β-Blockers eine wesentlich höhere Substanzmenge im Vergleich zur oralen Dosis darstellt, als aufgrund der applizierten Milligrammenge zu erwarten wäre.

Die Bioverfügbarkeit für andere β-adrenerge Substanzen ist in Tabelle 2 angegeben. Wie man sieht, hat z. B. Pindolol eine andere Kinetik als Propranolol und Alprenolol sowohl nach oraler als auch nach intravenöser Applikation und ein First-pass-Metabolismus ist, wenn überhaupt, nur von untergeordneter Bedeutung. Practolol ist der am wenigsten metabolisierte β-Blocker, da 90% der Substanz den Organismus unverändert verläßt [10].

Lipidlöslichkeit und Eiweißbindung

β-Rezeptorenblocker variieren stark bezüglich ihrer Lipidlöslichkeit [16] und Eiweißbindung [16, 29]. Propranolol und Alprenolol weisen den höchsten Fettlöslichkeitsgrad auf und scheinen stärker in das Gehirngewebe einzudringen als β-Blocker mit geringerer Fettlöslichkeit (Tabelle 2).

Die Bindung an verschiedene Eiweißfraktionen im Blut hat einen signifikanten Effekt auf die pharmakokinetischen und pharmakodynamischen Eigenschaften des einzelnen β-Blockers. Gewöhnlich wird nur die ungebundene Fraktion des Medi-

Tabelle 2. Pharmakokinetische Parameter einiger β-Rezeptorenblocker. (Nach [10])

Medikament	Ausmaß der Resorption [% der Dosis]	Ausmaß der Bioverfügbarkeit [% der Dosis]	Dosisabhängige Bioverfügbarkeit	Variation der Plasmakonzentration	β-blockierende Plasmakonzentration	%-Bindung an Serumeiweiß	Lipidlöslichkeit
Acebutolol	–	–	–	–	0,2– 2 μg/ml	–	–
Alprenolol	> 90	≈ 10	Ja	10- bis 20fach	50 –100 ng/ml	85	Stark
Atenolol	–	≧ 40	Nein	Niedrig	0,2– 0,5μg/ml	–	–
Metoprolol	> 95	≈ 50	Nein	7fach	50 –100 ng/ml	12	Schwach
Oxprenolol	70–95	24– 60	Nein	5fach	80 –100 ng/ml	–	Schwach
Pindolol	> 90	≈ 100	Nein	4fach	50 –150 ng/ml	–	Schwach
Practolol	> 95	≈ 100	Nein	–	1,5– 5 μg/ml	–	Schwach
Propranolol	> 90	≈ 30	Ja	20fach	50 –100 ng/ml	93	Stark
Solgol	> 90	30– 40	Nein	2- bis 3fach	20 – 30 ng/ml	20–30	Schwach
Sotalol	–	≧ 60	–	4fach	0,5– 4 μg/ml	–	–
Timolol	> 90	–	–	–	5 – 10 ng/ml	–	–

kaments als wirksam angesehen. Der Grad der Eiweißbindung kann weiterhin ausgeprägte Effekte auf die Eliminationsgenetik der Substanz haben. Dies gilt besonders für Substanzen mit hoher Affinität zu den Eiweißkörpern. Die Eiweißbindung der verschiedenen β-Blocker ist nur in geringem Ausmaße untersucht worden und zudem mit unterschiedlichen Methoden, so daß ein Vergleich zwischen den einzelnen Substanzen schwierig ist. Johansson [15] und Mitarbeiter haben gezeigt, daß Alprenolol bei therapeutischen Spiegeln zu über 85% an Serumeiweiß gebunden ist, wo hingegen die Bindung des weniger lipophilen β-Blockers Metoprolol nur etwa 12% beträgt.

Halbwertszeit

β-Blocker werden rasch aus dem Organismus eliminiert, und für die meisten Substanzen liegt die Eliminationshalbwertszeit zwischen 2 und 4 h. Die kürzesten Halbwertszeiten werden bei denjenigen Substanzen gefunden, die am stärksten metabolisiert werden. Der Eliminationswert der einzelnen β-Blocker hängt auch von der Lipidlöslichkeit ab. Stark fettlösliche Substanzen wie z. B. Alprenolol und Propranolol werden fast vollständig durch verschiedene metabolische Systeme in der Leber eliminiert. Mit Abnahme der Lipidlöslichkeit spielt zunehmend die renale Elimination eine Rolle, und dieser Mechanismus scheint fast ausschließlich für die Elimination von Practolol von Bedeutung zu sein. Doch auch andere β-Blocker, wie Atenolol, Pindolol und Sotalol werden zu einem großen Teil über die Niere ausgeschieden (Tabelle 3). Die Art der Elimination bei den verschiedenen β-Blockern kann klinische Relevanz bei Patienten mit Erkrankungen der Leber und der Nieren haben. So nimmt z. B. die Plasmahalbwertszeit von Sotalol, das im wesentlichen über die Niere ausgeschieden wird, bei Patienten mit terminalem Nierenversagen von normal 5 h auf 42 h zu [37].

Tabelle 3. Eliminationscharakteristika einiger oral applizierter β-Rezeptorenblocker. (Nach [10])

Medikament	Eliminations-halbwertszeit [h]	Gesamtwieder-findung im Urin [% der Dosis]	Aktive Metabolite von klinischer Bedeutung
Acebutolol	Ca. 8	–	–
Alprenolol	2 – 3	> 90	Ja
Atenolol	6 – 9	–	–
Metoprolol	3 – 4	> 95	Nein
Oxprenolol	2	70–95	–
Pindolol	3 – 4	> 90	Nein
Practolol	6 – 8	> 90	Nein
Propranolol	3,5– 6	> 90	Ja
Solgol	20 –40	> 70	Nein
Sotalol	5 –13	–	–
Timolol	4 – 5	65	–

Obwohl Pindolol ebenfalls zu etwa 40% über die Nieren ausgeschieden wird, kommt es bei eingeschränkter Nierenfunktion zu keiner Veränderung der Halbwertszeit. Dies weist darauf hin, daß die metabolische Clearance mit abnehmender renaler Clearance zunimmt.

Bei gestörter Leberfunktion wird für diejenigen Substanzen, die eine hohe hepatische Clearance haben, eine Reduktion der Clearance mit verlängerter Halbwertszeit zu erwarten sein. Als Ursache für diese Veränderungen kommen in erster Linie eine verminderte Leberdurchblutung, eine niedrigere Enzymaktivität und eine geringere Eiweißbindung in Betracht. Bei therapeutischer Anwendung von β-Blokkern bei Patienten mit Lebererkrankungen sollte man Substanzen, die vorwiegend über die Leber eliminiert werden, niedriger dosieren. Ähnliches gilt für renal eliminierte β-Blocker bei reduzierter renaler Funktion.

Beziehung zwischen Dosis, Plasmakonzentration und Wirksamkeit

β-Blocker, die im wesentlichen durch die Leber metabolisiert werden, weisen ausgeprägte interindividuelle Variationen in den zirkulierenden Konzentrationen nach oraler Applikation auf. Dies kann sowohl Folge des First-pass-Effekts sein, als auch Ausdruck genetischer Differenzen in der Metabolisierungsrate. Die Variation in den Plasmaspiegeln ist geringer für Substanzen, die durch renale Mechanismen eliminiert werden wie Practolol, Sotalol, Pindolol und Atenolol, vorausgesetzt, daß die Nierenfunktion nicht gestört ist.

Große Variationen existieren auch zwischen den Plasma-Konzentrationen der einzelnen β-Blocker und ihren therapeutischen Effekten. Mehrere Erklärungen sind für dieses Phänomen gegeben worden:

1. Patienten können einen unterschiedlich hohen sympathischen Tonus aufweisen, so daß eine höhere Konzentration eines bestimmten β-Blockers benötigt würde, um den gewünschten therapeutischen Effekt zu erreichen.
2. Viele β-Blocker haben flache Dosiswirkungskurven, was bedeutet, daß die Plasmakonzentration innerhalb eines sehr engen Wirkungsintervalls stark schwanken kann.

Ein dritter Grund kann die Bildung aktiver Metabolite sein, die im Plasma-assay nicht mitgemessen werden und die in unterschiedlichen Quantitäten bei den einzelnen Patienten im Plasma auftreten. Sowohl Propranolol als auch Alprenolol bilden Metabolite, die wirksam sind.

Trotz des Fehlens einer Korrelation zwischen Plasmakonzentration und therapeutischem Effekt scheint eine Beziehung zu bestehen zwischen dem Logarithmus der Plasmakonzentration und dem β-blockierenden Effekt (Blockade einer durch Belastung oder durch Isoproterenol induzierten Tachykardie).

Zahlreiche Untersuchungen und klinische Beobachtungen weisen darauf hin, daß die Dauer des β-blockierenden Effekts häufig beträchtlich länger ist, als man aufgrund der Eliminationshalbwertszeiten erwarten würde [8, 16]. Eine starke Abnahme in der Plasmakonzentration muß daher notwendigerweise nicht mit einem Nachlassen in der klinischen Wirkung einhergehen. Die Praxis zeigt, daß viele β-Blocker 2mal tgl. appliziert werden können.

Pharmakodynamik

β-blockierende Potenz

β-Rezeptorenblocker hemmen kompetitiv die Effekte von Katecholaminen an den β-adrenergen Rezeptorstellen. Sie reduzieren den Effekt auf ein empfindliches Gewebe für eine bestimmte Konzentration eines Agonisten in der Weise, daß die Dosis-Wirkungs-Kurve nach rechts verschoben ist. Die β-blockierende Potenz wird

Tabelle 4. Pharmakologische Eigenschaften. Einige Unterschiede zwischen verschiedenen β-adrenergen Rezeptorenblockern. (Mod. nach [10])

Freiname	Handelsname	Verhältnis der β-blockierenden Potenz Propranolol = 1	Kardioselektivität	Partielle agonistische Aktivität	Membranstabilisierende Aktivität
Acebutolol	Prent Neptall	0,3	+	+	+
Alprenolol	Aptin	0,3	0	++	+
Atenolol	Tenormin	1	+	0	0
Bupranolol	Betadrenol	1,2	0	0	+
Metoprolol	Beloc Lopresor Prelis	1	+	0	±
Oxprenolol	Trasicor	0,5–1	0	++	+
Pindolol	Visken	6	0	+++	+
Practolol	(nicht mehr im Handel)	0,3	+	++	0
Propranolol	Dociton	1	0	0	++
Sotalol	Sotalex	0,3	0	0	0
Solgol	Nadolol	1–2	0	0	0
Timolol	Temserin	6	0	±	0

aufgrund der Inhibition der durch Isoproterenol-induzierten Tachykardie bestimmt. Wie aus der Tabelle 4 hervorgeht, sind auf einer Milligramm-für-Milligramm-Basis Pindolol und Timolol die stärksten und Acebutolol, Alprenolol, Practolol und Sotalol die schwächsten β-blockierenden Substanzen.

Partielle agonistische Aktivität

Mehrere β-Rezeptorenblockern ist eine geringgradige, aber meßbare agonistische Reaktion eigen, wenn sie in Abwesenheit eines primären Agonisten wie Isoprenalin oder Adrenalin auf β-adrenerge Rezeptoren einwirken. Man hat dieses agonistische Verhalten als Intrinsic-Sympathicomimetic-Activity (ISA) (sympathikomimetische Eigenwirkung) bezeichnet und als charakteristische Eigenschaft von Acebutolol, Alprenolol, Oxprenolol, Pindolol und Practolol nachgewiesen. Die anderen β-Rezeptorenblocker wie Atenolol, Metoprolol, Propranolol, Sotalol, Timolol u.a. (Tabelle 4) haben keinen meßbaren agonistischen Effekt [39]. Für den antihypertensiven Effekt ist die sympathikomimetische Eigenwirkung von keiner Bedeutung. Dies gilt auch für die sog. membranstabilisierende Aktivität.

Kardioselektivität

β-Blocker werden klassifiziert als selektiv oder nichtselektiv entsprechend ihrer relativen Fähigkeit, β-Rezeptoren in einigen Geweben in niedrigeren Dosen zu antagonisieren als für andere Gewebe erforderlich ist. Kardioselektive β-Blocker hemmen die kardialen β-Rezeptoren (β_1-Rezeptoren), aber haben nur einen geringen Einfluß auf die bronchialen und vaskulären β-Rezeptoren (β_2-Rezeptoren) s. S. 14. Dies gilt für niedrigere Dosierungen. Von den metabolischen Effekten, die unter Kontrolle von β-Rezeptoren stehen, erfolgt die Freisetzung von Insulin und die Glykogenolyse in der Leber und im Muskel im wesentlichen durch Vermittlung von β_2-Rezeptoren. Die Tatsache, daß kardioselektive β-Rezeptoren keinen oder nur einen geringen Effekt auf die peripheren β-Rezeptoren haben, könnte theoretisch 2 Vorteile aufweisen:

1. Diese Substanzen könnten sicher bei Patienten mit Asthma bronchiale angewandt werden.
2. β-Blocker mit Kardioselektivität könnten geeigneter zur Behandlung der Hypertonie sein als β_2-Blocker, weil sie nicht die peripheren vasodilatorischen β_2-Rezeptoren hemmen würden.

In der Praxis hat sich allerdings gezeigt, daß bei den zur Behandlung der Blutdrucksteigerung erforderlichen relativ hohen β-Blockerdosen die Kardioselektivität stark vermindert ist und daher auch kardioselektive β-Blocker bei Patienten mit Asthma bronchiale kontraindiziert sind und bei Patienten mit peripheren Durchblutungsstörungen eine weitere Verschlechterung der peripheren Durchblutung induzieren können. Die Kardioselektivität ist daher dosisabhängig und nimmt ab oder verschwindet, wenn höhere Dosen angewandt werden. Dies steht im Gegensatz zu Substanzen, die sympathikomimetische Eigenwirkungen besitzen, die auch bei hohen Dosen unvermindert nachweisbar ist.

Therapeutische Anwendung

In der BRD steht uns eine große Anzahl von β-Rezeptorenblockern zur Verfügung (Tabelle 5). Es ist darauf hinzuweisen, daß der antihypertensive Effekt bei vergleichbaren β-blockierenden Dosen gleich ist (Abb. 2). Besondere Eigenschaften der β-Blocker wie Kardioselektivität oder sympathikomimetische Eigenwirkung haben keinen wesentlichen Effekt auf die blutdrucksenkende Wirkung.

Obwohl kein Zweifel daran besteht, daß die meisten Formen der arteriellen Hypertension mit Ausnahme des Phäochromozytoms und anderer Katecholaminexzeßzustände wie z. B. das Clonidinentzugsphänomen für eine β-Blockertherapie geeignet sind, bleibt die Frage der Vorhersage des antihypertensiven Effekts ungelöst. Es

Tabelle 5. Verschiedene für die Hochdruckbehandlung zur Verfügung stehende β-Rezeptorenblocker

Nichtkardioselektiv		Kardioselektiv	
Alprenolol	(Aptin)	Acebutolol	(Prent)
Bunitrolol	(Stresson)	Atenolol	(Tenormin)
Bupranolol	(Betadrenol)	Metoprolol	(Lopresor, Beloc)
Carazolol	(Carazolol)		
Mepindolol	(Corindolan)		
Methypranol	(Disorat)		
Nadolol	(Solgol)		
Oxprenolol	(Trasicor)		
Penbutolol	(Betapressin)		
Pindolol	(Visken)		
Propranolol	(Dociton)		
Sotalol	(Sotalex)		
Timolol	(Temserin)		
Toliprolol	(Doberol)		

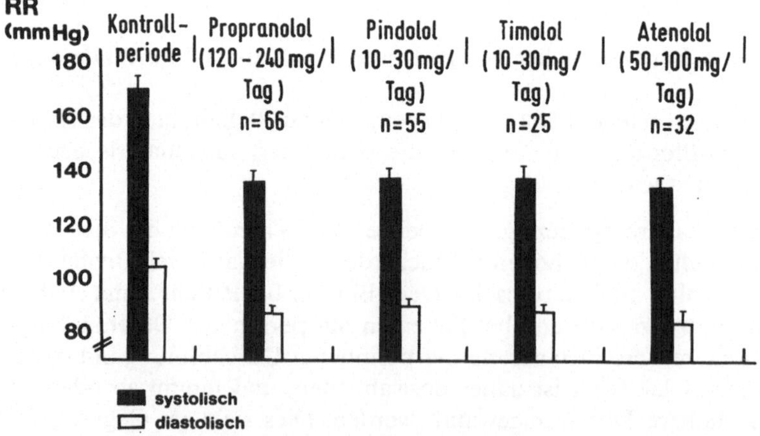

Abb. 2. Vergleichbarer antihypertensiver Effekt verschiedener β-Rezeptorenblocker bei Patienten mit essentieller Hypertonie

gibt keinen Parameter, weder klinisch noch humoral, und keine einfache klinische Analyse, mit deren Hilfe es möglich ist, das Ansprechen eines Patienten auf eine β-Blockade vorauszusagen. Welche Substanzen man auch immer einsetzt, man wird bei einigen Patienten eine deutliche Blutdrucksenkung finden, bei anderen dagegen nur einen geringgradigen oder keinen antihypertensiven Effekt beobachten. Letztlich steht die Behandlung mit β-Blockern wie die gesamte medikamentöse Hochdrucktherapie auf der Basis des ständigen Ausprobierens und des Irrtums.

Dosierung

Der Dosisbereich ist für die einzelnen β-Rezeptorenblocker unterschiedlich. Während z. B. Propranolol einen sehr großen effektiven Dosisbereich aufweist, der zwischen 40–2000 mg/Tag liegt [27], zeigt der äquipotente β-Rezeptorenblocker Atenolol seinen maximalen antihypertensiven Effekt in dem sehr engen Dosisbereich zwischen 50 und 150 mg/Tag. Für die meisten β-Rezeptorenblocker, mit Ausnahme von vielleicht Propranolol findet sich eine Maximaldosis, über die hinaus keine weitere Blutdrucksenkung zu beobachten ist. Diese Dosis scheint z. B. für Atenolol bei 150–200 mg, für Oxprenolol bei 320–480 mg und für Pindolol bei 30 mg/Tag zu liegen.

Obwohl für Propranolol Höchstdosen zwischen 2000–4000 mg/Tag beschrieben wurden, läßt sich bei den meisten Patienten ein maximaler antihypertensiver Effekt mit Dosen zwischen 160 und 320 mg erzielen.

β-Rezeptorenblocker mit sympathikomimetischer Eigenwirkung wie z. B. Pindolol, können bei hohen Dosen (45 mg/Tag und mehr) zu einem paradoxen Anstieg des Blutdrucks führen.

Obwohl der antihypertensive Effekt bei den meisten Patienten unter einer Propranololdosis zwischen 160 und 320 mg oder unter Äquivalentdosen anderer β-Rezeptorenblocker auftritt, gibt es eine kleine Gruppe von Patienten (etwa 15–20%), die bereits auf geringe β-Rezeptorenblockerdosen (Propranolol z. B. 60–120 mg/Tag) mit einer Senkung oder Normalisierung des erhöhten Blutdrucks reagieren. Es empfiehlt sich daher, die Therapie mit relativ niedrigen Dosen einzuleiten: z. B. 2mal 40–60 mg Propranolol oder 2mal 5 mg Pindolol tgl. oder vergleichbare Dosen eines anderen β-Blockers. Diese Dosis kann dann auf 2mal 80 mg Propranolol oder 2mal 10 mg Pindolol nach einer Woche gesteigert werden. Gewöhnlich steigern wir die Propranololdosis nicht über 240 mg tgl. Wenn der antihypertensive Effekt unter dieser Dosierung nicht ausreicht, wird ein Diuretikum und/oder ein Vasodilatator hinzugegeben. Es ist wenig sinnvoll, auf einen anderen β-Blocker zu wechseln. Der blutdrucksenkende Mechanismus des neuen β-Rezeptorenblockers bleibt der gleiche und würde ebenfalls nicht wirksam werden. Der Dosisbereich der β-Blocker wird u. a. durch das Ausmaß des Lebermetabolismus bestimmt (z. B. großer Dosisbereich bei Propranolol, das im wesentlichen durch die Leber metabolisiert wird; kleiner Dosisbereich bei Atenolol und Pindolol, die im wesentlichen über die Niere ausgeschieden werden).

Häufigkeit der Dosierung

Mit den meisten β-Blockern läßt sich in Form einer 2mal/tgl. Applikation eine 24 h anhaltende antihypertensive Wirkung erzielen. Einige β-Blocker, wie z.B. der nichtkardioselektive β-Blocker Nadolol, der kardioselektive β-Blocker Atenolol oder bestimmte Retardformen können einmal täglich dosiert werden. Insgesamt läßt sich feststellen, daß eine Monotherapie mit β-Rezeptorenblockern in etwa 50–60% aller Patienten unter 40 Jahren zu einer Blutdrucknormalisierung führen wird und in etwa 20–40% bei Patienten im Alter von 45–70 Jahren.

Beginn der antihypertensiven Wirkung

Die Geschwindigkeit, mit der der antihypertensive Effekt einsetzt, unterliegt starken individuellen Schwankungen und ist nicht voraussagbar. Für Propranolol wurde zunächst angenommen, daß bis zum vollen Wirkungseintritt etwa 6–8 Wochen vergehen können. Neuere Untersuchungen haben aber gezeigt [4], daß die meisten β-Blocker ihren vollen Effekt innerhalb von 2 Wochen entfalten und darüber hinaus nur selten eine weitere Blutdrucksenkung beobachtet wird. Bei einigen Patienten läßt sich nach einer einmaligen Dosis ein maximaler antihypertensiver Effekt bereits nach wenigen Stunden beobachten. Für die praktische β-Rezeptorenblockertherapie kann man empfehlen, daß nach Einleitung der β-Rezeptorenblockade eine Dosissteigerung im Abstand von 1–2 Wochen vorgenommen werden sollte.

Kombinationstherapie

Je höher der initiale Blutdruck ist, desto eher wird sich durch alleinige β-Rezeptorenblockade eine Blutdrucknormalisierung nicht erreichen lassen. In diesen Fällen kann die zusätzliche Gabe eines antihypertensiven Medikamentes mit anderem Wirkungsmechanismus von einem weiteren Blutdruckabfall begleitet sein. Unter dem Gesichtspunkt einer nebenwirkungsarmen Therapie empfiehlt es sich bei normaler oder nur leicht eingeschränkter Nierenfunktion, den β-Blocker zunächst mit einem Diuretikum vom Thiazidtyp zu kombinieren. Diese Substanzen führen, wie die Abb. 3 zeigt, zu einem zusätzlichen Abfall des mittleren Blutdrucks zwischen 15 und 20% und haben den Vorteil, daß sie nebenwirkungsarm sind.
Ist die Nierenfunktion eingeschränkt, sollte an Stelle des Thiaziddiuretikums ein stark wirksames Schleifendiuretikum, z.B. Lasix 80–200 mg/Tag gegeben werden.

β-Rezeptorenblocker und Diuretika liegen seit kurzem auch als fixe Kombination vor (Tabelle 6) und können trotz unterschiedlicher pharmakokinetischer und pharmakodynamischer Eigenschaften bei einmal tgl. Dosierung (1–2 Tbl.) in 70–80% aller unkomplizierten mittelschweren Hypertonien zu einer Blutdrucknormalisierung führen. Diese fixen antihypertensiven Kombinationen kann man immer dann einsetzen, wenn aufgrund der Blutdruckhöhe eine Normalisierung des Drucks durch eine Monotherapie mit β-Rezeptorenblockern oder Diuretika a priori unwahrscheinlich ist oder wenn die monotherapeutische Anwendung des β-Blokkers oder Diuretikums zu keinem Erfolg geführt hat.

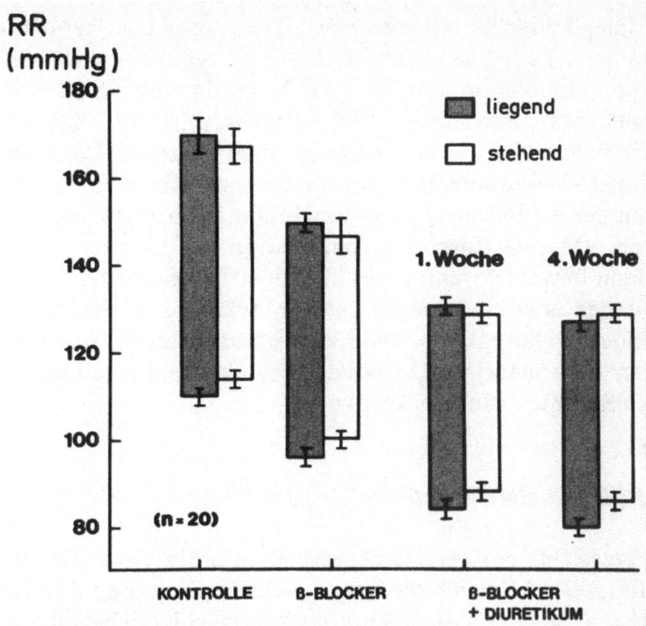

Abb. 3. Blutdrucksenkung unter Monotherapie mit einem β-Rezeptorenblocker (Dociton, 2mal 80 mg/Tag) und kombinierter β-Blocker-Diuretikum-Behandlung (Moduretik 1mal 1/Tag)

Tabelle 6. Einige fixe β-Blocker-Diuretikum-Kombinationen

Handelsname	Zusammensetzung
Antra	Alprenolol 100 mg Hydrochlorothiazid 10 mg
Dociteren	Propranolol 80 mg Hydrochlorothiazid 12,5 mg Triamteren 25 mg
Moducrin	Timolol 10 mg Hydrochlorothiazid 25 mg Amilorid 2,5 mg
Sotaziden	Sotalol 160 mg Hydrochlorothiazid 25 mg
Teneretic	Atenolol 100 mg Chlortalidon 25 mg
Torrat	Methypranol 20 mg Butizid 2,5 mg
Trasitensin-Retard	Oxprenolol 160 mg Chlortalidon 20 mg
Viskaldix	Pindolol 10 mg Clopamid 5 mg

Einige Patienten mit schwerer Hypertonie benötigen ein drittes oder viertes Medikament. Es hat sich gezeigt, daß die Ergänzung der β-Rezeptorenblocker-Diuretikumkombination durch einen Vasodilatator eine zusätzliche Blutdrucksenkung hervorruft. Bewährt hat sich der Vasodilatator Dihydralazin in einer Dosis zwischen 3mal 25 – 3mal 50 mg tgl. Auch Prazosin (Minipress), das über eine postsynaptische α-adrenerge Blockade den peripheren Widerstand senkt, kann zusammen mit der β-Blocker-Diuretikumkombination zu einem weiteren Blutdruckabfall führen. Vasodilatatoren in Kombination mit β-Rezeptorenblockern haben sich auch dann bewährt, wenn unter alleiniger β-Blockertherapie periphere Zirkulationsstörungen oder eine ausgeprägte Bradykardie auftreten. Kürzlich eingeführte fixe β-Blocker-Diuretikum-Vasodilatatorkombinationen wie Pertenso und Trepress führen trotz niedriger Dosis der Einzelkomponenten zu einer guten und nebenwirkungsarmen Blutdrucksenkung.

Differentialtherapeutische Gesichtspunkte

Angesichts der vergleichbaren guten antihypertensiven Wirkung der einzelnen β-Blocker erhebt sich die Frage, welchen Sinn die zahlreichen zur Verfügung stehenden β-Blocker haben. Aufgrund unterschiedlicher pharmakologischer Eigenschaften bezüglich Affinität für β-Rezeptoren, Lipophilität, sympathikomimetische Eigenwirkung, ergeben sich differentialtherapeutische Überlegungen, die die Entscheidung für den einen oder anderen β-Blocker im Einzelfall beeinflussen können

Tabelle 7. β-Rezeptorenblocker: pharmakologische Eigenschaften und Dosierung

Chemischer Name	Handelsname	[mg]	ISA[a]	Rezeptor-affinität	Lipid-solubilität	Dosis [mg]
Propranolol	Dociton	(80)	⊖	$\beta_1+\beta_2$	++	2- bis 3mal 40 bis 2mal 240
Timolol	Temserin	(10)	⊖	$\beta_1+\beta_2$	+	2mal 5 bis 2mal 10
Nadolol	Solgol	(120)	⊖	$\beta_1+\beta_2$	++	einmal 60 bis 120
Sotalol	Sotalex	(160)	⊖	$\beta_1+\beta_2$	(+)	2- bis 3mal 80 bis 2mal 320
Pindolol	Visken	(5/15)	++	$\beta_1+\beta_2$	+	3mal 5 bis 2mal 15
Oxprenolol	Trasicor	(80)	+	$\beta_1+\beta_2$	+	3mal 40 bis 3mal 80
	Trasicor retard	(160)				(Retard: einmal 160)
Atenolol	Tenormin	(100)	⊖	β_1	⊖	einmal 50 bis 200
Metoprolol	Lopresor Beloc	(100)	⊖	β_1	+	2- bis 3mal 50 bis 100
Acebutolol	Prent	(250)	+	β_1	+	2mal 250 bis 500

[a] „Intrinsic sympathomimetic activity“

(Tabelle 7). Wie bereits erwähnt, kann man zur Blutdrucksenkung sowohl kardioselektive als auch nichtkardioselektive β-Rezeptorenblocker einsetzen. Kardioselektive β-Rezeptorenblocker oder β_1-Rezeptorenblocker hemmen weitgehend nur die kardialen adrenergen Rezeptoren (β_1-Rezeptoren), während β-Rezeptorenblocker mit gleichzeitiger β_2-Blocker-Rezeptoraffinität in den Bronchien und peripheren Gefäßen eine Broncho- und Vasokonstriktion begünstigen können.
Es ist darauf hinzuweisen, daß die sog. Kardioselektivität von β-Blockern kein Alles-oder-Nichts-Phänomen darstellt, sondern relativ ist, da alle β-Rezeptorenblokker bei entsprechend hoher Dosierung den Bronchialwiderstand erhöhen und deshalb bei Asthmatikern und Patienten mit schwerer obstruktiver Bronchitis kontraindiziert sind [10]. Doch kann in Einzelfällen bei Auftreten eines leichten Bronchospasmus unter einem nichtkardioselektiven β-Blocker ein Wechsel auf einen selektiven β-Rezeptorenblocker eventuell ein Weiterführen der Behandlung möglich machen. Da aber auch unter diesen Bedingungen die Effekte auf die Lungenfunktion nie vorhersehbar sind, sollten solche Patienten gleichzeitig mit optimalen Dosen eines β_2-Agonisten, wie z. B. Salbutamol (Sultanol) oder Fenoterol (Berotec) behandelt werden. β_2-Rezeptorstimulatoren haben kaum einen Effekt bei Bronchospasmus als Folge einer nichtkardioselektiven β-Rezeptorenblockade.

Es hat sich gezeigt, daß auch β-Rezeptorenblocker mit sog. sympathikomimetischer Eigenwirkung wie Pindolol oder Oxprenolol weniger den Atemwegswiderstand beeinflussen als nichtkardioselektive β-Blocker, die diese Eigenschaft nicht besitzen [38].

Kalte Extremitäten und fehlende Pulse werden häufiger beobachtet bei Patienten, die mit nichtkardioselektiven β-Blockern therapiert werden als bei solchen, die unter kardioselektiven β-Blockern stehen oder unter Blockern mit sympathikomimetischer Eigenwirkung. Es ist daher empfehlenswert, daß diese letzteren β-Blokker insbesondere immer dann gegeben werden, wenn periphere Zirkulationsstörungen bereits bestehen oder sich unter nichtkardioselektiven β-Blockern entwikkeln.

Findet sich vor Beginn der Behandlung bereits eine niedrige Pulsfrequenz, oder entwickelt sich unter der Therapie eine ausgeprägte Bradykardie, so kann die Behandlung mit einem β-Rezeptorenblocker mit sympathikomimetischer Eigenwirkung, wie z. B. Pindolol (Visken) oder Oprenolol (Trasicor) eingeleitet oder auf eine solche übergewechselt werden. Diese Substanzen beeinflussen die Pulsfrequenz gewöhnlich weniger stark. Auch scheinen β-Rezeptorenblocker mit sympathikomimetischer Eigenwirkung wesentlich weniger die AV-Überleitungszeit zu steigern, so daß man sie bei AV-Blockierungen I. Grades anderen β-Blockern vorziehen sollte.

Die bei einigen β-Rezeptorenblockern auftretenden zentralnervösbedingten Nebenwirkungen wie Schlaflosigkeit, Alpträume, Müdigkeit oder depressive Verstimmung lassen sich eventuell dadurch beheben, daß man auf einen Rezeptorenblocker, der weniger gut in das Gehirngewebe eindringt wie z. B. Atenolol, Sotalol, oder Timolol umwechselt.

Schließlich gibt es Patienten, die neben der Hypertension gleichzeitig über Migräne oder über einen Tremor klagen. Solche Patienten sollte man grundsätzlich mit einem nichtkardioselektiven β-Blocker therapieren, da die β_2-Rezeptorenblockade sich günstig auf die bei Migräne bestehende Vasodilatation und auf den Tremor auswirkt.

Bei älteren Patienten empfehlen sich zur Behandlung β-Blocker, die nicht durch die Leber metabolisiert werden wie z.B. Atenolol, das weitgehend unverändert im Urin ausgeschieden wird [41]. Obwohl die Eliminationsrate von Atenolol eng mit der glomerulären Filtrationsrate gekoppelt ist, kommt es zu keiner wesentlichen Akkumulation, sofern das Glomerulumfiltrat nicht geringer als 30 ml/min ist.

Zusammenfassend kann festgestellt werden, daß der β-Blocker der Wahl für den einzelnen Patienten primär durch die gleichzeitig bestehenden klinischen Veränderungen bestimmt wird und ein Wechsel auf einen anderen β-Blocker nur dann sinnvoll ist, wenn anzunehmen ist, daß sich Nebenwirkungen, die unter der β-Blockade aufgetreten sind, in ihrer Intensität reduzieren bzw. verhindern lassen.

Nebenwirkungen

Die Nebenwirkungen der β-Blocker können in 2 Kategorien eingeteilt werden:

1. Solche, die aus den bekannten pharmakologischen Wirkungen der β-Rezeptorenblockade resultieren und
2. Reaktionen, die unabhängig von der β-Blockade auftreten.

Nebenwirkungen der 1. Kategorie sind weit verbreitet wegen der ubiquitären Natur des sympathischen Nervensystems bei der Kontrolle physiologischer und metabolischer Funktionen. Sie schließen ein den erhöhten bronchialen Widerstand, der sich bis zum akuten Status asthmaticus entwickeln kann, die Herzinsuffizienz, die Hypoglykämie, die Bradykardie und der Herzblock sowie die Claudicatio intermittens und das Raynaud-Phänomen. Die Inzidenz dieser Nebenwirkungen kann mit dem β-Blockertyp variieren.

Nebenwirkungen der 2. Kategorie sind selten und schließen die z.B. nach Practolol (nicht mehr im Handel) aufgetretene occulomucocutane Reaktion und die Möglichkeit der Karzinogenese ein. Die letztere Reaktion ist insbesondere bei Tieren nach hohen Dosen von Tolamolol und Pamotolol beobachtet worden. Es kam zur Entwicklung von Tumoren im Bereich der Brustdrüse.

Die Häufigkeit der Nebenwirkungen liegt im Mittel bei etwa 10% [12].

Metabolische Nebenwirkungen

Neuere Untersuchungen weisen darauf hin, daß die unter bestimmten β-Blockern auftretenden ungünstigen Veränderungen im Fettstoffwechsel klinische Bedeutung besitzen können. So führen β-Blocker zu einer Zunahme der Serumtriglyceride [18, 30] und können einen Anstieg der Low-density-Lipoprotein (LDL) und der Very-low-density-Lipoprotein (VLDL)-Cholesterinkonzentrationen mit Abnahme der Serum-high-density-Lipoprotein (HDL)-Fraktionen induzieren [14, 18]. Diese Effekte der β-Blocker wurden sowohl nach β_1-Blockade als auch nach β_2-Blockade beobachtet [9, 30]. Den Veränderungen im Fettstoffwechsel, wenn sie auch z.T. nur geringgradig sind, könnte klinische Bedeutung zukommen. Prospektive epidemiologische Untersuchungen lassen vermuten, daß derartige Störungen im Lipidtransport die Atherogenese beschleunigen können.

Die HDL-Fraktion kann als Anti-Risikofaktor für die koronare Herzkrankheit angesehen werden [11], zumal bekannt ist, daß niedrige HDL- und/oder hohe LDL- und VLDL-Konzentrationen mit einem hohen „Koronarrisiko“ einhergehen. Somit könnte jede Reduktion des koronaren Risikos als Folge des blutdrucksenkenden Effekts der β-Blocker theoretisch durch die durch diese Substanzen induzierten Veränderungen im Lipidmetabolismus aufgehoben werden. Die endgültige Auswertung von größeren Interventionsstudien, in denen über viele Jahre β-Blokker verwendet wurden, steht noch aus. Mehrere β-Blockerstudien, die an Patienten nach überstandenem Herzinfarkt gemacht wurden, sprechen für eine Senkung der Mortalität nach akutem Infarkt und Reduktion der Reinfarktrate. Diese Untersuchungen, die auf einen „kardioprotektiven Effekt“ der β-Blocker hinweisen, dürfen nicht mit den hier zur Diskussion stehenden verwechselt werden, die die prophylaktische Behandlung vorwiegend unkomplizierter Hypertonie zur Prävention kardiovaskulärer Komplikation betreffen (s. auch Beitrag Stumpe, S. 172ff.).

Kontraindikationen

Die wichtigsten Kontraindikationen sind:

Asthma bronchiale
Herzinsuffizienz
AV-Block II. und III. Grads
Bradykardie < 50/min
Phäochromozytom
RR-Anstieg nach Absetzen von Clonidin
Schwangerschaft
Raynaud-Syndrom
Schwere Rhinitis allergica
relativ: Diabetes mellitus

Bei manifester Herzinsuffizienz, krankem Sinusknoten, AV-Blockierung II. und III. Grades und Asthma bronchiale sind β-Rezeptorenblocker kontraindiziert.

Läßt sich durch Digitalisierung eine Kompensation des insuffizienten Herzens erreichen, können β-Blocker vorsichtig und unter häufiger Kontrolle eingesetzt werden. Auch das Phäochromozytom und der Blutdruckanstieg nach Absetzen von Clonidin sind Kontraindikationen für β-Blocker. Relative Kontraindikationen sind ein Raynaud-Phänomen und eine schwere allergische Rhinitis [39]. Vorsicht ist geboten bei Patienten mit Diabetes mellitus, insbesondere dann, wenn unter einer Behandlung mit Insulin die Blutzuckerwerte stark schwanken und der Patient zu Hypoglykämien neigt. β-Blocker können über eine Hemmung der Glukosefreisetzung aus Glykogenspeichern der Skelettmuskulatur sowie über eine Steigerung des zirkulierenden Insulins die Hypoglykämieneigung verstärken. Insbesondere unterdrücken β-Rezeptorenblocker die mit einer Hypoglykämie einhergehenden adrenergen Warnsymptome wie Tachykardie, Schweißausbrüche und Angstgefühl, so daß der Patient, ohne es zu bemerken, einen hypoglykämischen Schock entwickeln kann.

β-Rezeptorenblocker sind ebenfalls nicht indiziert beim Vorliegen einer Schwangerschaft. Sie passieren die Plazentabarriere und können beim Föten zu Bradykardie und Hypoglykämie führen. Nach Propranolol sind neonatale Asphyxien und schwere hypoglykämische Zustände des Föten beschrieben worden.

Auch können β-Blocker die Kontraktilität der Uterusmuskulatur steigern und mit einem erhöhten Frühgeburtsrisiko einhergehen. Sie erschweren unter der Geburt die Diagnostik einer Asphyxie, da sie die unter diesen Bedingungen auftretende Tachykardie des Föten verhindern. Die ablehnende Einstellung zum Einsatz von β-Blockern in der Gravidität wird nicht von allen Therapeuten eingenommen.

Labetalol

Hinzuweisen ist noch auf den nichtkardioselektiven β-Blocker Labetalol (Trandate), der gleichzeitig geringe α-blockierende Effekte aufweist (Tabelle 8). Das Verhältnis α- zu β-blockierendem Effekt beträgt nach oraler Applikation etwa 1:3, nach intravenöser Applikation 1:6,9. Im Gegensatz zu Propranolol und anderen β-Rezeptorenblockern führt eine akute Applikation von Labetalol zur Senkung des Blutdrucks und des peripheren Widerstands ohne wesentlichen Einfluß auf das Herzzeitvolumen. Labetalol kann man immer dann einsetzen, wenn es unter konventionellen β-Blockern zu keiner ausreichenden Senkung des diastolischen Blutdrucks gekommen ist, wenn gleichzeitig periphere Zirkulationsstörungen bestehen oder wenn diese Veränderungen unter konventionellen β-Blockern aufgetreten sind. Auch ist der bronchokonstriktorische Effekt von Labetalol geringer als der von Propranolol, und es gibt Untersuchungen [32], die gezeigt haben, daß bei Patienten mit Asthma bronchiale Labetalol zu keiner Verschlechterung der Lungenfunktion führte. Bei Patienten mit chronischer Obstruktion bzw. chronischer Bronchitis kann Labetalol mit relativ großer Sicherheit gegeben werden.
Bei gleichzeitig bestehender Angina-pectoris-Symptomatik hat sich Labetalol zusätzlich als antianginöses Medikament erwiesen [20]. Untersuchungen zum Einfluß Labetalols auf den Blutdruck bei leichter bis mittelschwerer Hypertonie haben gezeigt, daß es sowohl nach intravenöser als auch nach oraler Applikation unter dieser Substanz zu signifikanten Senkungen des systolischen und diastolischen Blutdrucks kommt ohne Änderung der Herzfrequenz. Gleichzeitig konnte ein signifikanter Anstieg der peripheren Durchblutung beobachtet werden [13].

Die intravenöse Applikation von Labetalol steht für die Behandlung der hypertensiven Kreise zur Verfügung, bei der das Präparat in Form einer Bolusinjektion (über 1–2 min) als Infusion eingesetzt werden kann.

Tabelle 8. Labetalol (Trandate)

$\frac{1}{3}\alpha$- und $\frac{2}{3}\beta$-Blockade	
Orale Applikation:	
Initialdosis	3mal 100 mg/Tag (= 3mal 1 Tbl.)
Mittlere Dosis	3mal 200 bis 3mal 300 mg/Tag
Maximaldosis	2400 mg/Tag
Nebenwirkungen: Orthostatische Hypotension bei Dosis > 600 mg/Tag	

Literatur

1. Aberg H (1974) Beta receptors and renin release. N Engl J Med 290: 1026
2. Ahlquist RP (1948) A study of the adrenotropic receptors. Am J Physiol 153: 586–591
3. Amery A, Billiet L, Fagard R (1974) Beta receptors and renin release. N Engl J Med 290: 284
4. Barritt DW, Marshall AJ (1977) Treating hypertension. The place of beta blockade. Br Heart J 39: 821–824
5. Birkenhäger WH, De Leeuw PW, Wester A, Kho TL, Vandongen R, Falke HE (1977) Therapeutic effects of β-adrenoreceptor blocking agents in hypertension. In: Frick P, Harnack G-A von, Martini GA, Prader A, Schoen R, Wolff HP (Hrsg) Ergebnisse der Inneren Medizin und Kinderheilkunde, Bd 39. Springer, Berlin Heidelberg New York, S 117–134
6. Bravo EL, Tarazi RC, Dustan HP (1974) On the mechanism of suppressed plasma renin activity during beta-adrenergic blockade with propranolol. J Lab Clin Med 83: 119–128
7. Bühler FR, Laragh JH, Baer L, Vaughan ED, Brunner HR (1972) Propranolol inhibition of renin-secretion. A specific approach to diagnosis and treatment of renin-dependent hypertensive diseases. N Engl J Med 287: 1209–1214
8. Carruthers SG, Kelly JG, McDevitt DG, Shanks RG (1974) Blood levels of practolol and oral and parenteral administration and their relationship to exercise heart rate. Clin Pharmacol Ther 15: 497
9. England JDF, Simons LA, Gibson JC, Carlton M (1980) The effect of metoprolol and atenolol on plasma high density lipoprotein levels in man. Clin Exp Pharmacol 7: 329–333
10. Frishman W (1979) Clinical pharmacology of the new betaadrenergic blocking drugs. Part 1. Pharmacodynamic and pharmacokinetic properties. Am Heart J 97: 663–670
11. Gordon T, Castelli WP, Hjortland MC, Kannel WB, Dawber TR (1977) High density lipoprotein as a protective factor against coronary heart disease. The Framingham study. Am J Med 62: 707–714
12. Greenblatt DJ, Koch-Weser J (1978) Clinical toxicity of propranolol and practolol. A report from the Boston Collaborative Drug Surveillance Program. In: Avery G (ed) Cardiovasc drugs, II. Baltimore University Park Press, Baltimore, pp 179–195
13. Heck I, Trübestein G, Stumpe KO (1981) Effects of combined α- and β-receptor blockade on peripheral circulation in essential hypertension. Clin Sci 61: 429s–432s
14. Helgeland A, Hjerman I, Leren P, Enger S, Holme I (1978) High-density lipoprotein, cholesterol and antihypertensive drugs. The Oslo study. Br Med J 2: 403–406
15. Johansson KA, Appelgren C, Borg KO, Elofsson R (1971) Binding of two adrenergic betareceptor antagonists, alprenolol and H 93/26 to human serum proteins. Acta Pharm Suec 8: 59
16. Johnsson G, Regardh CG (1976) Clinical pharmacokinetics of β-adrenoreceptor blocking drugs. Clin Pharmacokin 1: 233
17. Krauss XH, Schalekamp MADH, Kolsters G, Zaal GA, Birkenhäger WH (1972) Effects of betaadrenergic blockade on systemic and renal haemodynamic responses to hyperosmotic saline in hypertensive patients. Clin Sci 43: 385
18. Leren P, Helgeland A, Holme I, Foss PO, Hjermann I, Lund-Larsen PG (1980) Effect of propranolol and prazosin on blood lipids. The Oslo study. Lancet II: 4–7
19. Lewis PJ (1975) Propranolol – an antihypertensive drug with a central action. In: Davies R (ed) Central action of drugs in blood pressure regulation. University Park Press, Baltimore, pp 206–224
20. Lubbe WF, White DA (1978) Labetalol in hypertensive patients with angina pectoris: beneficial effect of combined α- and β-adrenoreceptor blockade. Clin Sci 55: 283–286
21. Lund-Johanssen P (1979) Hemodynamic consequences of longterm beta-blocker therapy: A 5-year follow-up study of atenolol. J Cardiovasc Pharmacol 1: 487–495
22. Lydtin H, Kusus T, Daniel W et al. (1972) Propranolol therapy in essential hypertension. Am Heart J 83: 589–595
23. Myers MG, Lewis PJ, Reid JL, Dollery CT (1975) Brain concentration of propranolol in relation to hypotensive effect in the rabbit with observations on brain propranolol levels in man. J Pharmacol Exp Ther 192: 327–335
24. Niarchos AP, Tarazi RC (1976) Hemodynamic effects of beta-adrenergic blocking agents in hypertension. In: Onestin G, Fernandes MA, Kim KE (eds) Regulation of blood pressure by the central nervous system. Grune & Stratton, New York London, pp 397–409

25. Nies AS, Shand DG (1975) Clinical pharmacology of propranolol. Circulation 52: 6–51
26. Philipp T, Cordes N, Walter B, Walter U, Beyer J, Distler A (1981) Untersuchungen über die Beziehungen zwischen Plasma-noradrenalin, Plasma-renin und blutdrucksenkendem Effekt des β-Rezeptorenblockers ICI 66.082 (Atenolol) bei Patienten mit essentieller Hypertonie
27. Prichard BNC, Gillam PMS (1969) Treatment of hypertension with propranolol. Br Med J 1: 7–16
28. Rahn KH, Gierlichs HW, Planz G, Planz R, Stephany W (1976) The effect of propranolol on plasma catecholamines in hypertensive patients. In: Birkenhäger WH, Vandongen R (eds) Interference with mechanisms in hypertension. ICI Holland B.V., Brüssel, pp 43–46
29. Shand DG (1974) Pharmacokinetic properties of the β-adrenergic receptor blocking drugs. Drugs 7: 39
30. Shaw J, England JDF, Hua ASP (1978) Beta blockers and plasma triglycerides. Br Med J 1: 986
31. Simpson FO (1974) Beta-adrenergic receptor blocking drugs in hypertension. Drugs 7: 85–105
32. Skinner C, Gaddie J, Palmer KNV (1975) Comparison of intravenous AH 5158 (Ibidomide) and propranolol in asthma. Br Med J 2: 59–61
33. Stokes GS, Weber MA, Thornell IR (1974) Betablockers and plasma renin activity in hypertension. Br Med J 1: 60–62
34. Stumpe KO, Kolloch R, Vetter H, Gramann W, Krück F, Ressel C, Higuchi M (1976) Acute and long-terms studies of the mechanisms of action of beta-blocking drugs in lowering blood pressure. Am J Med 60: 853–865
35. Tarazi RC (1973) Long-term hemodynamic effects of betaadrenergic blockade in hypertension. In: Onesti G, Kim KE, Moyer JH (eds) Hypertension: Mechanisms and management. Grune & Stratton, New York London, pp 343–349
36. Tarazi RC, Dustan HP (1972) Beta-adrenergic blockade in hypertension. Am J Cardiol 29: 633–640
37. Tjandramaga TB, Thomas J, Verbeeck R, Verbessbelt R, Verbenckmaes R, DeSchepper PJ (1975) The effect on endstage renal failure and hemodialysis on the elimination kinetics of sotalol. Br J Clin Pharmacol 3: 259
38. Turner P (1979) Relative importance of cardioselectivity and partial agonism in the treatment of hypertension in the patient with air-flow obstruction. Cardiology [Suppl 1] 64: 105–108
39. Waal-Manning HJ (1976) Hypertension: Which beta-blocker? Drugs 12: 412–441
40. Woods JW, Pittman AW, Pulliam CC, Werk EE jr, Waider W, Allen CA (1976) Renin profiling in hypertension and its use in treatment with propranolol and chlorthalidone. N Engl J Med 294: 1137–1144
41. Zacharias FJ, Cruickshank JM (1979) Treating the elderly hypertensive. Acta Ther 5: 179–190

2.2.1 β-Blocker oder Diuretika zur Langzeittherapie der arteriellen Hypertension?

K. O. Stumpe

β-adrenerge Rezeptorenblocker und Thiaziddiuretika allein oder in Kombination werden heute als pharmakologische Mittel der ersten Wahl zur Behandlung der arteriellen Hypertension eingesetzt. Diese Substanzen führen bei einem nichtselektionierten Patientengut zu einer etwa gleich starken Senkung des systolischen und diastolischen Blutdrucks und weisen auch in Form einer Monotherapie einen anhaltenden antihypertensiven Effekt auf. – Die Häufigkeit der Nebenwirkungen ist für beide Medikamente vergleichbar und liegt bei etwa 10% der Patienten.

Trotz dieser günstigen Eigenschaften sind zahlreiche Fragen, die den Wirkungsmechanismus der beiden Antihypertensiva und ihren präventiven Effekt auf die Inzidenz kardiovaskulärer Schäden betreffen, noch ungeklärt. Dabei sind folgende Fragen von besonderer klinischer Relevanz:

1. Welche Patientengruppen sprechen auf β-Blocker oder Diuretika am besten und mit den geringsten subjektiven und biochemischen Nebenwirkungen an?
2. Ist bei vergleichbarer blutdrucksenkender Wirkung eines der beiden Medikamente dem anderen als Langzeitantihypertensivum vorzuziehen?
3. Welche Bedeutung kommt den unter beiden Substanzen beobachteten Veränderungen in den Blutfetten und dem Anstieg der Serumharnsäurekonzentration zu? Kann hierdurch die präventive Wirkung der Blutdrucksenkung auf die Inzidenz kardiovaskulärer Schäden negativ beeinflußt bzw. aufgehoben werden?

Die Mechanismen, die dem antihypertensiven Effekt sowohl der β-Blocker als auch der Diuretika zugrundeliegen, sind nicht vollständig geklärt. Die blutdrucksenkende Wirkung der β-Blocker scheint primär durch ein vermindertes Herzzeitvolumen, diejenige der Diuretika durch eine Abnahme des gesamtperipheren Gefäßwiderstands bedingt zu sein. Vom pathophysiologischen Standpunkt aus ist das Wirkungsprinzip der Diuretika im Vergleich zu demjenigen der β-Blocker als sinnvoller anzusehen. Unter der β-Blockade wird letztlich eine pathologische kardiovaskuläre Alteration durch eine andere ersetzt: Der hohe Blutdruck und der erhöhte periphere Widerstand werden von einem verminderten Herzzeitvolumen und einem meist weiterhin erhöhten Gefäßwiderstand abgelöst [19]. Der nach körperlicher Belastung unter β-Blockern im Vergleich zu Diuretika beobachtete geringere Anstieg des Blutdrucks ist die Folge der supprimierten linksventrikulären Funktion. Die veränderte Kreislaufsituation kann Symptome wie Müdigkeit und Muskelschwäche sowie schnelle körperliche Erschöpfung und periphere Durchblutungsminderung erklären.

Diese vom pathophysiologischen Gesichtspunkt aus eher negativen Kreislaufveränderungen unter β-Blockade werden unter diuretischer Therapie nicht beobachtet. Insgesamt gelingt die Korrektur der hypertensiven Kreislaufreaktion im Sinne einer physiologischen Restitution mit Diuretika besser. Andererseits kann die durch Diuretika induzierte Stimulation des Renin-Angiotensin-Aldosteron-Systems, die auch nach jahrelanger Behandlung persistiert, als ungünstig angesehen werden, da sie den antihypertensiven Effekt möglicherweise abschwächt.

Die Frage, welches der beiden Medikamente zuerst gegeben werden sollte bzw. mit welcher Substanz sich bei welchem Patienten der günstigste Effekt mit den geringsten Nebenwirkungen erzielen läßt, kann nicht endgültig beantwortet werden. Untersuchungen weisen darauf hin, daß jüngere Hypertoniker besser als ältere auf eine β-Rezeptorenblockade ansprechen und umgekehrt, ältere Patienten besser auf eine Behandlung mit Diuretika reagieren [4, 26]. Im Einzelfall stellt das Lebensalter allerdings keinen verläßlichen Indikator für die Entscheidung zwischen beiden Substanzen dar. So sprechen etwa die Hälfte aller Patienten über 55 Jahre gut auf β-Blocker an, und bei über der Hälfte der jüngeren Hypertoniker mit leichter und mittelschwerer Hypertonie führt eine Monotherapie mit Diuretika zur Blutdrucknormalisierung [4]. Bestimmte, im Alter vermehrt auftretende Erkrankungen, wie Atemwegsobstruktion, AV-Überleitungsstörungen II. und III. Grads oder ausgeprägte arterielle Durchblutungsstörungen, verbieten den Einsatz von β-Blockern bei älteren Patienten insgesamt häufiger als bei jüngeren Patienten.

Die Frage, welches der beiden Medikamente für eine Langzeittherapie geeigneter ist, muß vor dem Hintergrund der objektiven Nebenwirkungen, der therapeutischen Praktikabilität sowie der Wirtschaftlichkeit diskutiert werden. Thiaziddiuretika stehen seit mehr als 25 Jahren in breiter klinischer Anwendung. Ähnlich wie β-Blocker sind sie leicht applizierbar (1- bis 2mal tgl. Applikation), doch im Gegensatz zu β-Blockern sind sie wesentlich preiswerter. Dieser Kostenfaktor könnte bei vergleichbarer antihypertensiver Wirksamkeit und bei gleicher Nebenwirkungsrate der beiden Substanzen bei der Planung einer langjährigen Therapie die Entscheidung zugunsten eines Einsatzes der preiswerteren Diuretika beeinflussen [3]. Andererseits gibt es Untersuchungen, die gezeigt haben, daß die diuretische Therapie mit einer Reihe von objektiven Nebenwirkungen vergesellschaftet sein kann. So können Thiazide einen Diabetes mellitus induzieren bzw. die Glukosetoleranz verschlechtern [1, 11], potentiell gefährliche Hypokaliämien hervorrufen sowie die Serumharnsäure steigern [5, 6] mit dem Risiko der Gicht und Verschlechterung der Nierenfunktion. Theoretisch müßten solche Veränderungen häufige Laborkontrollen nach sich ziehen, was die Praktikabilität der diuretischen Therapie einschränken würde. Die genannten Nebenwirkungen, insbesondere die Erniedrigung der Serumkaliumkonzentration und der diabetogene Effekt der Thiazide sind von anderen Untersuchern nicht [3] oder nur in minimaler Ausprägung beobachtet [29] und daher als klinisch wenig relevant angesehen worden. In der Tat ist bei normaler Serumkaliumkonzentration vor Therapie und nicht bestehendem Aldosteronismus das Risiko der Entwicklung einer gefährlichen Hypokaliämie unter Thiaziddiuretika als gering einzuschätzen. Dennoch sind gelegentliche Kontrollen der Serumelektrolyte ratsam. Die Verschlechterung in der Glukosetoleranz kann als minimal angesehen werden, und die erreichte Blutdrucknormalisierung wiegt das theoretische Risiko eines geringen Anstiegs im Blutzucker bei weitem auf [16].

Auch β-Blocker verursachen bei behandelten hypertensiven Patienten gelegentlich eine Hyperglykämie [28] und steigern die Harnsäure [18, 21]. Der Harnsäureanstieg könnte theoretisch ebenso wie derjenige unter Diuretika die renale Funktion verschlechtern und bereits bestehende Gefäßveränderungen weiter verschlimmern [20]. Aufgrund der biochemischen Nebenwirkungen der beiden Substanzen ist es daher nicht möglich, dem einen oder anderen Präparat den Vorzug zu geben. Kürzlich erschienene Ergebnisse einer Interventionsstudie weisen auf eine höhere Inzidenz von Impotenz unter Diuretika (Bendrofluazid) im Vergleich zu β-Blockern (Propranolol) hin [23]. Sollten sich diese Befunde auch für andere Thiazidderivate bestätigen, wären zumindest beim Mann β-Blocker den Thiaziddiuretika vorzuziehen.

Klinisch von größerer Bedeutung sind möglicherweise die sowohl unter Diuretika als auch unter bestimmten β-Blockern auftretenden ungünstigen Veränderungen im Fettstoffwechsel. So können Thiaziddiuretika zu einer Zunahme der Serumcholesterin- und Triglyceridkonzentrationen [2, 10] und β-Blocker zu einem Anstieg der Serumtriglyceride führen [18, 25]. Darüber hinaus kann es sowohl unter β-Blockern [14, 18] als auch unter Diuretika [8, 24] zu einem Anstieg der Low-density-Lipoprotein- (LDL) und der Very-low-density-Lipoprotein-Cholesterinkonzentrationen (VLDL), sowie unter β-Blockern zu einer Abnahme der Serum-High-density-Lipoproteinfraktion (HDL) kommen [18]. Diese Effekte der β-Blocker wurden sowohl nach β_1- als auch β_2-Blockade beobachtet [7, 25]. Die Mechanismen, über die Diuretika und β-Blocker den Fettstoffwechsel beeinflussen, sind unklar. Beide Substanzen könnten mit der Aktivität der Gewebslipoproteinlipase, die für die Entfernung der Triglyceride aus dem Plasma verantwortlich ist, interferieren [10]. Das Ausmaß der Lipideffekte unter diuretischer Therapie scheint nach niedrigeren Diuretikadosen (50 mg Hydrochlorothiazid und weniger) geringer zu sein als nach hohen Dosen [10].

Den Veränderungen im Fettstoffwechsel, wenn sie auch z. T. nur geringgradig sind, könnte klinische Bedeutung zukommen. Prospektive epidemiologische Untersuchungen lassen vermuten, daß derartige Störungen im Lipidtransport die Atherogenese beschleunigen können. Die HDL-Fraktion kann als Anti-Risikofaktor für die koronare Herzkrankheit angesehen werden [9], und es ist bekannt, daß niedrige HDL- und/oder hohe LDL- und VLDL-Konzentrationen mit einem hohen Koronarrisiko einhergehen. Somit könnte jede Reduktion des koronaren Risikos als Folge des blutdrucksenkenden Effekts der Diuretika und der β-Blocker theoretisch durch die durch beide Substanzen induzierten Veränderungen im Lipidmetabolismus aufgehoben werden. Anhand von koronaren Risikotabellen läßt sich z. B. berechnen, daß ein Anstieg des Gesamtcholesterins unter Diuretika um 8% die als Folge einer diastolischen Blutdrucksenkung um 5 mmHg (0,67 kPa) zu erwartende Reduktion des Mortalitäts- und Morbiditätsrisikos einer koronaren Herzkrankheit völlig aufheben kann [10]. Die Störungen im Fettstoffwechsel scheinen besonders stark unter der Kombination von bestimmten β-Blockern und Thiaziddiuretika ausgeprägt zu sein. So hat Leren [17] einen Anstieg der Triglyceride um 26% sowie eine im Vergleich zu Kontrollen um 36% niedrigere HDL-Cholesterolkonzentration unter einer kombinierten Propranolol-/Hydrochlorothiazid-Therapie beschrieben. Es ist unklar, ob alle β-Blocker und Diuretika den gleichen ungünstigen Effekt auf den Lipidmetabolismus aufweisen. Pindolol, ein β-Blocker mit sympathikomimetischer Eigenwirkung und die fixe diuretische Kombination Hydrochlorothiazid plus Amilorid (kaliumsparendes Diuretikum) scheinen, wenn überhaupt, nur geringe Veränderungen im Lipidmetabolismus zu induzieren [17].

Es besteht heute kein Zweifel daran, daß durch konsequente Blutdrucksenkung die Überlebenskurven für behandelte Hypertoniker eindeutig besser sind als für nicht behandelte, und daß trotz der ungünstigen Lipideffekte der beiden Antihypertensiva die blutdruckbezogenen Komplikationen wie Schlaganfall, dissezierendes Aneurysma, Herzinsuffizienz und linksventrikuläre Hypertrophie (EKG) weniger häufig auftreten [12]. Diese Aussage trifft auch für leichte Hypertonieformen zu. Andererseits ist die Frage, ob durch die Blutdrucksenkung auch die Inzidenz der koronaren Herzkrankheit wesentlich gesenkt wird, nicht einheitlich zu beantworten. Während in einigen Untersuchungen [12, 27] kein präventiver Effekt der antihypertensiven Therapie auf die koronare Herzkrankheit nachgewiesen wurde, gibt es andere Befunde, wie die der australischen Untersuchung [22] und die der amerikanischen HDFP-Studie (Hypertension Detection and Follow-up Study Program [15]) die auf eine Gesamtabnahme der Mortalität der koronaren Herzkrankheit hinweisen. In den meisten dieser Studien wurden Diuretika, Reserpin, α-Methyldopa und Hydralazin verwendet. So wurde z. B. in der HDFP-Studie Reserpin als Mittel der 2. Wahl nach Diuretika eingesetzt. Es ist bekannt, daß die Katecholaminverarmung unter Reserpin den adrenergen Antrieb des Myokards reduzieren kann, ein Faktor, der von Bedeutung für eine Abnahme der Inzidenz plötzlicher Todesfälle sein kann. Über das Verhalten der Blutfette unter Diuretika plus Reserpin liegen keine ausreichenden Untersuchungen vor. Diuretika in Kombination mit α-Methyldopa scheinen dagegen weniger ungünstige Veränderungen im Lipidmetabolismus zu induzieren als Diuretika plus β-Blocker [13].

Die endgültige Auswertung von größeren Interventionsstudien, in denen über viele Jahre β-Blocker und Diuretika verwendet wurden, steht noch aus. Mehrere β-Blocker-Studien, die an Patienten, die einen Myokardinfarkt überlebt haben, durchgeführt worden sind, sprechen für eine Senkung der Mortalität nach akutem Infarkt und Reduktion der Reinfarktrate. Diese Untersuchungen, die auf einen „kardioprotektiven Effekt" der β-Blocker hinweisen, dürfen nicht mit den hier zur Diskussion stehenden verwechselt werden, die die prophylaktische Behandlung vorwiegend unkomplizierter Hypertonien zur Prävention kardiovaskulärer Komplikationen betreffen.–

Es läßt sich zum jetzigen Zeitpunkt nicht völlig ausschließen, daß lipidaktive Antihypertensiva wie Diuretika und bestimmte β-Blocker, die zudem noch die Harnsäurekonzentration steigern, bei langjähriger Anwendung die Entwicklung einer koronaren Gefäßerkrankung fördern und die behandelten Patienten in eine höhere Risikogruppe hineinbringen. Eine solche Therapie würde dem günstigen Effekt der Blutdrucksenkung entgegenwirken bzw. ihn aufheben. Praktische Konsequenzen sollten aufgrund der bisher vorliegenden und wahrscheinlich aus methodischen Gründen häufig uneinheitlichen Befunde, wenn überhaupt, nur mit größter Vorsicht gezogen werden. Es erhebt sich aber die Frage, ob bei der Planung einer lebenslangen antihypertensiven Therapie der Einsatz lipidaktiver Substanzen, insbesondere bei jüngeren Patienten, sinnvoll ist. Diese Frage ist besonders dann relevant, wenn bereits pathologische Veränderungen in den Fettfraktionen und den Harnsäurekonzentrationen vor der Therapie bestehen. Konsequenterweise müßten vor und einige Wochen nach Einleitung einer antihypertensiven Therapie mit

β-Blockern, Thiaziden und Chlortalidon die Blutfette gemessen werden. Bei einer signifikanten Verschlechterung der Lipide ließe sich mit Hilfe diätetischer Maßnahmen eine Normalisierung im Fettstoffwechsel häufig erreichen [10]. Bliebe dies ohne Erfolg, müßte man alternative Antihypertensiva einsetzen. So soll der postsynaptische α-Blocker Prazosin keine ungünstigen Lipideffekte besitzen und im Gegenteil zu einer Senkung von Gesamtcholesterin, LDL und VLDL sowie der Gesamttriglyceride führen [18]. Auch der β-Blocker Pindolol mit sympathikomimetischer Eigenwirkung (ISA) scheint keine wesentlichen Lipidveränderungen zu induzieren. Ebenso könnten die Angiotensin-Convertingenzyme-Hemmer bessere Kandidaten für eine präventive Langzeittherapie sein. Sie führen nicht nur zu einer physiologisch sinnvollen Blutdrucksenkung (Abnahme des peripheren Widerstands mit teilweiser Verbesserung der lokalen Durchblutung sowie Fehlen von subjektiven Nebenwirkungen), sondern scheinen aufgrund eigener Erfahrungen langfristig keine negativen Effekte auf die Lipide (Cholesterin und Triglyceride) zu haben.

Zusammenfassung

Es ist festzustellen, daß die Frage, welchem der beiden hier diskutierten Antihypertensiva, Diuretika oder β-Blocker, bei einer Langzeittherapie der Vorzug gegeben werden sollte, sich zugunsten keines der beiden Medikamente beantworten läßt. Bezüglich ihrer antihypertensiven Wirkung und der Nebenwirkungsrate unterscheiden sich beide Substanzen kaum voneinander. Diuretika sind preiswerter und erlauben eine mehr physiologische Senkung des Blutdrucks. Sie könnten daher als Mittel der ersten Wahl in Frage kommen. Andererseits machen die ungünstigen Auswirkungen der Thiaziddiuretika und bestimmter β-Blocker auf den Lipidstoffwechsel eine Überprüfung der bisherigen Empfehlung erforderlich, Diuretika oder β-Blocker zur Prävention von kardiovaskulären Erkrankungen, insbesondere bei jugendlichen Hypertonikern, uneingeschränkt einzusetzen. Dies scheint besonders für bestimmte β-Blocker-Diuretika-Kombinationen zuzutreffen, die die ungünstigsten Effekte auf Blutfette und Harnsäurekonzentration aufweisen. Nichtpharmakologische Maßnahmen (Gewichtsreduktion, natriumarme und kaliumreiche Diät) und alternative medikamentöse Behandlungsschemata mit fehlenden Lipideffekten sollten bei der Therapieplanung für Hochdruckkranke vermehrt in die Überlegungen mit einbezogen werden.

Literatur

1. Amery A, Bulpitt C, Schaepdryver A de et al. (1978) Glucose intolerance during diuretic therapy. Lancet I: 681
2. Ames RP, Hill P (1978) Raised serum lipid concentrations during diuretic treatment of hypertension: A study of predictive indexes. Clin Sci 55: 311
3. Berglund G, Andersson O (1981) Beta-blockers or diuretics in hypertension? A six year follow-up of blood pressure and metabolic side effects. Lancet I 744
4. Bühler FR, Burkart F, Lütold BE, Kung M, Marbet G, Pfisterer M (1975) Antihypertensive beta blocking action as related to renin and age: A pharmacological tool to identify pathogenetic mechanisms in essential hypertension. Am J Cardiol 36: 653

5. Bulpitt CJ (1975) Serum uric acid in hypertensive patients. Br Heart J 12: 1210
6. Cannon PJ, Stason WB, Dermartini FE, Sommers SC, Laragh JH, (1966) Hyperuricaemia in primary and renal hypertension. N Engl J Med 275: 457
7. England JDF, Simons LA, Gibson JC, Carlton M (1980) The effect of metoprolol and atenolol on plasma high density lipoprotein levels in man. Clin Exp Pharmacol Physiol 7: 329
8. Goldman A, Steele B, Schnaper H, Fitz A, Frohlich E, Perry HM (1980) Serum lipoprotein levels during chlorthalidone therapy. JAMA 244: 1691
9. Gordon T, Castelli WP, Hjortland MC, Kannel WB, Dawber TR (1977) High density lipoprotein as a protective factor against coronary heart disease. The Framingham study. Am J Med 62: 707
10. Grimm RH, Leon AS, Hunninghake DB, Lenz K, Hannan P, Blackburn H (1981) Effects of thiazide diuretics on plasma lipids and lipoproteins in mildly hypertensive patients. Ann Intern Med 94: 7
11. Healy JJ, McKenna TJ, Canning B, Brienst J, Duffy GJ, Muldowney FP (1970) Body composition changes in hypertensive subjects on long-term oral diuretic therapy. Br Med J 1: 716
12. Helgeland A (1980) Treatment of mild hypertension: A five year controlled drug trial. The Oslo study. Am J Med 69: 725
13. Helgeland A, Hjermann I, Leren P (1978) High-density lipoprotein cholesterol and antihypertensive drugs: The Oslo study. Br Med J 2: 403
14. Helgeland A, Hjermann I, Leren P, Enger S, Holme I (1978) High-density lipoprotein cholesterol and antihypertensive drugs. The Oslo study. Br Med J 2: 403
15. Hypertension Detection and Follow-up Program Cooperative Group (1979) Five-year findings of the hypertension detection and follow-up program. I. Reduction in mortality of persons with high blood pressure, including mild hypertension. JAMA 242: 2562
16. Jarrett RJ, Keen H, Fuller JH, McCartney M (1977) Treatment of borderline diabetes: controlled trial using carbohydrate restriction and phenformin. Br Med J 2: 861
17. Leren P (1981) Antihypertensive drugs and blood lipids: The Oslo study. Symposium on CHD risk factors and antihypertensive drug selection. 54th Scientific Sessions of the American Heart Association, November 19, 1981, Dallas, Texas, USA
18. Leren P, Helgeland A, Holme I, Foss PO, Hjermann I, Lund-Larsen PG (1980) Effect of propranolol and prazosin on blood lipids. The Oslo study. Lancet II 4
19. Lund-Johansen P (1979) Hemodynamic consequences of long-term beta-blocker therapy: A 5-year follow-up study of atenolol. J Cardiovasc Pharmacol 1: 487
20. Newland H (1975) Hyperuricaemia in coronary, cerebral and peripheral arterial disease: an explanation. Med Hypotheses I: 152
21. Peart WS, Cochrane AL, Dollery CT et al. (1977) Randomised controlled trial of treatment for mild hypertension: Design and pilot trial. Br Med J 1: 1437
22. Report by the Management Commitee (1980)The Australian therapeutic trial in mild hypertension. Lancet I: 1261
23. Report of Medical Research Council Working Party on Mild to Moderate Hypertension (1981) Adverse reactions to bendrofluazide and propranolol for the treatment of mild hypertension. Lancet II: 539
24. Schnaper H, Fitz A, Frohlich E, Goldman A, Perry HM jr, Steele B (1977) Chlorthalidone and serum cholesterol. Lancet II: 295
25. Shaw J, England JDF, Hua ASP (1978) Beta blockers and plasma triglycerides. Br Med J 1: 986
26. Stumpe KO, Overlack A (1979) Diuretics, β-blockers or both as treatment for essential hypertension. Br J Clin Pharmacol 7: 189S
27. Veterans Administration Cooperative Study Group on Antihypertensive Agents (1970) Effects of treatment on morbidity in hypertension. II. Results in patients with diastolic blood pressure averaging 90 through 114 mmHg. JAMA 213: 1143
28. Wright AD, Barber SG, Kendall MJ, Poole PH (1979) Beta-adrenoceptor-blocking drugs and blood sugar control in diabetes mellitus. Br Med J 1: 159
29. Zacharias FJ, Cruickshank JM (1979) Treating the elderly hypertensive. Acta Therapeutica 5: 179

2.3 Vasodilatatoren

R. Kolloch

Vasodilatierend wirkende Antihypertensiva stellen nach ihrer chemischen Struktur der pharmakologischen Wirkung sowie der klinischen Anwendbarkeit eine heterogene Gruppe dar (Tabelle 1). Zu den Vasodilatatoren im engeren Sinne zählen Substanzen wie Dihydralazin, Minoxidil, Diaxozid und Nitroprussidnatrium, die einen direkten Angriffspunkt an der glatten Gefäßmuskulatur haben.
Von den peripheren α-Rezeptorenblockern hat das Prazosin breitere klinische Anwendung gefunden. Der Einsatz von Phenoxybenzamin und Phentolamin ist weitgehend auf die Behandlung des Hochdrucks beim Phäochromozytom beschränkt.

Die seit Jahren zur Therapie der Koronarinsuffizienz eingesetzten Kalziumantagonisten finden neuerdings in zunehmendem Maße Verwendung bei der Behandlung akuter und chronischer Blutdrucksteigerung.

Die Convertingenzyme-Hemmer greifen in das Renin-Angiotensin-Aldosteron-System ein und stellen ein neues Wirkungsprinzip bei der Behandlung der Hypertonie dar.

Direkt wirkende Vasodilatatoren (Tabelle 2)

Pharmakologische Substanzen, die über eine direkte Wirkung an der glatten Muskulatur zu einer Dilatation peripherer Blutgefäße führen, sind seit den frühen 50er Jahren als Antihypertensiva eingesetzt worden. Hydralazin war der erste direkt wirksame arterioläre Vasodilatator, der klinische Bedeutung erlangte. Der Einsatz dieser Substanz bei der Monotherapie war durch die Nebenwirkungen, die bei der üblichen Dosierung auftraten, begrenzt. Diese Nebenwirkungen sind mit einer reflektorischen kardiovaskulären Stimulation verknüpft.

Die weit verbreitete Anwendung der Vasodilatatoren begann erst, als gezeigt werden konnte, daß durch eine Kombinationstherapie mit β-Rezeptorenblockern

Tabelle 1. Vasodilatierend wirkende Antihypertensiva

Direkt wirkende Vasodilatatoren	Periphere α-Rezeptorenblocker	Kalziumantagonisten	Convertingenzyme-Hemmer
Dihydralazin	Prazosin	Verapamil	Captopril
Minoxidil	Phenoxybenzamin	Nifedipin	Enalapril[b]
Diazoxid[a]	Phentolamin[a]	Diltiazem	
Nitroprussid[a]			

[a] Nur zur i. v.-Applikation
[b] Noch nicht im Handel erhältlich

Tabelle 2. Qualitativer Vergleich der Wirkung von direkten Vasodilatatoren auf die kardiovaskuläre Funktion

Medikament	Applikation	Wirkungsbeginn	Dosis [mg]	Wirkungsort		
				Arterien	Venen	Herz[a]
Dihydralázin	p. o./i. v.	1–2 h/ 10–20 min	50 -200/ 12,5 -100	+	±	+
Minoxidil	p. o.	1–2 h	5 - 40	+	±	+
Diazoxid	i. v.	1–3 min	50 -300	+	±	+
Nitroprussid	i. v.	Sofort	0,03- 0,150[b]	+	+	±

[a] Reflextachykardie
[b] Infusionsgeschwindigkeit (mg/min)

die Nebenwirkungen wesentlich verringert werden konnten [2, 3, 5, 7]. Gegenwärtig werden die Vasodilatatoren in der 3. Stufe der Hochdrucktherapie nach Diuretika und β-Blocker bzw. Sympathikolytika empfohlen [4, 5]. Wegen der bei einer Therapie mit Vasodilatatoren auftretenden Natriumretention ist eine Begleittherapie mit Diuretika erforderlich, um eine Flüssigkeitsretention mit konsekutiver Verminderung der antihypertensiven Wirksamkeit (Pseudotoleranz) zu verhindern. Vasodilatatoren senken den arteriellen Blutdruck und führen über eine gleichzeitige Aktivierung von Barorezeptormechanismen zu einer reflektorischen Stimulation des sympathischen Nervensystems mit begleitenden positiv-inotropen und chronotropen kardialen Effekten und einer gesteigerten Freisetzung von Renin und Katecholaminen [1, 6]. Diese reflektorische Stimulation kann über eine Vermehrung der Herzarbeit sowie einen gesteigerten myokardialen Sauerstoffverbrauch bei Patienten mit Koronarinsuffizienz zur Angina pectoris oder zum Myokardinfarkt führen [4, 5, 7]. Aus diesem Grund ist bei der Therapie mit Vasodilatatoren die gleichzeitige Gabe von adrenergen Inhibitoren (β-Blocker oder Sympathikolytika) ratsam.

Eine Klassifikation von Vasodilatatoren mit direktem Angriffspunkt kann nach dem Beginn der antihypertensiven Wirksamkeit sowie nach den hämodynamischen Folgen der Vasodilatation vorgenommen werden (Tabelle 2).

Der Wirkungsbeginn der im Handel erhältlichen Vasodilatatoren ist in Tabelle 2 zusammengefaßt. Die akute intravenöse Gabe zur Behandlung hypertensiver Notfälle findet Anwendung bei Dihydralazin, Diazoxid sowie Nitroprussidnatrium. Für die chronische Blutdruckkontrolle eignen sich die oral einsetzbaren Substanzen Dihydralazin und Minoxidil[1]. Der langsame Wirkungsbeginn dieser Substanzen macht sie für den Einsatz bei hypertensiven Notfallsituationen unbrauchbar. Eine Klassifikation der Vasodilatatoren auf der Basis ihrer hämodynamischen Auswirkungen erscheint hinsichtlich einer gezielten differentialtherapeutischen Anwendung sinnvoll. Dihydralazin und Diazoxid erhöhen die Herzfrequenz, das Herzzeitvolumen und das kardiopulmonale Blutvolumen. Andererseits führt Nitroprussidnatrium trotz einer Abnahme von Blutdruck und totalem peripheren Gefäßwiderstand zu keiner signifikanten Änderung des Herzzeitvolumens.

[1] Seit Oktober 1982 als Lonolox im Handel erhältlich

Minoxidil führt zu einem besonders starken Anstieg der Herzfrequenz und des Herzzeitvolumens; außerdem verursacht es eine ausgeprägte Flüssigkeitsretention, die im Einzelfall eine Herzinsuffizienz auslösen oder verstärken könnte [2, 4, 5].

Auf der Basis ihrer hämodynamischen Auswirkungen ist eine Unterteilung der Vasodilatatoren nach ihrem Einfluß auf den arteriellen und/oder venösen Schenkel des Gefäßsystems möglich. Jene Vasodilatatoren, die ausschließlich zu einer Erweiterung der Arteriolen führen, verursachen einen besonders ausgeprägten Anstieg des Herzzeitvolumens; jene die sowohl Arteriolen und Venolen erweitern, führen nur zu einem geringen Anstieg des Herzzeitvolumens. Substanzen, die lediglich eine arterioläre Dilatation bewirken, führen zu einer Erweiterung der Widerstandsgefäße mit einer konsekutiven Herabsetzung der Nachlast des Herzens; jene die sowohl Arteriolen und Venolen dilatieren, beeinflussen Widerstands- und Kapazitätsgefäße und vermindern dadurch sowohl die Vor- als auch die Nachlast des Herzens.

Literatur

Einleitung

1. Ablod B (1963) A study of the hemodynamic effects of hydralazine in man. Acta Pharmacol Toxicol (Copenh) [Suppl I] 20: 1
2. Gottlieb TT, Katz FH, Chidsey CA III (1972) Combined therapy with vasodilator drugs and beta-adrenergic blockade in hypertension: a comparative study of minoxidil and hydralazine. Circulation 45: 571
3. Hansson L, Olander R, Aberg H et al. (1971) Treatment of hypertension with propranolol and hydralazine. Acta Med Scand 190: 521
4. Koch-Weser J (1974) Vasodilator drugs in the treatment of hypertension. Arch Intern Med 133: 1017
5. Koch-Weser J (1975) The vasodilator antihypertensives. Drug Ther Bull 5/5: 67
6. Kuchel O, Fishman LM, Liddle G et al. (1967) Effect of diazoxide on plasma renin activity in hypertensive patients. Ann Intern Med 67: 191
7. Zacest R, Gilmore E, Koch-Weser J (1972) Treatment of essential hypertension with combined vasodilation and beta-adrenergic blockade. N Engl J Med 286: 617

Dihydralazin

Dihydralazin und das besonders in den USA verwendete Hydralazin haben weitgehend identische pharmakologische Eigenschaften. Da ein wesentlicher Teil der pharmakologischen Daten mit Hydralazin erhoben wurde, wird nachfolgend Hydralazin synonym für beide Substanzen verwendet.

Dihydralazin (1,4-Dihydrazino-phthalazin) hat seit vielen Jahren einen festen Platz in der medikamentösen Hochdrucktherapie. Seine bei Monotherapie gering ausgeprägte antihypertensive Wirksamkeit sowie die hohe Nebenwirkungsrate als Folge einer reflektorischen kardiovaskulären Stimulation haben seine breite klinische Anwendung zunächst behindert. Erst nachdem das Konzept einer kombinierten Anwendung von Hydralazin und adrenergen Inhibitoren Eingang gefunden hatte, kam es zu einer Renaissance von Hydralazin im Stufenplan der Hochdruckbehandlung.

Klinische Pharmakologie

Wirkungsmechanismen

Die direkten und indirekten Wirkungen von Hydralazin sind nahezu vollständig auf das kardiovaskuläre System beschränkt. Die Substanz vermag den totalen peripheren Gefäßwiderstand um 60% und mehr zu senken. Frühere Untersucher schrieben die arterielle Drucksenkung einer zentral vermittelten Hemmung der Sympathikusaktivität zu [13, 15]. Allerdings ist die zentrale vasodepressorische Wirkung nach neueren Untersuchungen nur sehr gering ausgeprägt [4, 13, 40]. Der überwiegende Auslöser der arteriellen Blutdrucksenkung ist eine direkte Relaxation der glatten Gefäßmuskulatur im peripheren Gefäßbett [1, 13, 40]. Die Relaxation arteriolärer Widerstandsgefäße ist wesentlich größer als die von Kapazitätsgefäßen im venösen Schenkel des Kreislaufs. Die bevorzugte Dilatation von Arteriolen verringert das Auftreten einer orthostatischen Hypotonie und verstärkt die Zunahme des Herzzeitvolumens [10, 13, 19, 26]. Die durch Hydralazin induzierte Blutdrucksenkung kann durch mindestens 3 Mechanismen in einem wesentlichen Ausmaß abgeschwächt werden. In erster Linie ist dafür eine Zunahme der Herzfrequenz sowie der Kontraktilität mit nachfolgendem Anstieg des Herzzeitvolumens verantwortlich. Diese kardiale Stimulation ist überwiegend reflektorischer Herkunft, allerdings konnte eine zentrale stimulatorische Komponente nachgewiesen werden [4, 13]. Zweitens konnte ein Anstieg der Plasmareninaktivität während der Vasodilatatortherapie gezeigt werden. Durch die Gabe des β-Rezeptorenblockers Propranolol können diese beiden Mechanismen ausgeschaltet werden [17, 33, 39]. Drittens führt eine Natrium- und Wasserretention zu einer Toleranzentwicklung, die durch die gleichzeitige Gabe eines Diuretikums verhindert werden kann [6, 26].

Die periphere Vasodilatation des Hydralazin ist ubiquitär, aber nicht einheitlich. Splanchnikus-, koronarer, zerebraler und renaler Blutfluß sind erhöht. Der Gefäßwiderstand in der Haut sowie in der Muskulatur kann abnehmen, durch den gleichzeitigen Blutdruckabfall nimmt der Blutfluß in diesem Gefäßbett nicht zu [10, 13].

Die glomeruläre Filtrationsrate sowie tubuläre Transportmechanismen werden durch Hydralazin nicht entscheidend beeinflußt. Die weitere Verschlechterung einer chronischen Niereninsuffizienz ist während der Hydralazingabe nicht zu erwarten [19, 21].

Pharmakokinetik

Hydralazin wird rasch und nahezu vollständig im Gastrointestinaltrakt resorbiert. Mit radioaktiv markiertem Hydralazin konnte eine hohe Affinität und Persistenz in der Gefäßwandmuskulatur von Arterien nachgewiesen werden. Die Eiweißbindung von Hydralazin beträgt 85% [13, 19, 24].

Die höchsten Konzentrationen im Serum werden 3–4 h nach oraler Gabe erreicht. Die Serumkonzentration ist in direkter Weise mit der hypotensiven Wirkung der Substanz korreliert. Der Wirkungsbeginn setzt 10–20 min nach intravenöser und intramuskulärer Gabe und 20–30 min nach oraler Applikation ein. Die höchste

Wirksamkeit ist nach ca. 2 h erreicht. Die Wirkungsdauer beträgt ungefähr 6 h mit einer Schwankungsbreite von 3–12 h. Die Plasmahalbwertszeit liegt bei 2–4 h, wobei geringe Konzentrationen von Hydralazin noch 24 h nach oraler Gabe im Plasma nachweisbar sind. Die Halbwertszeit der antihypertensiven Wirksamkeit ist wesentlich länger als die Plasmahalbwertszeit, wobei Hydralazin in der Gefäßmuskulatur lange nach der Elimination aus dem Blut nachgewiesen werden kann [13, 16, 24, 28, 35, 42, 44].

Bei intestinaler Resorption von Hydralazin kommt es zu einer Biotransformation in der Darmwand und während der initialen Passage durch die Leber. Dieser First-pass-Mechanismus ist für die unerwartet niedrige Bioverfügbarkeit von 25–55% bei oraler Gabe von Hydralazin verantwortlich [13, 22, 41]. Die wichtigste Metabolisierung von Hydralazin erfolgt über eine Ringhydroxylierung und eine konsekutive Konjugation mit Glucuronsäure und N-Acetylierung. Die letztere ist besonders bei Patienten mit genetisch bedingter langsamer Acetylierung von Bedeutung, da bei diesen Patienten bei gegebener Dosis nahezu doppelt so hohe Plasmakonzentrationen erreicht werden [16, 22, 31]. Nur ein geringer Anteil wird unverändert ausgeschieden. Bei ausgeprägter Niereninsuffizienz kann es zur Akkumulation des Medikaments kommen, so daß eine Dosisreduktion in diesen Fällen vorgenommen werden sollte [13, 19].

Therapeutische Anwendung

Hydralazin gehört nicht zu den Medikamenten der ersten Wahl bei der Behandlung der Hypertonie, sondern es spielt vielmehr eine wesentliche Rolle als Zusatzmedikament bei einer Kombinationstherapie mit Diuretika und β-Blockern bzw. Sympathikolytika [2, 11, 12, 14, 18, 19, 29, 32, 37, 38, 45].

Dosierung

Dihydralazin (Nepresol) steht in 25-mg-Tabletten für die orale Gabe und in 25 mg enthaltenden Ampullen für die intravenöse oder intramuskuläre Injektion zur Verfügung. Bei parenteraler Gabe beträgt die initiale Dosis normalerweise 12,5–25 mg. Die Injektion kann bei Bedarf wiederholt werden, wobei die Gesamtdosis, die erforderlich ist, um eine ausreichende Blutdrucksenkung zu erreichen, erheblichen Schwankungen unterworfen ist.

Bei oraler Gabe werden in der Regel 75–200 mg als Tagesdosis eingesetzt, wobei je nach Schwere der Hypertonie eine initiale Dosis von 12,5–25 mg 2- bis 4mal tgl. verabreicht werden sollte. Diese Dosis kann dann allmählich gesteigert werden bis der gewünschte blutdrucksenkende Effekt erreicht ist oder unerwünschte Nebenwirkungen auftreten. Eine Dosierung über 200 mg ist möglich. Die Höchstdosis sollte jedoch 400 mg nicht überschreiten, da insbesondere nach länger dauernder Anwendung in gehäuftem Maße Symptome einer rheumatoiden Arthritis mit Übergang in das akute Bild eines Lupus erythematodes auftreten können [3, 20, 23, 30, 31].

Kombinationstherapie

Bei monotherapeutischer Anwendung hat Hydralazin bei mittlerer Dosierung nur eine geringe antihypertensive Wirksamkeit, die im Mittel bei 10/8 mmHg (1,3/ 1 kPa) liegt. Die wirkungsvollste und am meisten gebräuchliche Anwendung von Hydralazin wird im Rahmen einer 3fach-Kombination durchgeführt. Dieses Therapiekonzept schließt die Gabe eines Diuretikums in Kombination mit einem β-Blocker sowie von Hydralazin ein. Die Kombination dieser Substanzen hat einen sehr ansprechenden rationalen Hintergrund. Hydralazin korrigiert als Vasodilatator die bei essentiellen Hypertonikern häufig bestehende arterioläre Vasokonstriktion und verhindert den bei Monotherapie mit β-Rezeptorenblockern zu erwartenden Anstieg des totalen peripheren Gefäßwiderstands. Andererseits hemmt der β-Blocker den reflektorischen Herzfrequenzanstieg sowie die gesteigerte Reninfreisetzung, die beide als Folge der Dihydralazingabe auftreten können [17, 33, 39]. Das Diuretikum kompensiert die Tendenz des Vasodilatators, Natrium und Wasser zu retinieren und das extrazelluläre Flüssigkeitsvolumen zu vergrößern [19, 45].

Eine derartige Kombinationstherapie erlaubt eine Reduktion der Dosis der Einzelkomponenten und verringert dadurch die Häufigkeit und Schwere von Nebenwirkungen. Mit einer derartigen Kombinationstherapie läßt sich bei ca. 95% aller Patienten eine Blutdrucknormalisierung erzielen. Bei Vorliegen von Kontraindikationen für die Gabe von β-Rezeptorenblockern ist auch eine Kombination mit Sympathikolytika wie Clonidin, α-Methyldopa oder dem von uns nicht mehr verwendeten Reserpin möglich [12, 18, 19]. Diese Substanzen blockieren ebenso wie die β-Blocker den reflektorischen Anstieg der Sympathikusaktivität [19].

Dem Bestreben, die Hochdrucktherapie zu vereinfachen und die Patientenmitarbeit und Compliance bei der Therapie zu erhöhen, kommt die Entwicklung fixer Dreierkombinationen entgegen (Tabelle 3). Derartige Kombinationspräparate sind zwar sinnvoll, sollten jedoch erst nach Anwendung der Einzelsubstanzen verordnet werden.

Tabelle 3. Hydralazin enthaltende Dreierkombinationspräparate

Handelsname	Hydralazin [mg]	β-Blocker/Sympathikolytikum [mg]	Diuretikum [mg]
Docidrazin	25 Hydralazin	60 Propranolol	2,5 Bendroflumethiazid
Pertenso	20 Dihydralazin	20 Bupranolol	10 Bemetizid + 20 Triamteren
Treloc	25 Hydralazin	100 Metoprolol	12,5 Hydrochlorothiazid
Trepress	25 Hydralazin	80 Oxprenolol	10 Chlorthalidon
Tri-Torrat	25 Dihydralazin	20 Metipranolol	2,5 Butizid
Adelphan-Esidrix	10 Dihydralazin	0,1 Reserpin	10 Hydrochlorothiazid

Differentialtherapeutische Gesichtspunkte

Hydralazin hat besondere Bedeutung bei der Behandlung der mittelschweren und schweren Hypertonie, d.h. in den Fällen, in denen eine Diuretika- und/oder β-Blocker- bzw. Sympathikolytika-Therapie nicht zur ausreichenden Blutdrucksenkung geführt hat.

Bei der unter β-Blockermonotherapie gelegentlich zu beobachtenden unzureichenden diastolischen Drucksenkung kann durch die Zugabe kleiner Dosen Hydralazin eine diastolische Blutdrucknormalisierung erreicht werden.

Sinnvoll ist der Einsatz von Hydralazin bei Hochdruckformen mit begleitender chronischer Niereninsuffizienz, da weder die glomeruläre Filtrationsrate noch der renale Blutfluß durch die Substanz eingeschränkt werden [19].

Bei zusätzlich bestehender chronischer Linksherzinsuffizienz ist die orale Gabe von Hydralazin in einer Dosis von 50–75 mg alle 6 h für mindestens 4–6 Wochen wirksam, wenn gleichzeitig Digitalis und Diuretika gegeben werden [5, 8, 9]. Die Wirksamkeit bei längerfristiger Anwendung wird angenommen, allerdings muß bei hohen Dosen das Risiko eines Lupus erythematodes dem zu erwartenden Nutzen gegenübergestellt werden. Obwohl bei Patienten mit chronischer Herzinsuffizienz eine Reflextachykardie nach Gabe von Hydralazin normalerweise nicht auftritt, sollte die Substanz in diesen Fällen nur mit größter Vorsicht eingesetzt werden, da eine Angina pectoris oder eine myokardiale Ischämie ausgelöst werden könnte [19]. Außerdem ist zu beachten, daß ohne die gleichzeitige Gabe eines Diuretikums über eine vermehrte Natriumretention eine weitere Verschlechterung der Herzinsuffizienz eintreten kann [19].

Die intravenöse und intramuskuläre Gabe von Hydralazin ist bei der Behandlung der hypertensiven Krise eingesetzt worden. Der Wirkungsbeginn ist auch bei parenteraler Applikation auf 10–30 min verzögert. Die erforderliche Dosis, die Häufigkeit der Applikation sowie die therapeutische Wirksamkeit sind im Einzelfall sehr wechselhaft, so daß in den Fällen, bei denen eine rasche Drucksenkung erforderlich ist, Vasodilatatoren wie Diazoxid und Nitroprussidnatrium bevorzugt eingesetzt werden. Lediglich bei Patienten mit akuter Glomerulonephritis, Lupus Nephritis, Präeklampsie und Eklampsie, bei denen es bedeutsam ist, den renalen Blutfluß oder die glomeruläre Filtrationsrate nicht weiter zu verschlechtern, sollte dem Hydralazin zur Behandlung des krisenhaften Blutdruckanstiegs der Vorzug gegeben werden [7, 17, 19, 27].

Nebenwirkungen

Hydralazin hat eine relativ hohe Nebenwirkungsrate von ca. 20% (Tabelle 4). Diese Nebenwirkungen lassen sich in 4 Kategorien unterteilen: [3, 13, 20, 21, 23, 30, 31, 34, 39].

1. Diese Gruppe repräsentiert initiale unerwünschte Nebenwirkungen, die durch die pharmakologischen Eigenschaften von Hydralazin erklärt werden. Diese Reaktionen wie z.B. Palpitationen, Kopfschmerzen und Übelkeit, treten sofort und in der Regel nur vorübergehend auf.

Tabelle 4. Nebenwirkungen von Dihydralazin bei Monotherapie und bei Kombination mit einem Diuretikum und einem β-Blocker. (Nach [22, S. 63])

Nebenwirkung	Häufigkeit [%]	
	Monotherapie	Kombinationstherapie
Kopfschmerzen	22	22
Schwäche, Erschöpfung	6	16
Übelkeit, Erbrechen	19	2
Palpitationen	15	6
Tachykardie	18	0,4
Schwindel	6	11
Orthostatische Hypotonie	16	0,4
Durchfall, Verstopfung	4	6
Lupus-erythematodes-Syndrom	6	6
Angina pectoris	3	4
Arthralgien	0,7	4
Periphere Neuropathie	3	0
Fieber	0,5	2

2. In dieser Gruppe lassen sich akut toxische Erscheinungen wie Fieber, Haut- und rheumatische Veränderungen nachweisen, die definitionsgemäß innerhalb von 30 Tagen nach Beginn der Therapie auftreten.
3. Diese Nebenwirkungen werden unter dem Begriff Lupus-erythematodes-ähnliches-Syndrom zusammengefaßt. Sie treten in der Regel nach mindestens 6monatiger kontinuierlicher Einnahme von Hydralazin auf und werden insbesondere nach Gabe von Dosen über 400 mg/Tag beobachtet [3].
4. Diese Gruppe umfaßt eine Reihe unspezifischer Symptome.

Die meisten Nebenwirkungen bei oraler Hydralazingabe treten akut bei Beginn der Therapie auf, sind in der Regel vorübergehend und können trotz Weiterführung der Therapie nach einer Woche abklingen. Häufigkeit und Schweregrad der Nebenwirkungen können durch initial geringe Dosierungen sowie durch die Kombination mit einem β-Blocker verringert werden. Bei Beachtung dieser Vorsichtsmaßnahmen ist nur in einem geringen Prozentsatz ein Absetzen von Hydralazin erforderlich [19, 21].

Literatur

Dihydralazin

1. Ablad B (1963) A study of the mechanism of the hemodynamic effects of hydralazine in man. Acta Pharmacol Toxicol (Copenh) 20: 1
2. Aenishänslin W, Pestalozzi-Kerpel J, Dubach UC et al. (1972) Antihypertensive therapy with adrenergic beta-receptor blockers and vasodilators. Eur J Clin Pharmacol 4: 177
3. Alarcon-Segovia D, Wakin KG, Worthington JW, Wand LE (1967) Clinical and experimental studies on the hydralazine syndrome and its relationship to systemic lupus erythematosus. Medicine 46: 1
4. Baum T, Shrophshire AT, Varner LL (1972) Contribution of the CNS to the action of several antihypertensive agents (methyldopa, hydralazine, guanethidine). J Pharmacol Exp Ther 182: 135

5. Chatterjee K, Massie B, Rubin S, Gelberg H, Brundage BH, Ports TA (1978) Long-term outpatient vasodilator therapy of congestive heart failure. Am J Med 65: 134
6. Finnerty FA Jr (1971) Relationship of extracellular fluid volume to the development of drug resistance in the hypertensive patient. Am Heart J 81: 563
7. Finnerty FA Jr (1975) Hypertension in pregnancy. Clin Obstet Gynecol 18: 145
8. Fitchett DH, Marin JA, Oakley CM, Goodwin JF (1979) Hydralazine in the management of left ventricular failure. Am J Cardiol 40: 303
9. Franciosa J, Pierpont B, Cohn J (1970) Hemodynamic improvement after oral hydralazine in left ventricular failure; a comparison with nitroprusside infusion in 16 patients. Ann Intern Med 86: 388
10. Freis ED, Rose JC, Higgins TF et al. (1953) The hemodynamic effects of hypotensive drugs in man. IV. l-hydrazinophthalazine. Circulation 8: 199
11. Gilmore E, Weil J, Chidsey C (1970) Treatment of essential hypertension with a new vasodilator in combination with B-adrenergic blockade. N Engl J Med 282: 521
12. Glazer N (1972) Reserpine, hydralazine, hydrochlorothiazide combination (Ser-apes) in essential hypertension. Nebr Symp Motiv 14: 561
13. Goodman LS, Gilman A (eds) (1975) The Pharmacological basis of therapeutics, 5th edn. MacMillan, New York, p 705
14. Gottlieb TB, Katz FH, Chidsey CA III (1972) Combined therapy with vasodilator drugs and beta-adrenergic blockade in hypertension: A comparative study of minoxidil and hydralazine. Circulation 45: 571
15. Ingenito A, Barrett J, Procita L (1969) Centrally mediated peripheral hypotensive effects of reserpine and hydralazine when perfused through the isolated in situ cat brain. J Pharmacol Exp Ther 170: 210
16. Isaac LSM, Kanda M (1964) The metabolism of l-hydrazinoph-thalazine. Pharmacology 143: 7
17. Koch-Weser J (1974) Hypertensive emergencies. N Engl J Med 290: 211
18. Koch-Weser J (1974) Vasodilator drugs in the treatment of hypertension. Arch Intern Med 133: 1017
19. Koch-Weser J (1976) Drug therapy: Hydralazine. N Engl J Med 295: 320
20. Lee SL, Chase PH (1975) Drug-induced systemic lupus erythematosus: A critical review. Semin Arthritis Rheum 5: 83
21. Lesser JM, Israili ZH, Davis DC et al. (1974) Metabolism and disposition of hydralazine- C in man and dog. Drug Metab Dispos 2: 351
22. McMahon G (1978) Management of essential hypertension. Futura, New York
23. McNicol MW, Hutchinson HE (1956) Severe toxic reaction to hydralazine. Lancet II: 1288
24. Moore JD, Perry HN Jr (1966) Radioautographic localization of hydralazine-l-C_{14} in arterial walls. Proc Soc Exp Biol Med 122: 576
25. Morrow JD, Schroeder HA, Perry HM Jr (1953) Studies in the control of hypertension by hyphex. II. Toxic reactions and side effects. Circulation 8: 829
26. Moyer JH, Head-Hadley CA (1950) Renal function and systemic blood pressure changes following the administration of hydrazinophthalazine. J Lab Clin Med 36: 969
27. Moyer J, Handley C, Huggins R (1951) Some pharmacodynamic effects of l-hydrazinzinophthalazine with particular reference to renal function and cardiovascular response. J Pharmacol 103: 368
28. O'Malley K, Segal J, Israili Z et al. (1975) Duration of hydralazine action in hypertension. Clin Pharmacol Ther 18: 581
29. Pape J (1974) The effect of alprenalol in combination with hydralazine in essential hypertension. A double-blind, crossover study and a long-term follow-up study. Acta Med Scand 554: 55
30. Perry HM Jr (1973) Late toxicity to hydralazine resembling systemic lupus erythematosus or rheumatoid arthritis. Am J Med 54: 58
31. Perry HM Jr, Tan EM, Carmody S, Sakanata A (1970) Relationship of actyl transferance activity to antinuclear antibodies and toxic symptoms in hypertensive patients treated with hydralazine. J Lab Clin Med 76: 114
32. Persson I (1975) Combination therapy of essential hypertension with pindolol (Visken) and hydralazine. Eur J Clin Pharmacol 9: 91

33. Pettinger WA, Keeton K (1959) Altered renin release and propranolol potentiation of vasodilatory drug hypotension. Clin Invest 55: 236
34. Raskin NH, Fishman RA (1965) Pyridoxine-deficiency neuropathy due to hydralazine. N Engl J Med 783: 1182
35. Reidenberg MM, Drayer D, DeMarco A et al. (1973) Hydralazine elimination in man. Clin Pharmacol Ther 14: 970
36. Rogers S, Flowers C, Alexander A (1969) Aggressive toxemia management. Obstet Gynecol 33: 724
37. Sannerstedt R, Stenberg J, Vedin A et al. (1972) Chronic beta adrenergic blockade in arterial hypertension: Hemodynamic influences of dihydralazine and dynamic exercise and clinical effects of combined treatment. Am J Cardiol 29: 718
38. Siitonen L, Jänne J, Keyriläinen O et al. (1974) Hydralazine and beta-adrenergic blockade in the treatment of hypertension. Ann Clin Res 6: 341
39. Slonium NB (1954) Arthralgia, headache, prostration and fever during hydralazine therapy. JAMA 154: 1419
40. Stunkard A, Wertheimer L, Redisch W (1954) Studies on hydralazine: evidence for a peripheral site of action. J Clin Invest 33: 1047
41. Talseth T (1976) Studies on hydralazine. III. Bioavailability of hydralazine in man. Eur J Clin Pharmacol 10: 395
42. Talseth T (1976) Studies on hydralazine. 1. Serum concentrations of hydralazine in man after a single dose and at steady-state. Eur J Clin Pharmacol 10: 183
43. Ueda H, Kaneko Y, Takeda T et al. (1970) Observations on the mechanism of renin release by hydralazine in hypertensive patients. Circ Res 27: 201
44. Zacest R, Koch-Weser J (1972) Relation of hydralazine plasma concentration to dosage and hypotensive action. Clin Pharmacol Ther 13: 420
45. Zacest R, Gilmore E, Koch-Weser J (1972) Treatment of essential hypertension with combined vasodilation and beta-adrenergic blockade. N Engl J Med 286: 617

Minoxidil

Minoxidil, ein Piperidino-pyrimidin-Derivat, ist der stärkste oral wirksame Vasodilatator und von besonderem Wert bei der Behandlung therapieresistenter Hochdruckformen [4, 5, 6, 14, 19, 24, 33, 36].

Klinische Pharmakologie

Wirkungsmechanismen

Minoxidil ist ein direkt an der glatten Gefäßmuskulatur angreifender Vasodilatator, der nahezu ausschließlich auf der arteriellen Seite des Gefäßsystems wirkt. Minoxidil ist in dieser Hinsicht dem Dihydralazin ähnlich und unterscheidet sich dadurch von Substanzen wie Nitroprussidnatrium und Prazosin, die sowohl arterioläre Widerstandsgefäße als auch venöse Kapazitätsgefäße erweitern. Die durch Minoxidil hervorgerufene arterioläre Vasodilatation führt zu einer Abnahme des peripheren Gefäßwiderstands mit nachfolgender Blutdrucksenkung. Gleichzeitig kommt es zu einer Aktivierung des peripheren sympathischen Nervensystems, welche durch Barorezeptorenreflexe ausgelöst wird. Diese Stimulation führt zu einem Anstieg des Herzzeitvolumens, einer gesteigerten Reninfreisetzung in der Niere sowie zu einer verstärkten Ausschüttung von Noradrenalin aus sympathischen Nervenendigungen [10, 21, 23]. An der Niere führt Minoxidil möglicherweise über eine mit der Blutdrucksenkung verknüpften Umverteilung des renalen Blutflusses zu einer Natrium- und Wasserretention. Eine vermehrte Natriumreabsorption im proximalen Tubulus führt zu einer Expansion des Plasma- und extrazellulären Flüssigkeitsvolumens. Die Natriumretention wird noch verstärkt durch die erhöhte Plasmareninaktivität mit nachfolgender Produktionssteigerung von Angiotensin II und Aldosteron. Die Reninangiotensin II- und Aldosteronstimulation kann durch die Gabe von Propranolol sowie durch Nephrektomie verhindert werden [8, 31]. Der Angiotensin II-Antagonist Saralasin [25] sowie der Convertingenzyme-Hemmer Captopril können den Aldosteronanstieg unterdrücken bei gleichzeitiger Zunahme des Minoxidil-induzierten Plasmareninanstiegs sowie einer erheblichen Blutdrucksenkung [7, 15, 27, 36].

Pharmakokinetik

Minoxidil wird nach oraler Applikation nahezu vollständig resorbiert, erscheint innerhalb von 15–30 min im Plasma und erreicht nach 30–60 min die höchsten Plasmakonzentrationen. Die Plasmahalbwertszeit von Minoxidil beträgt 4 h. Die bis zu 24 h nachweisbare antihypertensive Wirkung ist vermutlich durch eine hohe Bindungsaffinität des Medikaments zur glatten Gefäßmuskulatur bedingt. Minoxidil wird überwiegend in der Leber metabolisiert. Nur ein geringer Anteil wird unverändert über die Niere ausgeschieden, so daß bei Patienten mit eingeschränkter Nierenfunktion keine exzessive Kumulation stattfindet und eine Dosisreduktion nicht erforderlich ist. Beim Fehlen von funktionstüchtigen Nieren können Minoxidil und seine Metaboliten durch Hämodialyse eliminiert werden [9, 17, 26, 30].

Pharmakodynamik

Die blutdrucksenkende Wirkung von Minoxidil tritt innerhalb von 1–2 h nach oraler Applikation auf und dauert bis zu 24 h. Die maximale blutdrucksenkende Wirkung tritt innerhalb von 4 h auf. Nach Einleitung der Minoxidiltherapie kann innerhalb von 72 h eine befriedigende Blutdrucksenkung bei zuvor therapie refraktärer Hypertension beobachtet werden. Das Maximum der systolischen und diastolischen Blutdruckreduktion wird nach durchschnittlich 3monatiger kontinuierlicher Minoxidiltherapie erreicht. Nach diesem Zeitraum ist nur eine geringfügige weitere Verbesserung der Blutdruckkontrolle möglich [3, 10, 19, 24].

Therapeutische Anwendung

Minoxidil ist ein hochwirksamer Vasodilatator. Seine klinische Anwendung ist durch zahlreiche und z. T. schwerwiegende Nebenwirkungen jedoch auf schwerste Hypertonieformen begrenzt [5, 6, 13, 14, 16, 19, 22, 24, 28, 33].

Dosierung

Die Minoxidilbehandlung sollte bei ambulanten Patienten mit einer Einzeldosis von 5 mg eingeleitet werden. Diese Dosis kann je nach Ansprechen des Blutdrucks nach 6 oder 12 h erneut gegeben werden. Danach kann die Dosis um 5–10 mg in Abständen von 3–7 Tagen weiter gesteigert werden. Die Tageshöchstdosis für Minoxidil beträgt 100 mg, eine Dosissteigerung über 40 mg ist für eine befriedigende Blutdruckkontrolle bei den meisten Patienten mit schwerer Hypertonie nicht erforderlich [5, 19, 33].

Bei stationären Patienten kann eine wesentlich schnellere Dosissteigerung vorgenommen werden. Die initiale Dosis beträgt 5–10 mg. Da der maximale blutdrucksenkende Effekt in der Regel innerhalb von 4 h nach oraler Gabe auftritt, können nachfolgend Einzeldosen von 5 mg in Abständen von 4–6 h gegeben werden bis eine ausreichende Blutdruckkontrolle erreicht ist [5, 13].

Wegen der langen Wirkungsdauer ist die 2mal tägliche Gabe von Minoxidil ausreichend [5, 14, 19].

Kombinationstherapie

Eine Monotherapie mit Minoxidil führt über eine verstärkte Natrium- und Wasserretention sowie über die starke reflektorische kardiale Stimulation zu einer wesentlichen Abschwächung der blutdrucksenkenden Wirkung und zu erheblichen Nebenwirkungen. Daraus ergibt sich die allgemein bevorzugte therapeutische Kombination von Minoxidil mit einem stark wirksamen Diuretikum sowie einem β-Blocker oder bei Kontraindikation einer β-Blockade einer anderen sympatholytischen Substanz. Die Minoxidil-induzierte Natrium- und Wasserretention kann in Einzelfällen ein erhebliches Ausmaß annehmen und tritt insbesondere bei Patienten mit vorher bestehender Herzinsuffizienz und eingeschränkter Nierenfunktion auf. Nur bei wenigen Patienten mit schwerer Hypertonie ist die Gabe eines Thiaziddiuretikums bis zu einer Dosis von 100 mg ausreichend. In Einzelfällen kann die Gabe von Furosemid in Dosen bis zu 1000 mg täglich und selbst der Einsatz der Hämodialyse erforderlich sein, um eine bestehende Volumenüberlastung zu korrigieren [5, 10, 13, 14, 16, 20, 33, 34].

Bei Patienten mit weniger schwer ausgeprägten Hypertonieformen ist in der Regel eine weniger aggressive diuretische Begleittherapie erforderlich.

β-Blocker oder Sympathikolytika wie Clonidin oder α-Methyldopa sind zur Beherrschung von Tachykardien und gelegentlich auftretenden Tachyarrhythmien erforderlich. Diese Substanzen tragen zu einer wesentlichen Verstärkung der blutdrucksenkenden Wirkung bei [8, 21, 31, 34, 35].

Eine β-Rezeptorenblockade kann bei den meisten Patienten mit relativ geringen Dosen um 160 mg/Tag erreicht werden [4, 32], Clonidin in einer Dosis von 0,150–0,6 mg tgl. kann ebenfalls die durch Minoxidil hervorgerufenen kompensatorischen Reflexe über eine Suppression der zentralen Sympathikusaktivität hemmen. Die exzessive Noradrenalinfreisetzung mit daraus resultierendem Herzfrequenz- und Reninanstieg kann durch Kombination von Clonidin mit Minoxidil verhindert werden. Symptome einer orthostatischen Dysregulation treten dabei selten auf.

Propranolol und Clonidin haben als Zusatzmedikation bei der Minoxidilgabe eine vergleichbare antihypertensive Wirksamkeit. Da Propranolol und Clonidin unterschiedliche Wirkungsmechanismen aufweisen, haben sie bei kombinierter zusätzlicher Gabe eine additive antihypertensive Wirkung [19, 21].

α-Rezeptorenblocker wie Phenoxybenzamin und Prazosin oder Substanzen wie Guanethidin können bei Kombination mit Minoxidil zusätzliche antihypertensive Wirksamkeit entfalten. Allerdings können Phenoxybenzamin und Guanethidin zu orthostatischer Hypotonie, Apathie und Ejakulationsstörungen führen.

Die Wirksamkeit der Minoxidilbehandlung erlaubt bei den meisten Patienten eine Reduktion der vorher komplizierten aber ungenügend wirksamen, antihypertensiven Kombinationstherapie. Neben der Anzahl der begleitenden Medikamente kann auch deren Dosierung in den meisten Fällen reduziert werden [5, 14, 33].

Bei Ersatz von Dihydralazin durch Minoxidil kann Dihydralazin bis zum Eintreten einer weiteren Blutdrucksenkung weitergegeben und danach erst abgesetzt werden.

Differentialtherapeutische Gesichtspunkte

Die Einführung von Minoxidil stellt einen vielversprechenden Fortschritt in der medikamentösen Therapie des schweren und gegenüber konventionellen Antihypertensiva refraktären Hochdrucks dar. Der Einsatz von Minoxidil ist darüberhinaus bei Patienten indiziert, bei denen andere Substanzen wegen unerträglicher Nebenwirkungen oder Toxizität nicht gegeben werden können. Die Behandlung mit Minoxidil bewirkt in fast allen Fällen eine befriedigende Blutdruckreduktion. Die Abnahme des mittleren Blutdrucks beträgt durchschnittlich 25%, ist unabhängig von der Höhe des Ausgangsblutdrucks, der Ätiologie der zugrunde liegenden Nierenerkrankung oder dem Ausmaß einer begleitenden Niereninsuffizienz. Bei Patienten mit schwerer Hypertonie und terminalem Nierenversagen kann in den meisten Fällen eine bilaterale Nephrektomie durch den erfolgreichen Einsatz von Minoxidil vermieden werden [5, 20, 22, 24].

Minoxidil hat einen günstigen Einfluß auf die Nierenfunktion und kann das Fortschreiten einer chronischen Niereninsuffizienz verzögern. Andererseits ist die Verschlechterung einer Niereninsuffizienz trotz ausreichender Blutdruckkontrollen beobachtet worden. Ekzessiv hohe Plasmanoradrenalinkonzentrationen sind bei diesen Patienten nachgewiesen worden. Die Gabe von Clonidin supprimiert die erhöhten Plasmanoradrenalinspiegel und führt zu einer weiteren Blutdrucksenkung. Ob Clonidin die weitere Progression der Niereninsuffizienz dieser Patienten günstig beeinflußt, ist nicht geklärt [13, 20, 21].

Wegen des langsamen Wirkungseintritts von oral verabreichtem Minoxidil ist die Substanz für hypertensive Notfälle, die eine sofortige Drucksenkung erforderlich machen, nicht geeignet. Allerdings kann Minoxidil in weniger dringenden Situationen eingesetzt werden, nachdem der Blutdruck durch intravenös verabreichbare Substanzen auf einem für die Sicherheit des Patienten vertretbaren Niveau stabilisiert wurde. Nach Beginn der blutdrucksenkenden Wirkung von Minoxidil können andere Antihypertensiva mit Ausnahme von Diuretika und β-Blockern abgesetzt werden [3, 14].

Insgesamt erlaubt die Wirksamkeit der Minoxidilbehandlung in der Regel eine Reduktion von Anzahl und Dosis der vorher verabreichten aber ungenügend wirksamen Antihypertensiva. Dadurch lassen sich eine Verminderung der Nebenwirkungen, eine Verbesserung der Compliance sowie eine Kostenreduktion erreichen [5, 14, 33].

Nebenwirkungen

Relevante unerwünschte Nebenwirkungen treten in einem hohen Prozentsatz während der Minoxidilbehandlung auf (Tabelle 5).
Eine ausgeprägte Hypertrichose führt insbesondere bei Frauen zum Absetzen des Medikaments. Die Zunahme der Körperbehaarung betrifft insbesondere die Supraorbital- und Temporalregion, die Ohrmuscheln, den Bereich des Kopfhaaransatzes sowie Schultern, Rücken und Oberarme. Das verstärkte Haarwachstum erreicht bei gleichbleibender Dosierung nach 4–8 Wochen ein Maximum und kann danach bei 20–30% der Patienten wieder abnehmen [5, 14, 19, 36].

Die ausgeprägte natriumretinierende Wirkung von Minoxidil bewirkt eine Zunahme des Körpergewichts. Der Anstieg des extrazellulären Flüssigkeitsvolumens kann zu Ödemen führen sowie eine Herzinsuffizienz auslösen oder verstärken. Durch eine Steigerung der Diuretikadosis und/oder Einsatz stark wirksamer Schleifendiuretika kann jedoch eine adäquate Natrium- und Wasserbilanz erreicht werden [5, 14, 33].

Über das Auftreten eines Perikardergusses während Minoxidilbehandlung ist gehäuft berichtet worden. In den meisten Fällen liegen jedoch präsidponierende Faktoren wie Urämie, Kollagenosen, Herzinsuffizienz oder Infektionen vor. Andererseits ist das Auftreten der Ergüsse häufig mit Perioden einer Gewichtszunahme sowie der Entwicklung von Ödemen während der Minoxidilgabe zeitlich assoziiert [18]. Meist ist der Perikarderguß hämodynamisch unbedeutend, dennoch ist in Einzelfällen die Durchführung einer Perikardiotomie erforderlich. Eine Besserung des Perikardergusses nach Gabe von Indometacin ist beschrieben worden [5].

Bei Patienten mit Koronarinsuffizienz wird insbesondere bei Einleitung einer Minoxidilbehandlung die Zunahme von pectanginösen Beschwerden beobachtet.

Tabelle 5. Nebenwirkungen von Minoxidil

Nebenwirkung	Häufigkeit [%]
Gewichtszunahme ohne Ödeme	100
Hypertrichose	60
Ödeme	14
Perikarderguß[a]	10
Herzinsuffizienz	6
Angina pectoris	6
Vorhofschädigung[b]	?
Pulmonale Hypertonie	?

[a] Ein kausaler Zusammenhang mit der Minoxidileinnahme ist nicht in allen Fällen gesichert
[b] Nur beim Hund bewiesen

Diese Nebenwirkung kann durch Hinzufügen oder Dosiserhöhung eines β-Rezeptorenblockers zufriedenstellend behandelt werden.

Eine pulmonale Hypertonie kann nach chronischer Gabe von Minoxidil auftreten [1, 2, 11, 29]. Der Druckanstieg im Lungenkreislauf wird auf eine Zunahme des Herzzeitvolumens oder eine Erhöhung des pulmonalen Gefäßwiderstands zurückgeführt [15, 29]. Allerdings ist in anderen Fällen auch eine gleichzeitige Abnahme von peripherem und pulmonalem Gefäßwiderstand während der Gabe von Minoxidil beschrieben worden [2]. In neueren Untersuchungen ist eine positive Korrelation zwischen systemischem und pulmonalem Gefäßwiderstand bei hypertensiven Patienten mitgeteilt worden, so daß eine pulmonale Hypertonie möglicherweise ein pathophysiologisches Korrelat der zugrunde liegenden arteriellen Hypertonie darstellt. Der kausale Zusammenhang zwischen einer Minoxidiltherapie und dem Vorliegen einer pulmonalen Hypertonie bedarf weiterer Klärung [2, 5, 29].

Ein potentiell sehr schwerwiegender Befund ist das Auftreten einer durch Minoxidil-induzierten Myokardnekrose mit nachfolgender Atrophie im Bereich des rechten Vorhofs. Diese Veränderungen konnten nur beim Hund nachgewiesen werden und sind bisher beim Menschen nicht beobachtet worden [7, 12].

Eine Behandlung mit Minoxidil in Kombination mit einem β-Blocker und einem Diuretikum führt bei den meisten Patienten mit zuvor schwerer therapierefraktärer Hypertension jedoch zu einer befriedigenden Blutdruckkontrolle ohne unerträgliche Nebenwirkungen. Bei 5–10% aller Patienten ist mit einem Abbrechen der Minoxidilbehandlung wegen nichtakzeptabler Nebenwirkungen zu rechnen.

Minoxidil sollte nur mit Vorsicht bei Patienten mit Herzinsuffizienz, Angina pectoris oder Perikarderguß eingesetzt werden.

Literatur

Minoxidil

1. Alpert MA, Bauer JH, Parker BM, Brooks CS, Freeman JA (1979) Pulmonary hemodynamics in systemic hypertension: long-term effect of minoxidil. Chest 76: 379
2. Atkins JM, Mitchell HC, Pettinger WA (1977) Increased pulmonary vascular resistance with systemic hypertension effect of minoxidil and other antihypertensive agents. Am J Cardiol 39: 802
3. Bauer JH, Alpert MA (1980) Rapid reduction of severe hypertension with minoxidil. J Cardiovasc Pharmacol [Suppl] 2: 189
4. Brunner HR, Jaeger P, Ferguson RK, Jequier E, Turini G, Gavras H (1978) Need for beta-blokkade in hypertension reduced with long-term minoxidil. Br Med J II: 385
5. Campese V, Stein D, DeQuattro V (1979) Treatment of severe hypertension with minoxidil: Avantages and limitations. J Clin Pharmacol 19: 231
6. Dormois JC, Young HL, Nies AS (1975) Minoxidil in severe hypertension: value when conventional drugs have failed. Am Heart J 90: 360
7. DuCharme DW, Freyburger WA, Graham BE, Carlson RG (1973) Pharmacologic properties of minoxidil: a new hypotensive agent. J Pharmacol Exp Ther 184: 662
8. Gilmore E, Weil J, Chidsey C (1970) Treatment of essential hypertension with a new vasodilator in combination with beta-adrenergic blockade. N Engl J Med 282: 571
9. Gottlieb TB, Thomas RC, Chidsey CA (1972) Pharmacokinetic studies of minoxidil. Clin Pharmacol Ther 13: 436
10. Grim CE, Luft FC, Grim CM, Klotman PE, Van Huysse JW, Weinberger WH (1979) Rapid blood pressure control with minoxidil: acute and chronic effects on blood pressure, sodium excretion and the renin-aldosterone system. Arch Intern Med 139: 529

11. Hall D, Froer KL, Rudolph W (1980) Serial electrocardiographic changes during long-term treatment of severe hypertension with minoxidil. J Cardiovasc Pharmacol [Suppl] 2: 200
12. Hermann BH, Balazs I, Young R, Earl FL, Krop S, Ferrans VJ (1979) Acute cardiomyopathy induced by the vasodilating antihypertensive agent minoxidil. Toxicol Appl Pharmacol 47: 493
13. Kern T, DeQuattro V, Bornheimer J, DeQuattro E, Kolloch R (1980) Long-term effects of minoxidil therapy on renal function of patients with refractory hypertension: significance of albuminuria. J Cardiovasc Pharmacol [Suppl 2] 2: 156
14. Keusch G, Weidmann P, Campese V et al. (1978) Minoxidil therapy in refractory hypertension analysis of 155 patients. Nephron 21: 1
15. Klotman PE, Grim CE, Weinberg MH, Hudson WE (1977) The effects of minoxidil on pulmonary and systemic hemodynamics in hypertensive man. Circulation 55: 394
16. Limas CJ, Freis ED (1973) Minoxidil in severe hypertension with renal failure. Am J Cardiol 31: 355
17. Lowenthal DT, Affrime MB (1980) Pharmacology and pharmacokinetics of minoxidil. J Cardiovasc Pharmacol [Suppl] 2: 93
18. Martin WB, Spodick DH, Zins GR (1980) Pericardial disorders occurring during open-label study of 1869 severely hypertensive patients treated with minoxidil. J Cardiovasc Pharmacol [Suppl] 2: 217
19. Mitchell HC, Pettinger WA (1978) Long-term treatment of refractory hypertensive patients with monoxidil. JAMA 239: 2131
20. Mitchell HC, Pettinger WA (1980) Renal function in long term minoxidiltreated patients. J Cardiovasc Pharmacol [Suppl] 2: 163
21. Mitchell HC, Pettinger WA (1980) The hypernoradrenergic state in vasodilator drug-treated hypertensive patients: effect of clonidine. J Cardiovasc Pharmacol 2: 1
22. Mutterperl RE, Diamond FB, Lowenthal DT (1976) Long-term effects of minoxidil in the treatment of malignant hypertension in chronic renal failure. J Clin Pharmacol 16: 498
23. O'Malley K, Velasco M, Wells J, McNay JL (1975) Control plasma renin activity and changes in sympathetic tone as determinants of minoxidilinduced increase in plasma renin activity. J Clin Invest 55: 230
24. Pettinger WA, Mitchell HC (1971) Minoxidil – an alternative to nephrectomy for refractory hypertension. N Engl J Med 289: 167
25. Pettinger WA, Mitchell HC (1975) Renin release, saralasin and the vasodilator-beta-blocker drug interaction in man. N Engl J Med 292: 1214
26. Pluss RG, Orcutt J, Chidsey CA (1972) Tissue distribution and hypotensive effects of minoxidil in normotensive rats. J Lab Clin Med 79: 47
27. Sannerstedt R, Brorson L, Berglund G, Werkô L (1975) Minoxidil – haemodynamic and clinical experiences with a new peripheral vasodilator. Acta Med Scand 197: 409
28. Sinaiko AR, O'Dea RF, Mirkin BL (1980) Clinical response of hypertensive children to long-term minoxidil therapy. J Cardiovasc Pharmacol [Suppl] 2: 181
29. Tarazi RC, Magrini F, Dustan HP, Bravo EL, Garvey J (1975) Pulmonary hypertension with diazoxide and minoxidil. Am J Cardiol 35: 172
30. Thomas RC, Hsi RSP, Harpootlian H, Judy RW (1975) Metabolism of minoxidil, a new hypotensive agent. I. Absorption, distribution and excretion following administration to rats, dogs and monkeys. J Pharm Sci 64: 1360
31. Velasco M, O'Malley K, Robic NW, Wells J, Israili ZH, McNay JL (1974) Differential effects of propranolol on heart rate and plasma renin activity in patients treated with minoxidil. Clin Pharmacol Ther 16: 1031
32. Watkins J, Dargie HJ, Bune A, Dollery CT (1979) Reduction of betablocking drugs in hypertensive patients treated with minoxidil. Br Med J I: 1400
33. Weidmann P, Keusch G (1977) Behandlung des therapieresistenten Hochdrucks. Schweiz Med Wochenschr 107: 1081
34. Wilburn RL, Blaufuss A, Bennett CM (1975) Long-term treatment of severe hypertension with minoxidil, propranolol and furosemide. Circulation 52: 706
35. Zacest R, Gilmore E, Koch-Weser J (1972) Treatment of essential hypertension with combined vasodilation and beta-adrenergic blockade. N Engl J Med 286: 617

36. Zacest R, Frewin DB, Robinson MA, Wilson LL, Lawrence JR, Clarkson AR, Jackson B (1976) Clinical and haemodynamic effects of minoxidil in refractory hypertension. Drugs [Suppl 1] 11: 177

Diazoxid

Diazoxid ist ein Benzothiadiazinderivat ohne natriuretische und diuretische Eigenschaften. Der potente, rasch wirksame periphere Vasodilatator mit direktem Angriffspunkt an der glatten Gefäßmuskulatur wird v.a. für die intravenöse Therapie hypertensiver Notfälle verwendet [5, 7, 12, 13, 14, 17].

Klinische Pharmakologie

Wirkungsmechanismen (Tabelle 6)

Diazoxid entfaltet seine blutdrucksenkende Wirkung über eine Abnahme des Gefäßwiderstands durch direkte Relaxation der glatten Gefäßmuskulatur. Die Wirkung auf den peripheren arteriolären Tonus wird möglicherweise durch Interaktionen mit Kalziumionen auf Rezeptorebene vermittelt [14, 25]. Diazoxid verhindert auf unspezifische Weise den Blutdruckanstieg nach Noradrenalin-, Angiotensin II- und Serotonininfusionen und vermindert den Widerstand im femoralen, renalen und koronaren Gefäßbett [14, 25, 34]. Diazoxid hat nur einen geringen Einfluß auf venöse Kapazitätsgefäße und keine direkte Wirkung auf die Herzfunktion. Als Folge der Diazoxid-induzierten arteriellen Blutdrucksenkung kommt es über eine Aktivierung von Barorezeptormechanismen zu einem reflektorischen Anstieg der Herzfrequenz, der linksventrikulären Ejektionsgeschwindigkeit, des Schlagvolumens und des Herzzeitvolumens [3, 16, 22, 28, 34, 37]. Diese sympathische Gegenregulation kann die blutdrucksenkende Wirkung von Diazoxid erheblich abschwächen. Das Ausmaß der Sympathikusstimulation ist im Einzelfall großen Schwankungen unterworfen. In allen Fällen überwiegt jedoch die Abnahme des totalen peripheren Widerstands, so daß der arterielle Mitteldruck in einer Größenordnung von 80–100 mmHg (10,6–13,3 kPa) abfallen kann. Der den Blutdruckabfall begleitende Anstieg der Herzfrequenz und des Herzzeitvolumens kann wie bei anderen Vasodi-

Tabelle 6. Akute hämodynamische und renale Wirkungen von Diazoxid

Parameter	Änderung	
Peripherer Widerstand	↓ ↓	
Arterieller Druck	↓ ↓	
Herzfrequenz	↑	
Schlagvolumen	↑	
Herzzeitvolumen	↑	
Glomeruläre Filtrationsrate	↓	(↔)
Renaler Blutfluß	↓	(↔)
Natrium- und Wasserausscheidung	↓ ↓	

latatoren die Herzarbeit und den myokardialen Sauerstoffverbrauch steigern und bei Patienten mit eingeschränkter koronarer und myokardialer Reserve zu einer Angina pectoris oder zu einer Myokardinsuffizienz führen. Klinisch ist dieser Mechanismus jedoch von untergeordneter Bedeutung, da die Abnahme der Nachlast des Herzens infolge der Senkung des peripheren Gefäßwiderstands die reflektorische Zunahme der Herzarbeit überwiegt. Aufgrund der Zunahme des Herzzeitvolumens bleiben der zerebrale sowie der koronare Blutfluß nach Diazoxidgabe erhalten. Ein orthostatischer Blutdruckabfall nach Diazoxidverabreichung ist selten, kann jedoch nach vorausgegangener aggressiver diuretischer Therapie auftreten [10, 22, 28, 37].

Diazoxid hat eine direkt am Tubulus angreifende antinatriuretische Wirkung und führt daher in stärkerem Ausmaß als andere Vasodilatatoren zu einer Retention von Natrium und Wasser mit nachfolgender Expansion des Plasma- und extrazellulären Flüssigkeitsvolumens mit Ödembildung und Abnahme der antihypertensiven Wirksamkeit [1, 2, 8, 9, 33, 35]. Der renale Plasmafluß und die glomeruläre Filtrationsrate können nach akuter Gabe von Diazoxid zunächst abfallen, bleiben danach jedoch unverändert oder steigen sogar an [9, 12, 14, 24, 33].

Die hämodynamischen und renalen Effekte von Diazoxid sind in Tabelle 6 zusammengefaßt.

Neben seinen hämodynamischen Effekten hat Diazoxid eine hyperglykämische Wirkung, die bei Patienten mit diabetischer Prädisposition besonders ausgeprägt ist. Die Hyperglykämie resultiert z. T. aus einer gleichzeitigen Hemmung der Insulinsekretion sowie einer Stimulation der Katecholaminfreisetzung [4, 36].

Pharmakokinetik

Nach intravenöser Gabe erreicht Diazoxid innerhalb weniger Sekunden die höchsten Plasmaspiegel und hat danach eine sehr lange Halbwertszeit von 20–30 h. Dieser Befund erklärt sich aus der Tatsache, daß die Substanz zu 90% im Serum an Albumin gebunden ist und somit vor der glomerulären Filtration geschützt ist [21, 32]. Die Eiweißbindung von Diazoxid nimmt bei urämischen Patienten ab [23]. Es konnte gezeigt werden, daß die Serumhalbwertszeit von Diazoxid bei Patienten mit chronischer Niereninsuffizienz umgekehrt zur Kreatininclearance korreliert ist [29]. Diazoxid kann durch Peritoneal- oder Hämodialyse eliminiert werden. Die Dialysierbarkeit ist jedoch wegen der starken Eiweißbindung insgesamt niedrig [14].

Die Serumhalbwertszeit von Diazoxid ist in der Regel 3mal länger als seine blutdrucksenkende Wirkung. Auch bei normaler Nierenfunktion kommt es bei 4–12stündiger Anwendung der Substanz zu einer Akkumulation. Dabei besteht nach Ablauf der Verteilungsphase keine Korrelation zwischen der Gesamtkonzentration von Diazoxid im Serum und der blutdrucksenkenden Wirkung, da die letztere von der initialen Konzentration der nichtgebundenen Substanz in den Widerstandsgefäßen abhängt [29, 30, 31, 32].

Die Metabolisierung von Diazoxid erfolgt in der Leber zu hämodynamisch inaktiven Hydroxylmethyl- und Carboxymethylderivaten. Quantitativ bedeutsamer ist die renale Exkretion der unveränderten Substanz [26]. Die hepatische Biotransformation von Diazoxid kann bei Patienten mit Lebererkrankungen eingeschränkt sein. Eine Interaktion von Diazoxid mit anderen Medikamenten ist nicht bekannt. Allerdings konnte kürzlich gezeigt werden, daß Diazoxid die Serumspiegel von Phenytoin beim Menschen erniedrigen kann [14, 26, 27].

Therapeutische Anwendung

Nach intravenöser Bolusinjektion führt Diazoxid bei Hypertonikern innerhalb von 1 min zu einer Senkung des arteriellen Blutdrucks. 3–5 min nach der Injektion ist wegen der hohen Eiweißbindung mit einem weiteren Absinken des Drucks nicht mehr zu rechnen [21, 29, 30, 37]. Hypertensive Notfälle stellen die Hauptindikation für den Einsatz von Diazoxid dar. Mit Erfolg ist Diazoxid auch bei Patienten mit akzelerierter (maligner) Hypertonie mit eingeschränkter Nierenfunktion und bei Patienten, die auf eine antihypertensive Standardtherapie nicht ansprechen, eingesetzt worden [6, 11, 13, 17, 20].

Dosierung

Diazoxid (Hypertonalum) steht für die intravenöse Gabe in 20 ml-Ampullen zu 300 mg zur Verfügung. Die empfohlene intravenöse Gabe von Diazoxid beträgt 150–300 mg oder 2,5–5 mg/kg Körpergewicht. Bei Patienten mit Koronarinsuffizienz und zerebralen Durchblutungsstörungen ist eine rasche exzessive Blutdrucksenkung unerwünscht. Insbesondere bei mit Sympathikolytika und β-Blockern vorbehandelten Patienten kann eine bedrohliche Hypotension nach Bolusinjektion von 150–300 mg Diazoxid auftreten. Durch die fraktionierte Gabe von 60 mg (4 ml) Diazoxid in Abständen von 2–3 min ist eine schonende Titration des Blutdrucks möglich. Sowohl die Intensität als auch die Dauer der blutdrucksenkenden Wirkung nimmt mit der intravenösen Injektionsgeschwindigkeit zu [21]. Um die volle Wirksamkeit zu erreichen, sollte jede Dosis innerhalb von 10–30 s im Bolus injiziert werden [14, 30]. Die Bedeutsamkeit der raschen intravenösen Injektion ergibt sich aus der hohen Eiweißbindung therapeutischer Diazoxidkonzentrationen. Nach rascher Injektion gelangt eine wesentlich höhere Konzentration von freiem und aktivem Diazoxid an die für die arterioläre Vasodilatation verantwortlichen Rezeptoren. Bei langsamer Injektion kommt es zu einer überwiegenden Bindung an die zirkulierenden Albuminmoleküle. Als Ergebnis reflektorischer kardiovaskulärer Stimulation wird der hypotensive Effekt innerhalb der nächsten 10–20 min nach Injektion zu einem geringen Teil aufgehoben, danach kommt es zu einem langsamen Wiederanstieg des Blutdrucks, wobei die Ausgangswerte nach 3–15 h erreicht werden [14, 20]. Bei unzureichender Blutdrucksenkung kann eine 2. oder 3. Dosis von Diazoxid im Abstand von 20–30 min injiziert werden. Die wiederholte Gabe kann bis zum Wirkungseintritt oral verabreichter Antihypertensiva fortgesetzt werden. Das nachfolgende orale Therapiekonzept ist von dem individuellen Ansprechen des Patienten abhängig. Eine orale antihypertensive Therapie sollte frühzeitig eingeleitet werden, um die Phase der wiederholten Diazoxidinjektionen abzukürzen.

Da die Diazoxidlösung alkalisch ist (pH = 11,6) können bei paravenöser Injektion lokal starke Schmerzen und Gewebsnekrosen auftreten. Diazoxid sollte daher nur über eine bereits liegende Kanüle intravenös injiziert werden.

Die typische Reaktion nach Diazoxidgabe ist ein starker sofortiger Blutdruckabfall. Mit einem 300 mg-Bolus sinkt der arterielle Mitteldruck im Mittel um 30%. Systolische Druckwerte < 100 und diastolische Werte < 60 mmHg (8 kPa) sind in 4–7% der behandelten Patienten beobachtet worden. Akute zerebrale und myokardiale Ischämien können nach Diazoxidinjektionen auftreten. Eine gefahrlosere Anwendung von Diazoxid stellt daher die Applikation über eine langsame Infusion in einem Zeitraum von 10–30 min oder eine fraktionierte Gabe von kleineren Diazoxiddosen dar. Durch dieses Vorgehen kann eine höhere Gesamtdosis erforderlich werden, der gewünschte antihypertensive Effekt wird jedoch mit einem geringeren Risiko für den Patienten erreicht.

Jede Diazoxidinjektion sollte am liegenden Patienten durchgeführt werden mit anschließender 20- bis 30minütiger Kontrolle von Puls und Blutdruck. Danach ist eine kontinuierliche Überwachung nicht mehr erforderlich, da der maximale blutdrucksenkende Effekt eingetreten ist und das Ansteigen des Blutdrucks auf die Ausgangswerte nur allmählich eintritt.

Kombinationstherapie

Die blutdrucksenkende Wirkung von Diazoxid wird durch die gleichzeitige Gabe von *β*-Blocker oder Sympathikolytika wesentlich verstärkt, da diese Substanzen die reflektorische Aktivierung des sympathischen Nervensystems mit Anstieg des Herzzeitvolumens antagonisieren. Daher muß Diazoxid bei derartig vorbehandelten Patienten in einer niedrigen Dosierung und mit besonderer Vorsicht eingesetzt werden, um einen möglicherweise auftretenden exzessiven Blutdruckabfall zu verhindern [11, 12, 14, 19].

Eine obligatorische Begleittherapie bei der Gabe von Diazoxid ist der Einsatz von Diuretika, um die ausgeprägte Natrium-/Wasserretention nach Diazoxid und eine somit eintretende Abschwächung der antihypertensiven Wirkung zu verhindern. Bei den meisten Patienten, und besonders bei eingeschränkter Nierenfunktion oder Herzinsuffizienz ist die Gabe der hochwirksamen Schleifendiuretika wie Furosemid oder Etacrynsäure den weniger natriuretisch wirkenden Thiaziden vorzuziehen. Bei wiederholter Diazoxidgabe sollte Furosemid jeweils 30–60 min vor erneuter Injektion intravenös verabreicht werden. Auf diese Weise kann eine Expansion des Plasma- und extrazellulären Flüssigkeitsvolumens und eine Toleranzentwicklung gegenüber der blutdrucksenkenden Wirkung von Diazoxid verhindert werden. Die hämodynamischen und renalen Wirkungen bei kombinierter Anwendung von Diazoxid und Furosemid sind in Tabelle 7 dargestellt [9, 14].

Tabelle 7. Hämodynamische und renale Wirkungen von Diazoxid und Furosemid bei alleiniger und bei kombinierter Anwendung

	Diazoxid	Furosemid	Diazoxid und Furosemid
Arterieller Mitteldruck	↓↓	↓	↓↓↓
Herzzeitvolumen	↑↑	↑↓	↑↑
Natriumbilanz	(+)(+)	(−)(−)	(−)
Urinvolumen	↓↓	↑↑	↑

Tabelle 8. Differentialtherapeutische Richtlinien für den Gebrauch von Diazoxid

Indikation	Kontraindikation	Keine Wirkung bei
Akzelerierte (maligne) Hypertonie	Intrazerebrale Blutung Disseziiertes Aortenaneurysma	Phäochromozytom
Hypertensive Enzephalopathie	Akuter Myokardinfarkt	
Eklampsie	Koarktation	
Therapierefraktäre Hypertonie	AV-Fisteln Hypertonie mit akutem Lungenödem	

Differentialtherapeutische Gesichtspunkte (Tabelle 8)

Diazoxid ist eine hochwirksame Substanz für die notfallmäßige Behandlung einer akzelerierten Hypertonie und bei Patienten mit hypertensiver Enzephalopathie. Folgende Vorteile sprechen für die Anwendung von Diazoxid:

1. Rascher Wirkungsbeginn.
2. Wirksamkeit bei einmaliger oder zweimaliger Gabe ohne Notwendigkeit einer kontinuierlichen Infusion oder Titration.
3. In der Regel kein Auftreten einer exzessiven Hypotonie.
4. Das Fehlen einer sedierenden Wirkung ermöglicht die fortgesetzte Beurteilung des Bewußtseinszustandes der Patienten.
5. Bei ausreichender Diuretikabehandlung ist eine Resistenz gegenüber Diazoxid selten.

Diazoxid ist unabhängig von der zugrunde liegenden Ursache der Blutdrucksteigerung in 80–100% aller Patienten wirksam [5, 7, 13, 14].
Im Vergleich zu Nitroprussidnatrium ist mit Diazoxid eine kontinuierliche Überwachung des Patienten nicht erforderlich, ein möglicher Nachteil besteht jedoch darin, daß kurzfristige Korrekturen der blutdrucksenkenden Wirkung nicht möglich sind. Ein weiterer Unterschied zum Nitroprussidnatrium besteht darin, daß das Herzzeitvolumen unter Diazoxid zunimmt. Diese Wirkung ist bei den meisten Patienten erwünscht, um eine gute Gewebsperfussion bei erfolgter Blutdrucksenkung zu erhalten. Die Zunahme des Schlagvolumens und der linksventrikulären Ejektionsgeschwindigkeit führen zu einer vermehrten Dehnung der Aortenwand. Diazoxid ist daher bei Patienten mit disseziierendem Aortenaneurysma kontraindiziert. Bei intrazerebralen Blutungen sollte Diazoxid wegen der Aufrechterhaltung oder Steigerung des zerebralen Blutflusses ebenfalls nicht eingesetzt werden [5, 13, 14].

Besonders wirksam ist Diazoxid bei Präeklampsie und Eklampsie. Es konnte gezeigt werden, daß Diazoxid den mütterlichen renalen Blutfluß und die plazentare Perfusion günstig beeinflußt. Der uterusrelaxierende Effekt von Diazoxid kann die Wehentätigkeit hemmen, wobei die Uteruskontraktionen durch Ozytocin in der Regel wiederhergestellt wird [11, 18].

Eine medikamentenbezogene Zunahme der perinatalen Morbidität wurde dabei nicht beobachtet [14, 18].

Eine durch Diazoxid über mehrere Tage aufrechterhaltene Blutdruckkontrolle kann bei zuvor therapierefraktären Hypertonikern zu einer Wiederherstellung der

Ansprechbarkeit auf konventionelle und oral einsetzbare Antihypertensiva führen. Eine Restitution vaskulärer Läsionen mit nachfolgender Verbesserung der Nierenfunktion wird als möglicher Mechanismus angesehen [14].

Die durch ein Phäochromozytom ausgelösten hypertensiven Krisen sollten nicht mit Diazoxid behandelt werden, da sie besser auf spezifisch wirkende α-Rezeptorenblocker wie Phentolamin, Prazosin oder Labetalol ansprechen [14].

Nebenwirkungen

Lebensbedrohliche Reaktionen nach Diazoxid
Schwere Hypotonie und Schock[a]
Myokardinfarkt[b]
Apoplex[b]
Herzinsuffizienz[c]
Lungenödem[c]
Entgleisung des Kohlehydratstoffwechsels[d]

[a] Besonders bei Vorbehandlung mit β-Blockern und/oder Sympathikolytika
[b] Bei älteren und vorgeschädigten Patienten
[c] Bei prädisponierten Patienten, die nach Diazoxid nicht ausreichend diuretisch behandelt wurden
[d] Bei Patienten mit Diabetes und/oder Urämie

Nebenwirkungen von Diazoxid
Natrium-/Wasserretention
Ödeme
Angina pectoris
Palpitationen
Rhythmusstörungen
Orthostatische Hypotonie und Schwindel
Kopfschmerzen
Hyperurikämie
Hyperglykämie
Übelkeit, Erbrechen

Bei gleichzeitiger Anwendung von β-Blockern und/oder Sympathikolytika kann die antihypertensive Wirksamkeit von Diazoxid erheblich potenziert werden. Mit dem Auftreten einer schweren Hypotonie sollte gerechnet und die entsprechenden Vorsichtsmaßnahmen getroffen werden.

Die Kombination von Diuretika und Diazoxid kann verstärkt zu einer Hyperglykämie, einer Hyperurikämie und zu einem Anstieg der freien Fettsäuren führen [4, 14].

Wegen seiner hohen Eiweißbindung kann Diazoxid Antikoagulantien vom Kumarintyp aus ihrer Eiweißbindung verdrängen und dadurch ihre pharmakologische Wirksamkeit steigern. Daher ist eine Dosisreduktion von Kumarin bei Beginn einer Diazoxidtherapie in Betracht zu ziehen [15].

Eine Natrium- und Wasserretention mit nachfolgender Herzinsuffizienz können nach wiederholten Injektionen besonders bei urämischen Patienten auftreten.

Eine befriedigende Kontrolle der Natrium-Wasser-Bilanz kann durch Furosemidbehandlung erreicht werden. In vereinzelten Fällen kann Diazoxid eine Angina pectoris, einen Myokardinfarkt oder eine zerebrale Ischämie bei vorgeschädigten Patienten mit hypertensiver Krise auslösen. Daher sollte die Injektion von Diazoxid nur am liegenden Patienten vorgenommen werden und eine strenge Überwachung 15–30 min nach Injektion erfolgen. Ventrikuläre und supraventrikuläre Rhythmusstörungen, Palpitationen, pectanginöse Beschwerden, Kopfschmerzen und Wärmegefühl können in Einzelfällen auftreten, lassen sich aber durch niedrige Dosen eines β-Blockers beherrschen. Überempfindlichkeitsreaktionen wie Hautausschlag, Fieber, Leukopenie und Thrombozytopenie können nach Diazoxid ähnlich wie nach Thiaziddiuretika auftreten, sind bei der meist kurzen Anwendungsdauer von Diazoxid jedoch selten [7, 10, 14].

Literatur

Diazoxid

1. Baer L, Goodwin FJ, Laragh JH (1969) Diazoxide-induced renin release in man: dissocation from plasma and extracellular fluid volume changes. J Clin Endocrinol Metab 29: 1107
2. Bartorelli C, Gargano N, Leonetti G et al. (1963) Hypotensive and renal effects of diazoxide, a sodium-retaining benzothiadiazine compound. Circulation 27: 895
3. Bhatia SK, Frohlich ED (1973) Hemodynamic comparison of agents useful in hypertensive emergencies. Am Heart J 85: 367
4. Charles MA, Danforth E Jr (1971) Nonketoacidotic hyperglycemia and coma during intravenous diazoxide therapy in uremia. Diabetes 20: 501
5. Finnerty FA (1972) Hypertensive encephalopathy. Am J Med 52: 672
6. Finnerty FA Jr, Kakaviatos N, Tuckman J et al. (1963) Clinical evaluation of diazoxide: a new treatment for acute hypertension. Circulation 28: 203
7. Hamby WM, Jankowski GJ, Pouget JM et al. (1968) Intravenous use of diazoxide in the treatment of severe hypertension. Circulation 37: 169
8. Hutcheon DE, Barthalmus KS (1962) Antihypertensive action of diazoxide: a new benzothiadiazine with antidiuretic properties. Br Med J II: 159
9. Johnson BF (1971) Diazoxide and renal function in man. Clin Pharmacol Ther 12: 815
10. Kanada SA, Kanada DJ, Hutchinson RA, Wu D (1976) Angina-like syndrome with diazoxide therapy for hypertensive crisis. Ann Intern Med 84/6: 696
11. Koch-Weser J (1973) Vasodilatation for vasospastic hypertension. N Engl J Med 189: 213
12. Koch-Weser J (1974) Vasodilator drugs in the treatment of hypertension. Arch Intern Med 133: 1017
13. Koch-Weser J (1974) Hypertensive emergencies. N Engl J Med 290: 211
14. Koch-Weser J (1976) Drug therapy: Diazoxide. N Engl J Med 294: 1271
15. Koch-Weser J, Sellers EM (1971) Drug interactions with coumarin anticoagulants. N Engl J Med 185: 487
16. Küchel O, Fishman LM, Liddle GW et al. (1967) Effect of diazoxide on plasma renin activity in hypertensive patients. Ann Intern Med 57: 791
17. Lockwood CH, Nicholis DM, Troop VL et al. (1963) Diazoxide therapy in hypertension. Am J Med Sci 246: 312
18. Michael CA (1972) Diazoxide in acute obstetrical emergencies. Aust NZ J Obstet Gynaecol 12: 48
19. Miller WE, Gifford RW Jr, Humphrey DC et al. (1969) Management of severe hypertension with intravenous injections of diazoxide. Am J Cardiol 24: 870
20. Moser M (1974) Diazoxide – an effective vasodilator in accelerated hypertension. Am Heart J 87/6: 791
21. Mroczek WJ, Leibel BA, Davidov M et al. (1971) The importance of the rapid administration of diazoxide in accelerated hypertension. N Engl J Med 285: 603

22. Nayler WG, McInnes I, Swann JB et al. (1968) Some effects of the hypotensive drug diazoxide on the cardiovascular system. Am Heart J 75: 223
23. O'Malley K, Velasco M, Pruitt A et al. (1975) Decreased plasma protein binding of diazoxide in uremia. Clin Pharmacol Ther 18: 53
24. Pohl JEF, Thurston H (1971) Use of diazoxide in hypertension with renal failure. Br Med J IV: 142
25. Powell WJ Jr, Green RM, Whiting RB et al. (1971) Action of diazoxide on skeletal muscle vascular resistance. Circ Res 28: 167
26. Pruitt AW, Faraj BA, Dayton PG (1974) Metabolism of diazoxide in man and experimental animals. J Pharmacol Exp Ther 188: 248
27. Rubin AA, Roth FE, Tylor RM et al. (1962) Pharmacology of diazoxide, an antihypertensive, nondiuretic benzothiadiazine. J Pharmacol Exp Ther 136: 344
28. Rubin AA, Zitowitz L, Hausler I (1963) Acute circulatory effects of diazoxide and sodium nitrite. J Pharmacol Exp Ther 140: 46
29. Sellers EM, Koch-Weser J (1969) Protein binding and vascular activity of diazoxide. N Engl J Med 281: 1141
30. Sellers EM, Koch-Weser J (1973) Influence of intravenous injection rate on protein binding and vascular activity of diazoxide. Ann NY Acad Sci 226: 319
31. Sellers EM, Koch-Weser J (1974) Binding of diazoxide and other benzothiadiazines to human albumin. Biochem Pharmacol 23: 553
32. Symchowicz S, Winston L, Black J et al. (1967) Diazoxide blood levels in man. J Pharm Sci 56: 912
33. Taylor RM, Rubin AA (1964) Studies on the renal pharmacology of diazoxide, an antidiuretic benzothiadiazine. J Pharmacol Exp Ther 144: 284
34. Thirwell MP, Zsotér TT (1972) The effect of diazoxide on the veins. Am Heart J 83: 512
35. Thomson AE, Nickerson M, Gaskell P et al. (1962) Clinical observations on an antihypertensive chlorothiazide analogue devoid of diuretic activity. Can Med Assoc J 87: 1306
36. Updike SJ, Harrington AR (1969) Acute diabetic ketoacidosis: a complication of intravenous diazoxide treatment for refractory hypertension. N Engl J Med 280: 768
37. Wilson WR, Okun R (1963) The acute hemodynamic effects of diazoxide in man. Circulation 28: 89

Nitroprussidnatrium

Nitroprussidnatrium (Nitroferrizyanidnatrium) ist ein hochwirksamer Vasodilatator, dessen hypotensive Wirkung seit über 4 Jahrzehnten bekannt ist und der nahezu ausschließlich bei hypertensiven Notfällen eingesetzt wird [2, 10, 13, 19, 20, 26].

Klinische Pharmakologie

Wirkungsmechanismen

Nitroprussidnatrium ist ein starkes und rasch wirkendes, intravenös zu verabreichendes Antihypertensivum mit direktem Angriffspunkt an der glatten Gefäßmuskulatur [7, 12, 16, 25]. Sein zellulärer Wirkungsmechanismus ist unklar. Die relaxierende Wirkung wird z. T. auf eine Membranhyperpolarisation zurückgeführt, die mit Abnahme der Membranpermeabilität für Chlorid verbunden ist. Inwieweit zyklisches GMP bei der Vermittlung der relaxierenden Wirkung von Bedeutung ist, ist ebenfalls nicht geklärt. Hinweise für eine Wirkung auf das zentrale oder periphere adrenerge Nervensystem fehlen [3, 12].

Die Substanz entfaltet ihre Wirkung am arteriellen und venösen Schenkel des Gefäßsystems. Es kommt zu einer Abnahme des arteriellen Blutdrucks über eine Verminderung des peripheren Gefäßwiderstands [1, 12, 18, 21]. Über die Erweiterung arterieller Widerstandsgefäße und venöser Kapazitätsgefäße kommt es zu einer Abnahme von Vor- und Nachlast des Herzens, wobei das Herzzeitvolumen in Abhängigkeit von der myokardialen Funktion vor Nitroprussidgabe verändert wird. Dieser Wirkungsmechanismus erklärt die günstigen Effekte von Nitroprussid bei der Linksherzinsuffizienz [1, 4, 5, 9, 11, 12, 13, 23, 24].

Pharmakokinetik

Nach intravenöser Applikation zerfällt Nitroprussid rasch in seine Bestandteile. Seine blutdrucksenkende Wirkung hält infolgedessen nur wenige Minuten an. Die im Blut freiwerdenden Zyanidionen werden überwiegend in der Leber durch das Enzym Rhodanase in Thiozyanat-(Rhodanid-)Ionen umgewandelt. Thiozyanat wird nahezu ausschließlich über die Niere ausgeschieden und hat bei normaler Nierenfunktion eine mittlere Halbwertszeit von ca. 1 Woche, wobei die individuellen Halbwertszeiten von ca. 2–20 Tagen streuen. Bei Niereninsuffizienz werden wesentlich längere Halbwertszeiten gefunden und es kann zu Intoxikation mit Thiozyanat kommen [14, 19]. Toxische Symptome beginnen bei Plasmaspiegeln von 5–10 mg/100 ml. Die Thiozyanatplasmaspiegel können durch Peritonealdialyse rasch gesenkt werden [6, 14, 15, 16, 19, 25].

Therapeutische Anwendung

Richtlinien für die Behandlung mit Nitroprussidnatrium
Langsame Steigerung der Infusionsgeschwindigkeit (30–70 μg/min bis 300 μg/min.) Kontinuierliche Blutdruckkontrolle Vermeidung von Extravasation Herstellung einer frischen, gegen Licht geschützten Lösung (bis zu 4 h verwendbar) *Cave:* Thiozyanattoxizität bei längerer Anwendung hoher Dosen (toxische Konzentration 100 μg/ml) Kein abruptes Absetzen

Nitroprussid erfüllt in idealer Weise die Anforderungen, die an ein Medikament zur Behandlung hypertensiver Notfälle gestellt werden [10, 17, 19]:

- rascher Wirkungsbeginn,
- spezifische Wirkung auf Widerstandsgefäße ohne Einfluß auf andere glatte Muskulatur,
- Wirkung gut steuerbar,
- keine sedierenden Effekte,
- keine Toleranzentwicklung bei 100%iger Wirksamkeit,
- geringe Toxizität bei korrekter Anwendung.

Dosierung

Nitroprussidnatrium steht als 50 bzw. 60 mg-Trockensubstanz in Ampullen zur Verfügung (Nipride, Nipruss). Die Stammlösung darf nicht direkt injiziert, sondern nur als intravenöse Tropfinfusion in 5%iger Glukoselösung angewandt werden. Der Blutdruck fällt innerhalb von Sekunden nach Infusionsbeginn ab. Die blutdrucksenkende Wirkung hält nur kurz an und nach Unterbrechung der Infusion kommt es in weniger als 10 min zu einem raschen Wiederanstieg des Blutdrucks [12, 19].

Da Nitroprussid sehr lichtempfindlich ist, müssen Infusionsflasche und Leitungen mit Aluminiumfolie umwickelt werden. Sowohl die Stamm- als auch die Infusionslösungen müssen jeweils frisch zubereitet werden. Lösungen, die älter als 4 h sind, sollten verworfen werden. Die Infusion über einen venösen Katheter mit Kontrolle der Infusionsgeschwindigkeit durch einen Tropfenzähler oder besser durch eine Infusionspumpe ist empfehlenswert. Die erforderliche Dosis liegt zwischen 0,5 und 1,5 µg/kg KG/min [19]. Da die antihypertensive Wirksamkeit im Einzelfall sehr unterschiedlich sein kann, ist die Gabe einer niedrigen Initialdosis von 20 µg/min mit einer nachfolgenden Dosissteigerung bis zum gewünschten Effekt erforderlich. Während der Infusion muß eine ständige Überwachung des Patienten gewährleistet sein.

Kombinationstherapie

Die blutdrucksenkende Wirkung von Nitroprussid wird durch gleichzeitige Gabe von Diuretika verstärkt. Eine additive Wirkung mit anderen Antihypertensiva ist zu erwarten. Wenn möglich, sollten oral verabreichbare Antihypertensiva simultan mit der intravenösen Nitroprussidinfusion begonnen werden, um die Dauer der intravenösen Behandlung zu verkürzen.

Ein plötzlicher starker Blutdruckabfall mit Myokardinfarkt ist nach gleichzeitiger Therapie von Nitroprussid mit Clonidin bzw. mit α-Methyldopa beschrieben worden [6, 19].

Differentialtherapeutische Gesichtspunkte

Nitroprussid führt in nahezu allen Fällen zu einer effektiven Blutdrucksenkung und ist daher das ideale Antihypertensivum bei Patienten, die auf andere Medikamente nicht ausreichend ansprechen und bei denen eine rasche Blutdrucksenkung erforderlich ist. Die Notwendigkeit einer fein abgestimmten Titration der Substanz mit der sich daraus ergebenden Notwendigkeit einer fortlaufenden Überwachung des Patienten erschwert allerdings den praktischen Einsatz von Nitroprussidnatrium [12, 17, 19, 26].

Bewährt hat sich dieser Vasodilatator bei hypertensiven Notfällen, die durch hypertensive Enzephalopathie, Linksherzinsuffizienz und/oder Myokardinfarkt oder durch ein disseziierendes Aortenaneurysma kompliziert sind. Ein günstiger Einfluß konnte auch bei gleichzeitig bestehendem Lungenödem nachgewiesen werden [5, 9, 11, 13, 20].

Eine weitere Indikation ist die kontrollierte Blutdrucksenkung in der Anästhesie [8, 22, 24].

Nebenwirkungen

Wegen des raschen Wirkungseintritts kann bei fälschlich hoher Infusionsgeschwindigkeit und/oder mangelhafter Überwachung des Patienten ein starker Blutdruckabfall mit Schock auftreten. Eine Thiozyanatvergiftung kann nach längerer Anwendung hoher Dosen, insbesondere bei eingeschränkter Nierenfunktion auftreten. Eine Thiozyanatakkumulation kann eine Hypothyreoidose oder eine akute toxische Psychose auslösen. Bei einer Thiozyanatintoxikation treten Symptome wie Schwäche, Appetitlosigkeit, Übelkeit, Hautausschlag und Tinnitus auf [15, 16]. Weitere Nebenwirkungen wie Schwitzen, Kopfschmerzen, Unruhe, Schlaflosigkeit, Palpitationen und retrosternale Schmerzen sind meist nur vorübergehend und können durch eine Herabsetzung der Infusionsgeschwindigkeit gebessert werden [6, 14, 15, 16, 25].

Literatur

Nitroprussid-Natrium

1. Adams AP, Clarke TNS, Edmonds-Seal J et al. (1973) Effects of sodium nitroprusside on myocardial contractility and haemodynamics. Br J Anaesth 45: 120
2. Ahearn DJ, Grim CE (1974) Treatment of malignant hypertension with sodium nitroprusside. Arch Intern Med 133: 187
3. Bastron RD, Kaloyanides GJ (1972) Effect of sodium nitroprusside on function in the isolated intact dog kidney. J Pharmacol Exp Ther 181: 244
4. Bhatia SK, Frohlich ED (1973) Hemodynamic comparison of agents useful in hypertensive emergencies. Am Heart J 85: 367
5. Chatterjee K, Parmley WW, Ganz W et al. (1973) Hemodynamic and metabolic responses to vasodilator therapy in acute myocardial infarction. Circulation 48: 1183
6. Cohen IM, Mottet MM et al. (1976) Danger in nitroprusside therapy. Ann Intern Med 85/2: 205
7. Cromme F (1891) Beitrag zur Kenntnis der Wirkung des Nitroprussid-Natrium. Dissertation, Universität Kiel
8. Editorial (1975) Sodium nitroprusside in anaesthesia. Br Med J III: 38
9. Franciosa JA, Guiha NH, Limas CJ et al. (1972) Improved left ventricular function during nitroprusside infusion in acute myocardial infarction. Lancet I: 650
10. Gifford RW Jr (1962) The treatment of hypertensive emergencies. Am J Cardiol 9: 880
11. Gmeiner R, Reidt J, Baumgartner H (1975) Effect of sodium nitroprusside on myocardial performance and venous tone. Eur J Pharmacol 31: 287
12. Goodman LS, Gilman A (1975) The pharmacological basis of therapeutics, 5th edn. MacMillan, New York, p 715
13. Guiha NH, Cohn JN, Mikulic E et al. (1974) Treatment of refractory heart failure with infusion of nitroprusside. N Engl J Med 291: 587
14. Höbel M, Kreye VAW, Raithelhuber A (1976) Natrium-Nitroprussid: Toxizität, Stoffwechsel und Organverteilung. Herz 1: 130
15. Jack RD (1974) Toxicity of sodium nitroprusside. Br J Anaesth 46: 952
16. Johnson CC (1929) The actions and toxicity of sodium nitroprusside. Arch Int Pharmacodyn Ther 35: 480
17. Koch-Weser J (1974) Hypertensive emergencies. N Engl J Med 290: 211
18. Page IH, Corcoran AC, Dustan HP et al. (1955) Cardiovascular actions of sodium nitroprusside in animals and hypertensive patients. Circulation 11: 188

19. Palmer RF, Lasseter KC (1975) Sodium nitroprusside. N Engl J Med 292: 294
20. Palmer RF, Seelman RC, Wheat MW (1965) Pharmacological approach to the therapy of acute dissecting aneurysm of the aorta. Clin Res 13: 27
21. Rowe GG, Henderson RH (1974) Systemic and coronary hemodynamic effects of sodium nitroprusside. Am Heart J 87: 83
22. Schiffmann H, Fuchs P (1966) Controlled hypotension effected by sodium nitroprusside. Acta Anaesthesiol Scand 23: 704
23. Schlant RC, Tsagaris TS, Robertson RJ Jr (1962) Studies on the acute cardiovascular effects of intravenous sodium nitroprusside. Am J Cardiol 9:51
24. Styles M, Coleman AJ, Leary WP (1973) Some hemodynamic effects of sodium nitroprusside. Anesthesiology 38: 173
25. Tinker JH, Michenfelder JD (1976) Sodium nitroprusside: Pharmacology, toxicology and therapeutics. Anesthesiology 45: 340
26. Wilbrandt R, Piehl W, Neuhaus G et al. (1970) Die Behandlung hypertoner Krisen mit Natriumprussid. Dtsch Med Wochenschr 36: 1822

Kalziumantagonisten

Kalziumantagonismus stellt ein aktuelles Prinzip bei der Behandlung von Herz- und Gefäßerkrankungen dar. Seit der Entdeckung von Verapamil ist eine Reihe von Molekülen synthetisiert worden, die in qualitativ ähnlicher Weise auf Herz- und glatte Gefäßmuskulatur wirken und in alle physiologischen und pathophysiologischen Reaktionen hemmend eingreifen, an denen Kalziumionen wesentlich beteiligt sind. Dabei weisen alle Untersuchungsergebnisse auf einen zentralen Mechanismus hin: Kalziumionen regulieren die ATP-Menge, die während der Arbeit abgebaut wird und beeinflussen somit die für die Kontraktion erforderliche Energiebereitstellung. Kalziumionen werden aus 2 Quellen zur Verfügung gestellt. Auf zellulärer Ebene kommt es während des Erregungsprozesses am Myokard und an der Muskelzelle zu einem plötzlichen Influx freier Kalziumionen aus dem extrazellulären Raum. Gleichzeitig werden Kalziumionen aus den intrazellulären Speichern freigesetzt. Diese Ionen stellen die Mittler für die Kupplung von Erregung und Kontraktion dar. Bei Einschränkung des Kalziumvorrats ist die an die Zelle abgegebene Energie herabgesetzt und die Kontraktilität nimmt ab [14, 15, 19].

Die glatte Gefäßmuskulatur zeigt nach Gabe von Kalziumantagonisten eine Herabsetzung ihrer tonischen und phasischen Kontraktilität. Kleinste Mengen von Kalziumantagonisten führen zu einer Erschlaffung der glatten Gefäßmuskulatur. Hiervon sind besonders die Koronar-, Gehirn-, Mesenterial- und Nierenarterien betroffen. Die genannten Wirkungen der Kalziumantagonisten an Myokardfasern, kardialen Schrittmachern und glatter Gefäßmuskulatur sind bei den einzelnen Substanzen dieser Medikamentenklasse unterschiedlich stark ausgeprägt. So hemmen z.B. die Kalziumantagonisten Verapamil und Diltiazen die kontraktile Myokardfunktion ebenso deutlich wie die Schrittmacherautomatik und den Gefäßtonus. Nifedipin und seine Derivate antagonisieren demgegenüber besonders ausgeprägt die elektromechanischen Kopplungsreaktionen und somit die phasische und tonische Kontraktilität der glatten Gefäßmuskulatur. Der kalziumantagonistische Einfluß von Nifedipin auf die Schrittmacherfunktionen des Herzens ist dagegen wenig ausgeprägt. Nifedipin und verwandte Substanzen gelten daher als die Kalziumantagonisten mit der relativ größten vasodilatatorischen Wirksamkeit [14, 15].

Aus hämodynamischer Sicht wäre die Kombination von peripherer Vasodilatation und Reduktion der kardialen Kontraktilität durch ein und dieselbe Substanz sogar ideal für die Senkung eines erhöhten Blutdrucks [22]. Tatsächlich wurde schon vor Jahren über den hypotensiven Nebeneffekt einer antianginösen oder antiarrhythmischen Therapie mit Kalziumantagonisten berichtet [6, 7]. Die erste Anwendung des Kalziumantagonisten Verapamil erfolgte bei Patienten mit hypertensiver Krise [6]. Die Wirksamkeit bei der Behandlung der chronischen arteriellen Hypertonie ist ebenfalls seit längerer Zeit bekannt [4, 7, 8, 17, 24, 29].

Nachdem die Bedeutung der Kalziumantagonisten bei der Behandlung der vasospastischen Angina erkannt worden ist, wurde diese Substanzgruppe auch für die Behandlung einer akuten oder chronischen Blutdrucksteigerung wiederentdeckt [8, 37].

Gegenwärtig liegt das Hauptindikationsgebiet der Kalziumantagonisten bei der Behandlung der Koronarinsuffizienz. Bei neueren Substanzen wie z. B. Nitrendipine soll die antihypertensive Wirkung überwiegen. Es ist denkbar, daß in Zukunft Kalziumantagonisten mit hoher Selektivität für arterielle Gefäßmuskulatur zur Verfügung stehen werden.

Verapamil

Verapamil wird in erster Linie zur Behandlung von Rhythmusstörungen in Verbindung mit/oder ohne Koronarinsuffizienz eingesetzt [44]. Über seine antianginöse und antiarrhythmische Wirkung hinaus ist Verapamil mit Erfolg bei der Behandlung der hypertensiven Krise und der chronischen Hypertonie herangezogen worden [4, 6, 7, 9, 10, 11, 16, 20, 27, 28, 29].

Klinische Pharmakologie

Wirkungsmechanismen (Tabelle 9)

Tabelle 9. Vergleich zwischen Kalziumantagonisten und β-Rezeptorenblockern

	Kalziumantagonisten	β-Rezeptorenblocker
Herzfrequenz und Herzkraft	In vitro: vermindert	Vermindert
	In vivo: häufig nicht vermindert infolge adrenerger Gegenregulation	Vermindert
Koronargefäße	Erweitert	Verengt
Periphere Gefäße	Erweitert	Verengt
Bronchien	Keine wesentliche Wirkung	Bronchokonstriktion
Unerwünschte Wirkungen	AV-Block	AV-Block
	Myokardinsuffizienz	Myokardinsuffizienz
		Bronchospasmus
		Periphere Durchblutungsstörungen

Verapamil wirkt über eine Hemmung des transmembranären Kalziuminflux als peripherer Vasodilatator und hat zusätzlich eine negativ-inotrope und chronotrope Wirkung. In Abhängigkeit von der Dosis führt es zu einer Abnahme des arteriellen Drucks, der Herzfrequenz, des peripheren Widerstands und des Herzzeitvolumens. Eine Verzögerung der AV-Überleitung mit Ausbildung eines AV-Blocks kann auftreten [3, 16, 19, 24, 35, 44, 45].

Pharmakokinetik (Tabelle 10)

Verapamil wird nach oraler Gabe zu 90% absorbiert. Wegen eines exzessiven First-pass-Metabolismus ist die Bioverfügbarkeit von Verapamil sehr niedrig (10–22%). Nach oraler Gabe werden die höchsten Plasmakonzentrationen innerhalb von 30–45 min erreicht. Danach kommt es zu einem biexponentiellen Abfall der Plasmakonzentration mit einer kurzen Halbwertszeit von 25 min und einer langen Halbwertszeit von 5 h. Die Eiweißbindung von unverändertem Verapamil beträgt 90% [13, 19].
Verapamil wird rasch metabolisiert und 1–2 h nach oraler Gabe ist nur 15% der unveränderten Substanz nachweisbar. DieHauptmetaboliten werden durch N- und O-Dealkylisation gebildet. Diese Metaboliten haben eine wesentlich geringere oder keine pharmakologische Aktivität. Nur 3% der Substanz wird unverändert über den Urin ausgeschieden [13, 19].

Tabelle 10. Pharmakokinetik von Kalziumantagonisten

	Verapamil	Nifedipin	Diltiazem[a]
Perorale Dosierung [mg/8 h]	80–160	10– 20	60– 90
Absorption [%]	>90	>90	>90
Bioverfügbarkeit [%]	10– 22	65– 70	<20
Wirkungsbeginn [min]			
– sublingual	–	3	–
– peroral	30	20	30
Therapeutische Plasmakonzentration [ng/ml]	15–100	25–100	30–130
Eiweißbindung [%]	90	90	80
Plasmahalbwertszeit			
– initial kurz [min]	15– 30	150–180	20
– lang [h]	3– 7	5	4
Metabolismus	Ausgeprägter First-pass-Metabolismus in der Leber [70%]	Metabolisierung zu inaktiver freier Säure und Lacton	Weitgehende Deacetylierung
Ausscheidung [%]			
– renal	70	80	35
– fäkal	15	<15	65

[a] Die Daten basieren teilweise auf Untersuchungen am Hund

Klinische Anwendung

Neben seiner Hauptindikation bei Koronarinsuffizienz und tachykarden Rhythmusstörungen findet Verapamil Anwendung bei der Behandlung der hypertonen Krise und der chronischen Hypertonie [9, 10, 11, 20, 27, 29, 44].

Dosierung

Zur intravenösen Injektion und Infusion stehen 2 ml-Ampullen mit 5 mg Verapamil zur Verfügung. Für die orale Gabe sind Dragees zu 40-, 60-, 80 mg und Retardtabletten zu 120 mg im Handel erhältlich (Isoptin, Cardibeltin).

Zur Behandlung der hypertonen Krise wird die langsame intravenöse Injektion von 5 mg Isoptin empfohlen. Diese Dosis kann bei unzureichender Blutdrucksenkung nach 5–10 min wiederholt werden. Danach ist eine Dauertropfinfusion mit 5–10 mg/h bis zu einer Gesamtdosis von 100 mg/Tag möglich. Für die orale antihypertensive Dauertherapie ist eine Tagesdosis von 120–480 mg wirksam. Die Tagesdosis sollte auf 3 Einzelgaben verteilt werden. Dosen über 480 mg/Tag sollten nur kurzfristig angewendet werden [27, 28, 44].

Kombinationstherapie

Die Kombination von Verapamil mit Substanzen wie β-Blockern oder Digitalis ist besonders bei intravenöser Gabe von Verapamil und bei eingeschränkter Myokardreserve potentiell gefährlich. Schwere Nebenwirkungen wie Hypotension mit Schock und hochgradige Bradykardie sind in der Regel nur bei Patienten aufgetreten, die gleichzeitig β-Blocker erhalten haben. Die intravenöse Bolusinjektion von Verapamil ist während β-Blockade kontraindiziert [44].

Bei digitalisierten Patienten mit Verdacht auf Digitalisintoxikation ist die rasche intravenöse Gabe von Verapamil ebenfalls kontraindiziert [44].

Eine kombinierte Anwendung mit Diuretika ist möglich. Kontrollierte Untersuchungen für die gleichzeitige Anwendung mit anderen Antihypertensiva liegen z. Z. nicht vor.

Differentialdiagnostische Gesichtspunkte

Der Stellenwert von Verapamil im Therapiekonzept der Hochdruckbehandlung ist nicht genau definiert. Sinnvoll erscheint ein Einsatz insbesondere bei gleichzeitig bestehender Koronarinsuffizienz oder tachykarden Rhythmusstörungen. Bei Bestehen von Kontraindikationen für gebräuchliche Antihypertensiva wie β-Rezeptorenblocker ist eine Berücksichtigung von Verapamil bei der Therapieplanung wegen des unterschiedlichen Wirkungs- und Nebenwirkungsprofils ratsam (s. Tabelle 1 und Tabelle 2).

Nebenwirkungen

Verapamil kann insbesondere bei intravenöser Gabe und höheren oralen Dosen sowie bei Kombination mit β-Blockern zum AV-Block I. oder II. Grads führen. In Einzelfällen kann ein totaler AV-Block ohne oder mit nachfolgender Asystolie auftreten. In seltenen Fällen kann es zu einem Flush kommen. Bei oraler Dauertherapie wurde über Obstipation berichtet.

Kontraindikationen (Tabelle 11)

Isoptin sollte bei einem durch Bradykardie und Linksherzinsuffizienz komplizierten Herzinfarkt nicht eingesetzt werden. Weitere Kontraindikationen stellen AV-Überleitungsstörungen, ein Sinusknotensyndrom sowie eine dekompensierte Herzinsuffizienz dar. Bei Sinusbradykardie sowie bei gleichzeitiger β-Blockade darf Verapamil nur mit äußerster Vorsicht gegeben werden [44].

Nifedipin

Nifedipin gilt als der Kalziumantagonist mit der relativ größten vasodilatatorischen Wirksamkeit. Seine blutdrucksenkende Eigenschaft ist sowohl bei akuter und chronischer Gabe nachweisbar, wobei die Größe des Blutdruckabfalls mit der Höhe des Ausgangsdrucks zu korrelieren scheint. Bei Normotonikern kommt es nur zu einer geringen Senkung des arteriellen Drucks. Nifedipin wird in zunehmendem Maße zur Behandlung der hypertensiven Krise sowie der chronischen arteriellen Hypertension eingesetzt [2, 5, 17, 18, 21, 22, 24, 33, 36].

Klinische Pharmakologie

Wirkungsmechanismen

Nifedipin führt über eine Hemmung des Kalziuminfluxes mit Abfall des intrazellulären freien Kalziums zu einer arteriellen Gefäßerweiterung. Bei akuter Gabe kommt es innerhalb von 30 min zu einem Abfall des arteriellen Mitteldrucks um

Tabelle 11. Vergleich der Kontraindikationen für β-Rezeptorenblocker, Verapamil, Nifedipin und Diltiazem

Kontraindikationen	β-Blocker	Verapamil	Nifedipin	Diltiazem
Sinusbradykardie	++	0/+	0	0/+
Sick-Sinus-Syndrom	++	+	0	0/+
AV-Überleitungsstörungen	+	++	0	0/+
Digitalisintoxikation mit AV-Block[a]	+	++	0	0
Bronchospasmus	++	0	0	0
Periphere Durchblutungsstörungen	0/+	0	0	0
Herzinsuffizienz	++	+	0	0/+
β-Blockade	–	+	0	0/+

[a] Kontraindikation für rasche intravenöse Injektion

21%. Hämodynamisch ist die antihypertensive Wirkung, die durch eine Abnahme des peripheren Gefäßwiderstands verknüpft ist, mit einem gleichzeitigen Anstieg des Herzzeitvolumens charakterisiert. Die rasche und ausgeprägte Abnahme des peripheren Gefäßwiderstands weist darauf hin, daß die kalziumantagonistische Wirkung von Nifedipin sich unmittelbar auf die Widerstandsgefäße erstreckt. Venöse Kapazitätsgefäße scheinen weniger betroffen zu sein, da das Herzzeitvolumen ansteigt und die Drucke im rechten Herzen unverändert bleiben. Der Anstieg des Herzzeitvolumens wird möglicherweise durch eine reflektorische sympathische Aktivierung oder durch die Abnahme der linksventrikulären Nachlast als Folge einer Abnahme des Gefäßwiderstands oder durch beides verursacht. Als Index für die erhöhte reflektorische Sympathikusaktivität kann der bei akuter Gabe von Nifedipin nachweisbare Noradrenalinanstieg angesehen werden [14, 19, 21, 25, 30, 38, 41].

Bei chronischer Behandlung mit Nifedipin über 6 Wochen bleibt die Abnahme des peripheren Gefäßwiderstands erhalten bei Normalisierung von Herzfrequenz und Plasmanoradrenalinkonzentrationen und Plasmareninaktivität. Akute und chronische Änderungen des Blutdrucks können invers mit der Ausgangsplasmareninaktivität korreliert sein. Chronische Veränderungen des systemischen Gefäßwiderstands sind mit der Höhe des Gefäßwiderstands vor Nifedipingabe sowie mit Veränderungen des Unterarmgefäßwiderstands nach intraarterieller Nifedipingabe korreliert [21].

Die Entwicklung einer Tachyphylaxie, einer Natriumretention mit Expansion des Plasma- oder extrazellulären Flüssigkeitsvolumens werden bei der Behandlung mit Nifedipin nicht beobachtet [18, 36].

Pharmakokinetik (Tabelle 10)

Nifedipin wird nach oraler Gabe zu 90% resorbiert. Die Bioverfügbarkeit beträgt 65–70%. Der Wirkungsbeginn tritt bei sublingualer Applikation innerhalb von 3–5 min und bei peroraler Gabe innerhalb von 20 min auf. Nach oraler Gabe werden die höchsten Plasmakonzentrationen innerhalb von 20–45 min erreicht. Danach kommt es zu einem biexponentiellen Abfall der Plasmakonzentration mit einer kurzen Halbwertszeit von 2½ h und einer langen Halbwertszeit von 5 h. Die Wirkungsdauer beträgt 8–12 h. Nifedipin ist zu 90% an Plasmaeiweiß gebunden. Die Metabolisierung erfolgt überwiegend über eine Oxydation zu einer freien Säure, eine geringe Fraktion wird in ein Lacton weiter umgewandelt. Diese Metaboliten sind pharmakologisch inaktiv. Die Substanz wird zu 80% über die Niere ausgeschieden, wobei ca. 90% der renalen Exkretion innerhalb der ersten 24 h stattfindet. Unverändertes Nifedipin erscheint nur in Spuren im Urin. Hinweise für eine Akkumulation von Metaboliten während Langzeitbehandlung fehlen [19, 26].

Therapeutische Anwendung

Nifedipin ist eine wirksame Substanz zur Behandlung der leichten und mittelschweren chronischen Hypertonie. Bei sublingualer Applikation hat sich Nifedipin auch bei der Behandlung der hypertensiven Krise bewährt [5, 12, 17, 18, 22, 24, 33, 36].

Dosierung

Nifedipin (Adalat) steht in Kapseln zu 5 und 10 mg und als Retardform zu 20 mg zur Verfügung. Zur Behandlung der hypertensiven Krise hat sich die Gabe von 10–20 mg per os oder sublingual bewährt. Die blutdrucksenkende Wirkung beginnt innerhalb von 20 min bei oraler und innerhalb von 3 min bei sublingualer Applikation. Die Wirkungsdauer beträgt 8–12 h. Es kommt in einem hohen Prozentsatz zu einer befriedigenden Blutdrucksenkung, wobei das Ausmaß des Blutdruckabfalls mit der Höhe des Ausgangsblutdrucks korreliert ist. Bei akuter Gabe ist die Retardform weniger rasch und weniger intensiv wirksam.

Zur Dauerbehandlung der Hypertonie läßt sich mit einer Tagesdosis von 10–80 mg dosisabhängig eine Senkung bzw. Normalisierung des Blutdrucks erreichen. Dabei kommt es insbesondere zu einer Abnahme des diastolischen Blutdrucks. Um eine über 24 h anhaltende Blutdruckkontrolle zu erreichen, ist die 2 bis 3mal tägliche Gabe der Substanz erforderlich.

Die blutdrucksenkende Wirkung nimmt im Verlauf von Wochen weiter zu. Eine Tachyphylaxie mit der Notwendigkeit einer Dosiserhöhung ist über einen Zeitraum von einem Jahr nicht beobachtet worden.

Kombinationstherapie

Eine Kombination mit β-Rezeptorenblockern ist ohne ein erhöhtes Risiko für AV-Überleitungsstörungen möglich. Propranolol verhindert den nach akuter Gabe von Nifedipin nachweisbaren Herzfrequenz- und Plasmareninaktivitätsanstieg. Bei Kombination beider Substanzen tritt möglicherweise nicht nur eine additive Wirkung auf, sondern es kommt möglicherweise zu einer Potenzierung des antihypertensiven Effekts [2, 26].

Bei Patienten mit weiterhin bestehender koronarer Insuffizienz führt die zusätzliche Gabe von β-Blockern zu einer weiteren Verminderung der Anfallshäufigkeit; bei Patienten mit anstrengungsinduzierter Angina pectoris werden die günstigen Wirkungen von Nifedipin auf die Belastungstoleranz durch β-Blockade verstärkt.

Bei schweren Hypertonieformen ist Nifedipin mit Erfolg und einer geringen Nebenwirkungsrate in Kombination mit Clonidin oder Propranolol und Furosemid eingesetzt worden.

Bei Kombination mit Diuretika läßt sich eine additive Wirkung nachweisen.

Systematische kontrollierte Untersuchungen zur Kombinierbarkeit von Nifedipin mit anderen Antihypertensiva liegen noch nicht vor.

Differentialtherapeutische Gesichtspunkte

Nifedipin ist ein wirksames Antihypertensivum zur Behandlung der chronisch arteriellen Hypertonie sowie zur Kontrolle einer hypertensiven Krise.

Bei mittelschweren Hypertonien ist bei Monotherapie in 80% mit einer befriedigenden Blutdrucksenkung [diastolisch <95 mmHg (12,7 kPa)] zu rechnen. Es kommt zu einem systolischen und diastolischen Blutdruckabfall von 10–15%, der in der Größenordnung einer antihypertensiven Wirksamkeit bei β-Blockade oder auch Diuretikabehandlung entspricht. Die blutdrucksenkende Wirkung von Kalziumantagonisten scheint besonders bei älteren Patienten und Patienten mit niedriger Plasmareninaktivität ausgeprägt zu sein [9, 21, 22]. Kalziumantagonismus verspricht besondere Vorteile bei der Behandlung von Hochdruckpatienten mit gleichzeitig bestehender koronarer Herzkrankheit und/oder durchgemachtem Herzinfarkt sowie bei gleichzeitigem Bestehen einer vasospastischen Angina.

Besonders bewährt hat sich der Einsatz von Nifedipin, wenn β-Rezeptorenblokker wegen bestehender Kontraindikation wie periphere Durchblutungsstörungen, Bronchokonstriktion oder AV-Überleitungsstörungen, nicht eingesetzt werden können.

Bei gleichzeitig bestehender Koronarinsuffizienz mit Linksherzversagen und Lungenödem kommt es zu einer günstigen Beeinflussung der Hämodynamik mit konsekutiver Besserung des klinischen Zustands der Patienten. Vorläufige Untersuchungen sprechen für eine Rückbildung einer linksventrikulären Hypertrophie während der Behandlung mit Kalziumantagonisten [40].

Im Gegensatz zu anderen Vasodilatatoren kommt es besonders nach akuter Gabe von Nifedipin zu einem Anstieg der glomerulären Filtrationsrate und des renalen Plasmaflusses mit einer länger anhaltenden Zunahme von Natriurese und Diurese. Eine ungünstige Wirkung auf die Nierenfunktion bei Patienten mit chronischer Niereninsuffizienz ist unter der Behandlung mit Nifedipin nicht beobachtet worden. Ungünstige Veränderungen im Lipidprofil, wie sie nach der Gabe verschiedener Diuretika und β-Blocker auftreten können, sind nach Nifedipin bisher nicht beschrieben worden [17, 18, 36].

Bei einer Gruppe von Patienten, die unter einer Kombinationstherapie mit Diuretikum, Sympathikolytikum und Vasodilatator eine therapierefraktäre Hypertonie aufwiesen, konnte mit Nifedipin eine Senkung des systolischen und diastolischen Blutdrucks um 21 bzw. 19% erreicht werden.

Zur Behandlung der hypertensiven Krise hat sich die Gabe von 10–30 mg Nifedipin sublingual oder auch peroral bewährt. Bei nahezu allen Patienten kommt es innerhalb von 10 bzw. 30–60 min zu einer signifikanten Blutdrucksenkung. Die maximale Wirkung ist nach ca. 1 h erreicht. Die Wirkungsdauer beträgt bis zu 6 h und in Einzelfällen auch länger. Die akute blutdrucksenkende Wirkung von Nifedipin ist sowohl bei essentiellen Hypertonikern als auch bei Patienten mit chronischer Niereninsuffizienz, Phäochromozytom, maligner Hypertonie sowie renovaskulärer Hypertension gezeigt worden [17, 18, 33, 36].

Nebenwirkungen

Kalziumantagonisten haben den Vorteil einer äußerst geringen Nebenwirkungsrate. Die periphere Vasodilatation kann zu Schwindel, Kopfschmerzen, Palpitationen und Flush führen. In seltenen Fällen kann es zu Beginn der Medikation oder bei Dosissteigerung zur Auslösung von Angina-pectoris-Anfällen kommen. In seltenen Fällen kann unter der Nifedipinbehandlung ein Ödem an den Knöcheln oder Unterschenkeln ohne Gewichtszunahme auftreten. Diese Ödembildung ist diuretikaresistent und offenbar keine Folge von vermehrter Natrium-Wasser-Retention.

Nifedipin kann die Insulinsekretion vermindern und eine Verschlechterung der Glukosetoleranz begünstigen.

Diltiazem

Diltiazem ist ebenfalls ein Koronardilatator, dessen antihypertensive Wirkung mit der von Verapamil und Nifedipin äquivalent zu sein scheint [1, 22, 31, 32, 42, 43, 46].

Klinische Pharmakologie

Wirkungsmechanismen

Diltiazem ist ein Kalziumantagonist, der dosisabhängig den Kalziuminflux sowie die Freisetzung von Kalziumionen aus intrazellulären Speichern hemmt und somit über eine elektromechanische Entkopplung zu einer Minderung der Kontraktionsfähigkeit an der glatten Muskulatur der Gefäße mit Abnahme des peripheren Gefäßwiderstands führt. Als Folge der Nachlastreduktion kommt es zu einem Anstieg von Herzminutenvolumen, Schlagindex und Schlagarbeitsindex. Der Pulmonalarteriendruck sowie der Lungengefäßwiderstand werden durch Diltiazem nicht beeinflußt [1, 19, 22, 43].

Diltiazem führt zu einer geringen Abnahme der Herzfrequenz. Die antiarrhythmische Wirkung ist im Vergleich zu Verapamil geringer ausgeprägt [19, 22].

Im Vergleich zum Nifedipin kommt es nach akuter Gabe von Diltiazem zu einem geringeren Plasmanoradrenalin- und Plasmareninaktivitätsanstieg [22].

Pharmakokinetik (Tabelle 10)

Diltiazem wird rasch und nahezu vollständig bei oraler Gabe resorbiert. Der Wirkungsbeginn setzt ca. 30 min nach Applikation ein. Maximale Plasmaspiegel werden innerhalb der ersten Stunde beobachtet. Danach kommt es zu einem biexponentiellen Abfall der Plasmakonzentration. Aufgrund einer intensiven Biotransformation durch Deacetylierung liegt die Bioverfügbarkeit unter 20%. Die Eiweißbindung beträgt 80%. Diltiazem wird in der Leber über verschiedene Stoffwechselwege metabolisiert. Deacetylierung, oxidative O- und N-Demethylierung sowie Konjugation der phenolischen Metaboliten stellen die wesentlichen Metabolisierungswege dar. Die inaktiven Metaboliten werden überwiegend über die Fäzes ausgeschieden [19, 23, 34, 39].

Therapeutische Anwendung

Dosierung

Diltiazem (Dilzem) ist in 60 mg enthaltenen Retardtabletten erhältlich. Bei 3mal tgl. Applikation läßt sich mit einer Tagesdosis von 180–270 mg in ca. 80% eine Blutdrucknormalisierung [diastolischer Druck <95 mmHg (12,7 kPa)] bei leichten und mittelschweren Hypertonieformen erzielen. Die Höchstdosis beträgt 360 mg/Tag [1, 22, 46].

Kombinationstherapie

Diltiazem wirkt hemmend auf die AV-Überleitung und kann daher insbesondere bei Kombination mit β-Blockern oder Antiarrhythmika zu einer Wirkungsverstärkung führen.

Eine gleichzeitige Therapie mit Nitropräparaten oder Digitalis ist möglich. Bei gleichzeitiger Gabe anderer Antihypertensiva kann es zu einer verstärkten blutdrucksenkenden Wirkung kommen. Systematische kontrollierte Untersuchungen über eine antihypertensive Kombinationstherapie mit Diltiazem liegen bisher nicht vor.

Differentialtherapeutische Gesichtspunkte

Diltiazem ist wie andere Kalziumantagonisten mit Erfolg bei der Behandlung der hypertensiven Krise sowie einer chronischen Blutdrucksteigerung eingesetzt worden. Es kommt zu einer Abnahme des systolischen und diastolischen Blutdrucks um ca. 10–15% [22, 42].

Der Einsatz von Diltiazem bei der krisenhaften Blutdrucksteigerung ist wegen des langsamen Wirkungseintritts bei bestehender Notwendigkeit einer raschen Blutdrucksenkung nicht sinnvoll.

Wie andere Kalziumantagonisten eignet sich Diltiazem besonders zur Behandlung der chronischen Hypertonie bei gleichzeitig bestehender koronarer Herzkrankheit.

(Siehe auch unter Nifedipin, S. 86ff.).

Nebenwirkungen

Die Nebenwirkungsrate unter der Behandlung mit Diltiazem ist insgesamt gering. Gastrointestinale Störungen, Schwindel, Kopfschmerzen, Bradykardie sowie Juckreiz mit oder ohne Erythem können auftreten. In weniger als 0,2% werden Herzklopfen, periphere Ödeme, Flush, AV-Überleitungsstörungen oder Bradykardie beobachtet.

Kontraindikationen (Tabelle 11)

Während der Schwangerschaft und Stillzeit darf Diltiazem nicht eingenommen werden. Weitere Kontraindikationen stellen kardiogener Schock, dekompensierte Herzinsuffizienz, Sinusknotensyndrom, höhergradige AV-Überleitungsstörungen sowie extreme Bradykardie dar.

Literatur

Kalziumantagonisten

1. Akihama T, Mamiya S, Miura A, Yamaguchi M (1978) Clinical effect of diltiazem hydrochloride in hypertension. Mod Clin Med 20: 1507
2. Aoki K, Yosida T, Katos K, Tazumi K, Sato I, Takikawa K, Hoffa K (1976) Hypotensive action and increased plasma renin activity by a Ca^2+ (nifedipine) in hypertensive patients. Jpn Heart J 17: 479
3. Atterhöf JH, Ekelund LG (1975) Haemodynamic effects of intravenous verapamil at rest and during exercise in subjectively healthy middle-aged men. Eur J Clin Pharmacol 8: 317
4. Bachour G, Bender F, Wessels F, Losse H (1976) Orale Hypertoniebehandlung mit dem Calciumantagonisten Verapamil. Verh Dtsch Ges Inn Med 82: 1334
5. Beer N, Gallegos I, Cohen A, Klein N, Sonnenblick E, Frishman W (1981) Efficiacy of sublingual nifedipine in the acute treatment of systemic hypertension. Chest 79: 571
6. Brittinger WD, Strauch M, Huber W, Koch WD, Henning GE, Wittenmeier KW, Twittenhoff WD (1969) Iproveratril als Antihypertonikum bei krisenhafter renaler Hypertonie. Dtsch Med Wochenschr 94: 945
7. Brittinger WD, Schwarzbeck A, Wittenmeier KW et al. (1970) Klinisch-experimentelle Untersuchungen über die blutdrucksenkende Wirkung von Verapamil. Dtsch Med Wochenschr 95: 1871
8. Bühler FR, Hulthen L (1982) Calcium channel blockers: a pathophysiologically based antihypertensive treatment concept for the future? Eur J Clin Invest 12: 1
9. Bühler FR, Hulthén U, Kiowski W, Bolli P (1982) Greater antihypertensive efficacy of the calcium channel inhibitor verapamil in older and low renin patients. Clin Sci 63: 439
10. De Leeuw PW, Smout AJPM, Willemse PJ, Birkenhäger WK (1981) Effects of verapamil in hypertensive patients. In: Zanchetti A, Krikler DM (eds) Calcium anatagonism in cardiovascular therapy. Excerpta Medica, Amsterdam Oxford Princeton, p 233
11. Doyle AE, Anavekar SN, Oliver LE (1981) A clinical trial of verapamil in the treatment of hypertension. In: Zanchetti A, Krikler DM (eds) Calcium antagonism in cardiovascular therapy. Excerpta Medica, Amsterdam Oxford Princeton, p 252
12. Ebner F (1977) Wirkung und Verträglichkeit von Adalat bei Kombination mit verschiedenen Medikamenten. Münch Med Wochenschr [Suppl 1] 199: 1
13. Eichelbaum M, Somogyi A (1981) Verapamil distribution in health and the diseased state. In: Zanchetti A, Krikler DM (eds) Calzium antagonism in cardiovascular therapy. Excerpta Medica, Amsterdam Oxford Princeton, p 64
14. Fleckenstein A (1977) Specific pharmacology of calcium in myocardium, cardiac pacemakers and vascular smooth muscle. Annu Rev Pharmacol Toxicol 17: 149
15. Fleckenstein G, Fleckenstein A (1980) Calcium-Antagonismus, ein Grundprinzip der Vasodilatation. In: Fleckenstein A, Roskamm H (Hrsg) Calcium-Antagonismus. Springer, Berlin Heidelberg New York, S 191
16. Gould BA, Mann S, Kieso H, Subramanian VB, Raftery EB (1982) The 24-hour ambulatory blood pressure profile with verapamil. Circulation 65: 22
17. Guazzi M, Olivari MT, Polese A et al. (1977) Nifedipine, a new antihypertensive with rapid action. Clin Pharmacol Ther 22: 528
18. Guazzi MD, Fiorentini C, Olivari MT, Bartorelli A, Necchi G, Polese A (1980) Short- and long-term efficacy of a calcium-antagonistic agent (nifedipine) combined with methyldopa in the treatment of severe hypertension. Circulation 61: 913
19. Henry PD (1980) Comparative pharmacology of calzium antagonists: nifedipine, verapamil and diltiazem. Am J Cardiol 46: 1047
20. Hulthén L, Bolli P, Amann FW, Kiowski W, Bühler FR (1982) Calcium channel blockade with verapamil induces enhanced vasodilatation in essential hypertension. Hypertension 4: 2–26
21. Kiowski W, Bertel O, Erne P, Hulthin UL, Bolli P, Ritz R, Bühler FR (im Druck) Hemodynamic and reflex mechanism of acute and chronic antihypertensive therapy with the calcium channel blocker nifedipine. Hypertension
22. Klein W (1981) Ergebnisse einer Vergleichsuntersuchung zwischen Nifedipin und Diltiazem bei essentieller arterieller Hypertonie. Fortschr Med 99: 1812

23. Kohno K, Takeuchi Y, Etoh A, Noda K (1977) Pharmacokinetics and bioavailability of diltiazem (CRD-401) in dog. Arzneimittelforsch 27:1424
24. Lederballe-Pedersen O, Mikkelsen E (1978) Acute and chronic effects of nifedipine in arterial hypertension. Eur J Clin Pharmacol 14: 375
25. Lederballe-Pedersen O, Mikkelsen E, Christensen NJ, Kornerup HJ, Pedersen EB (1979) Effect of nifedipine on plasma renin aldosterone and catecholamines in arterial hypertension. Eur J Clin Pharmacol 15: 235
26. Lederballe-Pedersen O, Christensen CK, Mikkelsen E, Rämsch KD (1980) Relation between the antihypertensive effect and steadystate plasma concentration of nifedipine given alone or in combination with a beta-adrenoceptor blocking agent. Eur J Clin Pharmacol 18: 287
27. Leonetti G, Sala C, Bianchini C, Terzoli L, Zanchetti A (1980) Antihypertensive and renal effects of orally administered verapamil. Eur J Clin Pharmacol 18: 375
28. Leonetti G, Pasotti C, Ferrari GP, Zanchetti A (1981) Double-blind comparison of the antihypertensive effects of verapamil and propranolol. In: Zanchetti A, Krikler DM (eds) Calcium antagonism in cardiovascular therapy. Excerpta Medica, Amsterdam Oxford Princeton, p 260
29. Lewis GRJ, Morley KD, Lewis BM (1978) The treatment of hypertension with verapamil. NZ Med J 87: 351
30. Lydtin H, Lohmöller G, Lohmöller R, Walter I (1975) Hemodynamic studies on nifedipine in man. In: Hashimoto K, Kimura E, Kobayashi T (eds) I st International Nifedipine Symposium. University of Tokyo Press, Tokyo, p 97
31. Maeda K, Takasugi T, Isukano Y, Tanaka Y, Shiota K (1981) Clinical study on the hypotensive effect of diltiazem hydrochloride. Int J Clin Pharmacol 19: 47
32. Maehashi S, Kawamura T, Sato M, Imamura A (1978) Hypotensive effect of long-term diltiazem therapy in essential hypertension. Mod Clin Med 20: 1871
33. Magometschnigg D, Pichler M (1981) Effective and safe treatment of hypertensive crisis with nifedipine. Am J Cardiol 47: 469
34. Moreselli PL, Rovel V, Mitchard M, Durand A, Gomeni R, Laribaud J (1979) Pharmacokinetics and metabolism of diltiazem in man (observations on healthy volunteers and angina pectoris patients). In: Bing RJ (ed) Diltiazem Hakone Symposium '78. Excerpta Medica, Amsterdam Princeton, p 152
35. Muiesan G, Agabiti-Rosei E, Alicandri C et al. (1981) Influence of verapamil on catecholamines, renin and aldosterone in essential hypertensive patients. In: Zanchetti A, Krikler DM (eds) Calcium antagonism in cardiovascular therapy. Excerpta Medica, Amsterdam Oxford Princeton, p 238
36. Olivari MT, Bartorelli C, Poles A et al. (1979) Treatment of hypertension with nifedipine, a calcium antagonist drug. Circulation 59: 1056
37. Pedersen OL (1978) Does verapamil have a clinically significant anti-hypertensive effect? Eur J Clin Pharmacol 13: 21
38. Pedersen OL, Christensen NJ, Ramsch KD (1980) Comparison of acute effects of nifedipine in normotensive and hypertensive man. J Cardiovasc Pharmacol 2: 357
39. Piepho RW, Bloedow DC, Lacz JP et al. (1982) Pharmacokinetics of diltiazem in selected animal spezies and human beings. Am J Cardiol 49: 525
40. Polese A, Fiorentini C, Olivari MT, Guazzi MD (1979) Clinical use of a calcium antagonistic agent (nifedipine) in acute pulmonary edema. Am J Med 66: 825
41. Robinson BF, Dobbs RH, Kelsey CR (1980) Effects of nifedipine on resistance vessels, arteries and veins in man. Br J Clin Pharmacol 10: 433
42. Rosenthal M (1982) Diltiazem in der Therapie der Hochdruckkrise. In: Bender F, Greeff K (Hrsg) Calciumantagonisten zur Behandlung der Angina pectoris, Hypertonie und Arrhythmie. Excerpta Medica, Amsterdam Oxford Princeton, p 227
43. Sawada M, Tanabe Y (1978) The hypotensive effect of diltiazem hydrochloride. Mod Clin Med 20: 1251
44. Singh B, Ellrodt G, Peter CT (1978) Verapamil: a review of its pharmacological properties and therapeutic use. Drugs 15: 169
45. Spies HF, Schulz W, Werner H et al. (1980) Einfluß der Calciumantagonisten Verapamil, Nifedipin und Fendilin auf Blutdruck und Herzfrequenz. In: Fleckenstein A, Roskamm H (Hrsg) Calcium-Antagonismus. Springer, Berlin Heidelberg New York, S 252

46. Yorifuji S, Kawai Y, Arami S et al. (1979) Hypotensive effect of diltiazem hydrochloride in patients with essential hypertension. J Adult Dis 9: 893

α-Rezeptorenblocker

Das Konzept über eine Blockade von α-Rezeptoren, die adrenerge Vasokonstriktion und somit den Blutdruck ohne Nebenwirkungen zu reduzieren, hat über Jahrzehnte Chemiker und Pharmakologen beschäftigt.

Dieser Ansatz war jedoch durch die Tatsache zum Scheitern verurteilt, daß efferente adrenerge Mechanismen über eine Vermittlung durch α-Rezeptoren eine entscheidende Rolle bei der reflektorischen kardiovaskulären Kontrolle des Kreislaufs und der Aufrechterhaltung des Blutdrucks im Stehen spielen.

Erst durch die Entwicklung selektiver α-Blocker wie Prazosin hat diese Substanzgruppe vermehrt Verwendung bei der Hochdruckbehandlung gefunden. Die nichtselektiven α-Blocker Phenoxybenzamin und Phentolamin haben heute keine Bedeutung mehr bei der Hochdruckbehandlung. Sie werden lediglich bei der Therapie des Phäochromozytoms eingesetzt (Tabelle 12).

Prazosin

Prazosin ist ein Quinazolinderivat, das in seiner molekularen Struktur dem Papaverin und zyklischem AMP verwandt ist [6, 14]. Obwohl es bei Monotherapie wirksam ist, findet es breitere klinische Anwendung meist in Kombination mit anderen Antihypertensiva [7, 11, 12, 15, 19, 23, 27, 33, 35].

Tabelle 12. α-Rezeptorenblocker

Substanz (Handelsname)	Applikation	Tagesdosis [mg]	Wirkungsort	Indikation
Phentolamin (Regitin)	i. v.	5–100	Prä- und postsynaptisch	Hypertensive Krise beim Phäochromozytom
Phenoxybenzamin (Dibenzyran)	p. o.	15–100	Prä- und postsynaptisch	Präoperative Therapie des Phäochromozytoms, malignes und/oder inoperables Phäochromozytom
Prazosin (Minipress)	p. o.	2– 20	Postsynaptisch	Alle leichten bis schweren Hypertonieformen

Klinische Pharmakologie

Wirkungsmechanismen

Prazosin führt über eine Blockade postsynaptischer α_1-Rezeptoren zu einer Abnahme des peripheren Gefäßwiderstands und somit zur Blutdrucksenkung [2, 6, 11, 20, 21, 25, 26]. Sein Wirkungsmechanismus unterscheidet sich dadurch von den direkt an der glatten Gefäßmuskulatur angreifenden Vasodilatatoren wie Dihydralazin, Diazoxid, Minoxidil und Nitroprussidnatrium [2, 12]. Ein direkter Hinweis auf die α-blockierenden Eigenschaften von Prazosin ist der Befund, daß Prazosin erstens die pressorische Wirkung von intravenös verabreichtem Adrenalin aufhebt und zweitens die vasokonstriktorische Wirkung von Noradrenalin inhibiert [7, 12]. Wie bei anderen α-blockierenden Substanzen wird die Ansprechbarkeit auf Angiotensin II, Serotonin und Vasopressin durch Prazosin nicht beeinflußt [7, 11]. Prazosin hat nur eine geringe Affinität zu präsynaptischen (neuronalen) α-Rezeptoren, besitzt aber eine ausgeprägte Selektivität für postsynaptische (vaskuläre) α-Rezeptoren [8, 14, 31]. Sein Wirkungsmodus unterscheidet sich somit von den klassischen α-blokkierenden Substanzen Phentolamin und Phenoxybenzamin, die sowohl prä- und postsynaptische α-Rezeptoren blockieren [7, 11, 12]. Die geringe Beeinflussung präsynaptischer inhibitorischer α_2-Rezeptoren, die die neuronale Noradrenalinfreisetzung modulieren, erklärt die fehlende reflektorische Tachykardie bei der Gabe von Prazosin [7, 11]. Hinweise für einen zentralen Angriffspunkt der antihypertensiven Wirkung von Prazosin fehlen [12].

Pharmakokinetik

Prazosin wird nach oraler Gabe rasch und nahezu vollständig resorbiert. Die höchsten Plasmakonzentrationen werden innerhalb von 2–3 h nach Einnahme erreicht. Die Halbwertszeit beträgt etwa 3–4 h [5, 10, 16]. Prazosin wird hauptsächlich in der Leber durch O-Dealkylisierung und Glucuronidbildung metabolisiert und über 90% einer gegebenen Dosis werden nach biliärer Sekretion über den Stuhl ausgeschieden. Die restliche Ausscheidung erfolgt mit dem Urin [5, 10]. Verteilungsstudien sprechen für eine Anreicherung von Prazosin im Gewebe sowie für einen erheblichen First-pass-Metabolismus in der Leber, aus dem eine relativ geringe Bioverfügbarkeit resultiert [16, 37].

Pharmakodynamik

Die antihypertensive Wirksamkeit von 2 mg intravenös verabreichtem Prazosin[1] setzt innerhalb von 15 min ein, erreicht nach ungefähr 30 min ein Maximum und hält ohne wesentliche begleitende Tachykardie für mindestens 2 h an [11, 12]. Die antihypertensive Wirkung nach oraler Gabe ist im Stehen und nach körperlicher Anstrengung verstärkt. Bei Langzeitanwendung von Prazosin bleiben Schlagvolu-

[1] Prazosin ist zur intravenösen Gabe nicht im Handel erhältlich

men oder Herzzeitvolumen unverändert oder nehmen nur geringfügig zu bei gleichzeitiger Abnahme des peripheren Gefäßwiderstands.
Im Gegensatz zu Dihydralazin, das keine wesentliche Wirkung auf die venösen Kapazitätsgefäße entfaltet und den rechten Vorhofdruck erhöht, hat Prazosin eine Wirkung auf Arterien und Venen und führt zu einem leichten Abfall des Drucks im rechten Vorhof. Prazosin hat offenbar keine nachteilige Wirkung auf die Nierenfunktion oder den renalen Blutfluß, sondern kann im Gegenteil zu einer Verbesserung dieser Parameter führen [1, 3, 4, 36]. So konnte bei Patienten mit normaler und auch eingeschränkter Nierenfunktion ein Anstieg der Kreatininclearance, der glomerulären Filtrationsrate und des renalen Blutflusses gezeigt werden [9, 23, 33, 36].

Die Plasmareninaktivität wird bei Hochdruckpatienten, die therapeutische Dosen für über 4 Wochen erhalten, supprimiert. Dabei läßt sich keine signifikante Korrelation zwischen Abnahme der Plasmareninaktivität und der Änderung des Blutdrucks nachweisen [7, 11]. Der durch Diuretika induzierte Anstieg der Plasmareninaktivität kann durch Prazosin aufgehoben bzw. abgeschwächt werden [11, 12].

Therapeutische Anwendung

Die antihypertensive Wirksamkeit von Prazosin ist durch zahlreiche kontrollierte Untersuchungen belegt [30, 33]. In ⅔ aller behandelten Patienten ist mit einer befriedigenden therapeutischen Wirksamkeit zu rechnen. Obwohl der Wirkungsbeginn rasch ist und innerhalb von 1 h nach oraler Applikation auftritt, wird die vollständige antihypertensive Wirkung bei gleichbleibender Dosierung oft erst nach 6–8 Wochen erreicht [7, 11, 33].

Dosierung

Prazosin (Minipress) steht in 1, 2 und 5 mg-Tabletten zur Verfügung. Bei ambulanten Patienten sollte die initiale Dosis 2- bis 3mal 0,5 mg nicht überschreiten. Die erste Dosis sollte abends eingenommen werden, und der Patient sollte über die Möglichkeit eines plötzlich auftretenden Kreislaufkollaps nach Einnahme der ersten Dosis aufgeklärt sein. Bei der empfohlenen Anfangsdosis von 0,5 mg tritt diese Reaktion praktisch nicht auf. Bei unzureichender Blutdrucksenkung ist dann in 3tägigen Intervallen eine Dosissteigerung bis auf 3mal 2 mg tgl. möglich. Bei weiterhin unzureichender Blutdruckkontrolle sollte vor Einsetzen der Maximaldosis von 20–30 mg/Tag ein β-Blocker und ein Diuretikum hinzugefügt werden. Die Einzeldosis von Prazosin sollte 5 mg nicht übersteigen. Bei Patienten mit eingeschränkter Leberfunktion muß gegebenenfalls eine Dosisreduktion vorgenommen werden [37].

Kombinationstherapie

Prazosin ist bei Monotherapie zur Behandlung der leichten und mittelschweren Hypertonie wirksam und kann in speziellen differentialtherapeutischen Situationen als Medikament der ersten Wahl eingesetzt werden. Anwendung findet Prazosin auch

Tabelle 13. Antihypertensive Wirksamkeit von Prazosin bei Monotherapie und in Kombination mit einem β-Blocker und/oder Diuretikum. (In Anlehnung an [33, S. 101] und [23, S. 100])

Medikament	Abnahme des arteriellen Mitteldrucks [mmHg]	
	Liegen	Stehen
Prazosin	14	18
Prazosin + Diuretikum	29	29
Prazosin + β-Blocker	21	25
Prazosin + β-Blocker + Diuretikum	30	35

als Zusatzmedikation bei der Therapie schwererer Hochdruckformen [22]. Prazosin zeigt bei Kombination mit β-Blockern, Diuretika, Clonidin, α-Methyldopa oder Dihydralazin eine additive antihypertensive Wirkung [17, 18]. Nebenwirkungen sind ebenfalls additiv, schädliche Arzneimittelinteraktionen bei der Kombination mit diesen Substanzen sind nicht bekannt [38].

Besonders wirksam ist die Kombination mit einem Diuretikum oder einem β-Rezeptorenblocker (oder beidem) [18, 27, 33, 35]. Mehrere Gründe sprechen für die kombinierte Anwendung von Prazosin und β-Rezeptorenblockern:

1. Prazosin neigt zu einer Erhöhung der Herzfrequenz im Stehen, wohingegen β-Blocker einen Frequenzabfall bewirken.
2. Der Blutdruck im Stehen ist bei β-Blockade höher und bei Prazosingabe niedriger als in liegender Position.
3. Durch Blockade vasodilatatorisch wirksamer vaskulärer β_2-Rezeptoren kann während β-Blockade ein vasokonstriktorisch wirkender α-Tonus überwiegen; dies wird durch Prazosin verhindert.
4. β-Blocker können eine gelegentlich unter Prazosin auftretende Angina pectoris bessern [12].

Eine Natrium- und Wasserretention mit Zunahme des Plasmavolumens ist während der Behandlung mit Prazosin nur gering ausgeprägt, kann in Einzelfällen jedoch seine antihypertensive Wirksamkeit einschränken und die zusätzliche Gabe eines Diuretikums erforderlich machen [7, 12]. Die antihypertensive Wirksamkeit von Prazosin bei Monotherapie und in Kombination mit einem β-Blocker und/oder Diuretikum ist in Tabelle 13 dargestellt.
Eine fixe Prazosin-Diuretikum-Kombination (Polypress) ist im Handel erhältlich. Eine Tablette enthält 0,5 mg Prazosin und 0,250 mg Polythiazid.

Differentialtherapeutische Gesichtspunkte

Prazosin ist sowohl bei Monotherapie als auch in Kombination mit Diuretika und anderen Antihypertensiva wirksam [12]. Es führt zu einer wirksamen Blutdrucksenkung bei allen Schweregraden der Hypertonie: bei alleiniger Anwendung bei leichter und mittelschwerer Hypertonie oder in Kombination mit anderen Substanzen bei mittelschwerer bis schwerer Blutdrucksteigerung. Bei Kombination mit einem

Thiaziddiuretikum kann es in einem hohen Prozentsatz sowohl bei Patienten mit mittelschwerer und schwerer Hypertonie zu einer wirksamen Blutdruckkontrolle führen. Prazosin hat sich besonders als Zusatzmedikation bei vorbestehender antihypertensiver Therapie bei denjenigen Patienten bewährt, die eine weitere Dosissteigerung dieser Medikamente nicht tolerieren oder bei denen der Blutdruck durch sie nicht befriedigend eingestellt ist [9, 15, 32, 34]. Da Prazosin und β-Rezeptorenblocker unterschiedliche Wirkungsmechanismen haben, können sie ihre antihypertensive Wirksamkeit gegenseitig verstärken. Ihr kombinierter Einsatz evtl. zusammen mit einem Diuretikum entspricht einem logischen und effektiven Therapiekonzept bei der Behandlung der schweren Hypertonie. Prazosin kann auch als Ersatz für Dihydralazin verwendet werden, da es weniger Nebenwirkungen aufweist und mit Dihydralazin in einem Verhältnis von 1:25 mg äquipotent ist. In seltenen Fällen schwerer therapieresistenter Hypertonien ist wegen des unterschiedlichen Wirkungsmechanismus von Prazosin und Dihydralazin eine kombinierte Anwendung dieser Substanzen möglich [12, 15, 23].

Besonders wirksam hat sich Prazosin bei der Behandlung von Patienten mit chronischer Niereninsuffizienz und Hypertonie erwiesen [9, 12]. Es konnte gezeigt werden, daß Prazosin bei azotämischen Patienten zu einer stärkeren Senkung des arteriellen Drucks als bei einer vergleichbaren Gruppe von hypertensiven Patienten mit normaler Nierenfunktion führt [7, 11]. Dabei scheint die größere Wirkung nicht auf einer gesteigerten Ansprechbarkeit zu beruhen, sondern auf einer Beeinflussung der Pharmakokinetik mit darauf resultierenden höheren Blutspiegeln [11, 23]. Neben der guten antihypertensiven Wirksamkeit läßt die günstige Beeinflussung der Nierenfunktion Prazosin als besonders geeignet für den Einsatz bei Patienten mit chronischer Niereninsuffizienz erscheinen. So konnte gezeigt werden, daß die glomeruläre Filtrationsrate, der renale Plasmafluß, der renale Blutfluß und die Filtrationsfraktion während einer Prazosintherapie entweder unverändert bleiben oder ansteigen [11, 12, 23].

Als Mittel der ersten Wahl kann Prazosin bei denjenigen Patienten eingesetzt werden, die Diuretika wegen einer Gicht oder Hyperglykämien oder β-Blocker wegen eines Asthma bronchiale, AV-Überleitungsstörungen oder einer Herzinsuffizienz nicht tolerieren [23].

Wegen seiner günstigen Auswirkungen auf das Lipidprofil sollte Prazosin besonders bei Lipidstoffwechselstörungen in die differentialtherapeutischen Überlegungen mit einbezogen werden.

Bei Patienten mit chronischer Herzinsuffizienz führt Prazosin über eine Verminderung von Vor- und Nachlast des Herzens zu einer hämodynamischen Befundverbesserung [1, 4]. Ob Prazosin bei Hypertonie mit begleitender Herzinsuffizienz besonders wirksam ist und ob eine Blutdrucksenkung bei diesen Patienten durch Prazosin gegenüber anderen Antihypertensiva Vorteile bringt, bleibt abzuwarten [1, 3, 4, 24, 33].

Obwohl Prazosin nur in seltenen Fällen eine ausgeprägte reflektorische kardiale Stimulation hervorruft, kann es eine vorher bestehende Angina pectoris verschlimmern und sollte daher bei Patienten mit Koronarinsuffizienz nur mit Vorsicht eingesetzt werden [12, 23].

Tabelle 14. Nebenwirkungen von Prazosin bei 934 Patienten. (Nach [28, S. 100])

Nebenwirkung	Häufigkeit [%]
Orthostatischer Schwindel	13,7
Kopfschmerzen	7,8
Benommenheit	7,6
Übelkeit	6,4
Palpitationen	5,3
Mundtrockenheit	4,3
Flüssigkeitsretention	4,1
Verstopfte Nase	3,7
Harninkontinenz	3,7
Depression	2,3
Hautveränderungen	1,0

Nebenwirkungen (Tabelle 14)

Nebenwirkungen sind bei der chronischen Behandlung mit Prazosin i. allg. leichter Art und zwingen selten zum Absetzen des Medikaments. Überzeugende Hinweise für das Auftreten eines Lupus-erythematodes-Syndroms unter Prazosin, wie man es bei Dihydralazin sieht, fehlen. Orthostatische Hypotonie und eine besonders im Stehen auftretende Tachykardie stellen nur bei einem geringen Prozentsatz der Patienten ein chronisches Problem dar. Im allgemeinen führt Prazosin nur zu einer geringen Änderung der Herzfrequenz. Allerdings kann es im Einzelfall die Häufigkeit und Schwere einer vorher bestehenden Angina pectoris verstärken. Eine Interaktion zwischen Prazosin und Nitraten, die zu einer Synkope geführt hat, ist in Einzelfällen berichtet worden. Andere Nebenwirkungen (Tabelle 14) schließen Symptome und Befunde wie Kopfschmerzen, Benommenheit, Übelkeit, Mundtrockenheit, Flüssigkeitsretention und Depression sowie Hautausschlag und Harninkontinenz ein [13, 23, 28, 29].

Prazosin kann in seltenen Fällen nach Einnahme der ersten Dosis zu einem akuten Syndrom führen, das durch vorübergehende Schwäche, Schwindel, Palpitationen und in seltenen Fällen durch das Auftreten einer Synkope charakterisiert ist. Dieses Syndrom ist in den meisten Fällen Folge einer akuten orthostatischen Hypotonie, die insbesondere nach Einnahme der ersten Dosis von Prazosin oder bei Dosissteigerung auftreten kann. Das Auftreten der orthostatischen Hypotonie wird nach körperlicher Anstrengung verstärkt, ist offenbar dosisabhängig und kann durch vorausgegangene Natriumrestriktion oder diuretikainduzierte Natriumverarmung sowie durch Vorbehandlung mit anderen Antihypertensiva sowie durch Nitrate verstärkt werden. Bei Patienten, die als initiale Dosis über 2 mg erhalten haben, beträgt die Häufigkeit einer Synkope ungefähr 1%. Bei der empfohlenen Anfangsdosis von 0,5 mg tritt diese Reaktion praktisch nicht auf [28, 29, 33].

Literatur

Prazosin

1. Antani JA (1979) Prazosin in hypertension with heart failure. J Cardiovasc Pharmacol 1: 56
2. Awan NA, Miller RR, Maxwell K, Mason DT (1978) Effects of prazosin of forearm resistance and capacitance vessels. Clin Pharmacol Ther 22: 79

3. Awan NA, Miller RR, Maxwell KS et al. (1978) Development of systemic vasodilator tolerance to prazosin with chronic use of the agent in ambulatory therapy of severe congestive heart failure. Am J Cardiol 41: 367
4. Awan NA, Miller RR, Miller MP et al. (1978) Clinical pharmacology and therapeutic application of prazosin in acute and chronic refractory congestive heart failure: balanced systemic venous and arterial dilation improving pulmonary congestion and cardiac output. Am J Med 65: 146
5. Bateman DN, Hobbs DC, Twomey TM, Stevens EA, Rawlins MD (1979) Prazosin, pharmacokinetics and concentration effect. Eur J Clin Pharmacol 16: 177
6. Bolli P, Wood AJ, Phelan EL et al. (1975) Prazosin preliminary clinical and pharmacological observations. Clin Sci Mol Med [Suppl 2] 48: 177
7. Brogden RN, Heel RC, Speight TM, Avery GS (1977) Prazosin: A review of its pharmacological properties and therapeutic efficacy in hypertension. Drugs 14: 163
8. Cambridge D, Davey MJ, Massingham R (1977) Prazosin, a selective antagonist of post-synaptic a-adrenoceptors. Br J Pharmacol 59: 514
9. Curtis JR, Bateman FJA (1975) Use of prazosin in management of hypertension in patients with chronic renal failure and in renal transplant recipients. Br Med J IV: 432
10. Flouvat B, Le Roux E, Safar M (1979) Pharmacokinetic study of prazosin in man: In: Rawlins MD, Geyer G, Bleifeld W (eds) Proceedings of the European Symposium on Prazosin. Excerpta Medica, Amsterdam, p 28
11. Graham RM, Mulvithill-Wilson J (1980) Clinical pharmacology of prazosin used alone or in combination in the therapy of hypertension. J Cardiovasc Pharmacol [Suppl 3] 2: 387
12. Graham RM, Pettinger WA (1979) Drug therapy: Prazosin. N Engl J Med 300: 232
13. Graham RM, Thornell IR, Gain JM et al. (1976) Prazosin: The first-dose phenomenon. Br Med J II: 1293
14. Graham RM, Oates HF, Stoker LM et al. (1977) Alpha-blocking action of the antihypertensive agent, prazosin. J Pharmacol Exp Ther 201: 747
15. Hayes JM, Graham RM, O'Connell BP et al. (1976) Experience with prazosin in the treatment of patients with severe hypertension. Med J Aust 1: 562
16. Hobbs DC, Twomey TM, Palmer RF (1978) Pharmacokinetics of prazosin in man. J Clin Pharmacol 18: 402
17. Hua ASP, Macdonald IM, Myer JB, Kincaid-Smith P (1976) Studies with prazosin. A new effective hypotensive agent. 1. Open clinical study of prazosin in combination with other antihypertensive agents. Med J Aust 1: 559
18. Kuokkanen K, Mattila MJ (1979) Antihypertensive effect of prazosin in combination with methyldopa, clonidine or propranolol. Ann Clin Res 11: 18
19. Lowenstein J, Steele JM Jr (1978) Prazosin. Am Heart J 95: 262
20. Lowenstein J, Steele JM Jr (1979) Prazosin: Mechanism of action and role in antihypertensive therapy. Cardiovasc Med 4: 885
21. Lund-Johansen P (1974) Hemodynamic changes at rest and during exercise in long-term prazosin therapy of essential hypertension. In: Cotton DWK (ed) Prazosin: Evaluation of a new antihypertensive agent. Excerpta Medica, Amsterdam, p 43
22. Marshall AJ, Barritt DW, Pocock J et al. (1977) Evaluation of beta blockade, bendrofluazide and prazosin in severe hypertension. Lancet I: 781
23. McMahon G (1978) Management of essential hypertension. Futura, New York
24. Miller R, Awan NA, Maxwell KS, Mason DT (1977) Sustained reduction of cardiac impedance and preload in congestive heart failure with the antihypertensive vasodilator prazosin. N Engl J Med 297: 303
25. Oates HE, Graham RM, Stoker LM et al. (1976) Haemodynamic effects of prazosin. Arch Int Pharmacodyn Ther 224: 239
26. Oates HF, Graham RM, Stokes GS (1977) Mechanism of the hypotensive action of prazosin. Arch Int Pharmacodyn Ther 227: 41
27. Okun R, Maxwell M (1979) Long-term antihypertensive therapy with prazosin plus a diuretic. J Cardiovasc Pharmacol 1: 21
28. Pitts NE (1974) The clinical evaluation of prazosin hydrochloride, a new antihypertensive agent. In: Cotton DWK (ed) Prazosin: Evaluation of a new antihypertensive agent. Excerpta Medica, Amsterdam, p 149

29. Rosendoff D (1976) Prazosin: Severe side effects are dose-dependent. Br Med J II: 508
30. Schriger A, Sheps SG (1977) Prazosin – new hypertensive agent: A doubleblind crossover study in the treatment of hypertension. JAMA 237: 989
31. Scivoletto R, Toledo AJO, Gomes da Silva AC et al. (1976) Mechanism of the hypotensive effect of prazosin. Arc Int Pharmacodyn Ther 223: 333
32. Stokes GS, Oates HF (1978) Prazosin: New alpha-adrenergic blocking agent in treatment of hypertension. Cardiovasc Med 3: 41
33. Stokes GS, Oates HF (1980) Prazosin: An alpha-adrenergic blocking agent in the treatment of hypertension. In: Laragh J (ed) Topics in hypertension. Medical Books, Lochem, p 445
34. Stokes GS, Weber MA (1974) Prazosin: Preliminary report and comparative studies with other antihypertensive agents. Br Med J II: 298
35. Stokes GS, Gain JM, Mahony JF et al. (1977) Long-term use of prazosin in combination or alone for treating hypertension. Med J Aust 2: 13
36. Stokes GS, Monaghan J, Frost G, MacCarthy P (1979) Analyzing responsiveness to prazosin in renal failure: New pharmacodynamic approach. Clin Sci 57: 383
37. Taylor JA, Twomey TM, Schach Von Wittenau M (1977) The metabolic fate of prazosin. Xenobiotica 7: 357
38. Van Zweiten PA, Lam E, Timmermans PM (1978) The interaction between prazosin and clonidine. Clin Sci 5: 2598

Phentolamin

Phentolamin ist ein arteriolärer Vasodilatator, der über intravenöse Applikation zur Behandlung des krisenhaften Blutdruckanstiegs beim Phäochromozytom eingesetzt wird. Die Verwendung von Phentolamin als Test zur Diagnose des Phäochromozytoms ist obsolet und durch spezifische Analysen von Katecholaminen und deren Metaboliten im Urin bzw. im Plasma ersetzt worden [5, 6, 8].

Klinische Pharmakologie

Wirkungsmechanismus

Phentolamin führt zu einer mäßig ausgeprägten und kurz anhaltenden kompetitiven α-adrenergen Blockade. Zusätzlich hat es gering ausgeprägte sympathikomimetische, parasympathikomimetische und histaminähnliche Eigenschaften. Nach intravenöser Applikation kommt es über eine Verminderung des peripheren Gefäßwiderstands zu einer Vasodilatation mit Blutdruckabfall. Die dabei beobachtete kardiale Stimulation kann mit Rhythmusstörungen assoziiert sein und ist offenbar nicht nur Ausdruck einer reflektorischen Aktivierung als Folge der peripheren Vasodilatation, sondern scheint mit einer vermehrten Freisetzung sowie verminderten Inaktivierung von endogenem Noradrenalin verknüpft zu sein. Dabei scheint einer Unterbrechung der präsynaptischen inhibitorischen Kontrolle der Noradrenalinfreisetzung durch die unselektive α-Rezeptorenblockade eine besondere Bedeutung zuzukommen. Ausdruck der parasympathikomimetischen Wirkung von Phentolamin ist die ausgeprägte Hyperperistaltik und Diarrhö, die nach Gabe größerer Dosen auftreten und durch Atropin verhindert werden kann [3, 5, 6, 9].

Pharmakokinetik

Nach intravenöser Gabe einer Einzeldosis hält der blutdrucksenkende Effekt für ca. 20 min an. Bei oraler Gabe beträgt die Wirksamkeit nur ca. 20% verglichen mit der nach parenteraler Applikation. Die Halbwertszeit der Substanz ist nicht bekannt, da die Blutspiegel nicht gemessen werden können. Nur 10% einer injizierten Dosis können im Urin in aktiver Form wiedergefunden werden. Über die Metabolisierung von Phentolamin ist wenig bekannt [5, 6].

Therapeutische Anwendung

Dosierung

Phentolamin (Regitin) steht als 10 mg und 50 mg-Ampullen zur intravenösen Applikation zur Verfügung. Zur Behandlung der hypertensiven Krise wird es in Einzeldosen von 5–10 mg langsam injiziert, wobei bei Nachlassen der antihypertensiven Wirkung die Gabe beliebig wiederholt werden kann. Eine Phentolamininfusion in einer Dosis von 10 µg pro kg/min, die alle 15 min um 10 µg bis zu einer Maximaldosis von 120 mg/h erhöht werden kann, findet Verwendung zur Blutdruckkontrolle während der Anästhesie im Rahmen einer operativen Entfernung eines Phäochromozytoms [5, 6, 8].

Kombinationstherapie

Bei exzessiven Tachykardien und Auftreten einer Angina pectoris ist die Kombination mit β-Rezeptorenblockern möglich. Digitalis sollte nur mit Vorsicht eingesetzt werden, da die myokardiale Irritabilität durch die kardiale Stimulation nach Phentolamin sowie durch die stark erhöhten zirkulierenden Katecholamine erheblich gesteigert sein kann. Bei mit Phenoxybenzamin vorbehandelten Phäochromozytompatienten ist der intraoperative Phentolaminbedarf wesentlich geringer [3, 5, 8].

Differentialtherapeutische Gesichtspunkte

Einige Autoren bevorzugen Phentolamin vor Phenoxybenzamin zur präoperativen Vorbereitung von Phäochromozytompatienten wegen der kürzeren Wirkungsdauer von Phentolamin und der dadurch erhaltenen intraoperativen Möglichkeit, den Blutdruck als Indikator eines verbliebenen Resttumors zu nutzen [5].

Obwohl der Wirkungsbeginn von intravenös verabreichtem Phentolamin nahezu so rasch ist wie von Nitroprussid, beträgt die Wirkungsdauer von Phentolamin 5–10 min und in Einzelfällen auch länger. In seltenen Fällen kann es nach Phentolamin zu einer ausgeprägten hypotensiven Reaktion kommen. Außerdem sind Fälle beschrieben, bei denen Phäochromozytompatienten nicht auf Phentolamin, jedoch prompt auf Nitroprussid angesprochen haben. Obwohl mit beiden Substanzen eine wirksame Blutdruckkontrolle bei nahezu allen Patienten mit Phäochromozytom erreicht werden kann, wird von einigen Autoren Nitroprussidnatrium wegen seiner besseren Steuerbarkeit bevorzugt [5].

Nebenwirkungen

Die klinisch relevanten Nebenwirkungen von Phentolamin sind in erster Linie auf die kardiale und gastrointestinale Stimulation zurückzuführen. Bedrohliche Tachykardien, Arrhythmien sowie Angina pectoris können auftreten. Die gastrointestinale Stimulation kann zu abdominellen Schmerzen, Übelkeit, Erbrechen, Durchfall und bei längerer Anwendung von Phentolamin zur Exazerbation peptischer Ulzera führen [5, 6].

Phenoxybenzamin

Phenoxybenzamin ist ein lang wirkender α-adrenerger Blocker und hat sich bei der präoperativen Behandlung von Präochromozytompatienten, zur Dauerbehandlung von Patienten mit malignem oder inoperablem Phäochromozytom und zur Verhinderung von hypertensiven Krisen während intraoperativer Manipulation an dem Tumor bewährt [5, 6, 8].

Klinische Pharmakologie

Wirkungsmechanismen

Phenoxybenzamin ist ein hochwirksamer und nicht selektiver α-Rezeptorenblocker mit Angriffspunkt an prä- und postsynaptischen α-Rezeptoren. Bei gesunden, liegenden und normovolämischen Probanden kommt es nur zu einem geringen Abfall des systolischen und sehr mäßigen Abfall des diastolischen Blutdrucks. In Situationen mit gesteigerter sympathischer Vasokonstriktion wie Orthostase und Hypovolämie sowie exzessiv gesteigerter endogener oder exogener Katecholaminzufuhr kann es zu einem ausgeprägten, insbesondere orthostatischen, Blutdruckabfall kommen [1, 5, 6, 10].

Phenoxybenzamin führt zu einer Abnahme des totalen peripheren Gefäßwiderstands mit einem reflektorischen Anstieg des Herzzeitvolumens. Der zerebrale und der koronare Gefäßwiderstand werden nur geringfügig durch die α-Blockade beeinflußt. Der zerebrale Blutfluß wird lediglich bei erheblichem Blutdruckabfall vermindert, während der koronare Blutfluß in Abhängigkeit von der reflektorischen kardialen Stimulation zunimmt [6].

Pharmakokinetik

20–30% von oral verabreichtem Phenoxybenzamin wird in aktiver Form resorbiert. Phenoxybenzamin besitzt eine hohe Lipidlöslichkeit und kann sich bei höherer Dosierung im Fettgewebe anreichern. Der Metabolismus von Phenoxybenzamin ist weitgehend unbekannt. Bei intravenöser Gabe von radioaktiv markiertem Phenoxybenzamin werden 50% innerhalb von 12 h und 80% innerhalb von 24 h ausgeschieden; geringe Mengen können bis zu einer Woche in verschiedenen Geweben nachgewiesen werden. Diese Gewebsbindung ist möglicherweise für die länger anhaltende blutdrucksenkende Wirkung von Phenoxybenzamin verantwortlich [6].

Therapeutische Anwendung

Dosierung

Phenoxybenzamin (Dibenzyran) steht in Kapseln zu 1, 5 und 10 mg für die orale Therapie zur Verfügung. Zur Ermittlung der individuellen Dosierung und Verträglichkeit sollte mit niedrigen Dosen begonnen und danach eine allmähliche Dosissteigerung vorgenommen werden. Die erforderliche Tagesdosis ist großen Schwankungen unterworfen und liegt normalerweise zwischen 15 und 100 mg/Tag. Höchstdosen bis zu 240 mg können erforderlich werden [4, 5, 6,, 8].

Kombinationstherapie

Bei Phäochromozytompatienten mit ausgeprägter Tachykardie oder auch Rhythmusstörung ist die gleichzeitige Gabe von β-Rezeptorenblockern in einer Anfangsdosis von 40 mg/Tag und einer anschließenden Dosissteigerung bis zur ausreichenden β-Blockade möglich. Dabei ist es unbedingt erforderlich, vor dem Einsatz von β-Rezeptorenblockern eine ausreichende α-Blockade durchzuführen, da es sonst zu einem paradoxen Blutdruckanstieg kommen kann [5].

Differentialtherapeutische Gesichtspunkte

Phenoxybenzamin ist das Mittel der Wahl für die präoperative Vorbereitung von Phäochromozytompatienten sowie für eine Dauerbehandlung von Patienten mit malignem und/oder inoperablem Phäochromozytom. Die kontinuierliche α-Blokkade führt zu einem Sistieren der Symptome der exzessiven Katecholaminausschüttung durch den Tumor, verbessert den allgemeinen kardiovaskulären Status der Patienten und führt in der Regel zu einer Normalisierung des Blutvolumens, das bei Phäochromozytompatienten als Folge der exzessiven adrenergen Vasokonstriktion häufig erniedrigt ist [2, 4, 5, 8].

Die intraoperativen Komplikationen wie schwerste Hyper- und Hypotensionen sowie Arrhythmien lassen sich durch Vorbehandlung mit Phenoxybenzamin deutlich reduzieren [7, 8]. Der Nachteil einer kompletten α-Blockade mit Phenoxybenzamin besteht darin, daß bei fehlender präoperativer Lokalisation des Tumors oder bei Patienten mit multiplen Tumoren (häufig bei Kindern oder beim familiären Phäochromozytom) eine Blutdrucksteigerung während Manipulation am Tumor als wertvolle Hilfe für die Lokalisation von kleinen und verdächtigen Läsionen oder für den Nachweis zusätzlicher Tumoren fehlt, da die α-Blockade den Blutdruck normalisiert und eine Hypertension als Index exzessiv erhöhter zirkulierender Katecholamine intraoperativ nicht nachweisbar ist [5].

Nebenwirkungen

Nebenwirkungen als Folge der α-Blockade mit Phenoxybenzamin schließen orthostatische Hypotonie, Reflextachykardie, Miosis, verstopfte Nase sowie Hemmung der Ejakulation ein. Zusätzlich werden Nebenwirkungen beobachtet, die nicht in direktem Zusammenhang mit der α-Blockade stehen. So können Übelkeit, Erbrechen, Sedierung, Schwäche und Müdigkeit auftreten [4, 5, 6, 8].

Literatur

Phentolamin und Phenoxybenzamin

1. Baylis PH (1974) Reaction to phenoxybenzamine. Lancet II: 1514
2. Crout JR, Brown BR (1969) Anesthetic management of pheochromocytoma: the value of phenoxybenzamine. Anesthesiology 30: 29
3. Das PK, Parratt JR (1971) Myocardial and haemodynamic effects of phentolamine. Br J Pharmacol 41: 437
4. Engelman K, Sjoerdsma A (1964) Chronic medical therapy for pheochromocytoma: a report of four cases. Ann Intern Med 61: 229
5. Manger WM, Gifford RW (1977) Pheochromocytoma. Springer, Berlin Heidelberg New York, p 304
6. Nickerson M, Collier B (1975) Alpha-adrenergic blocking agents. In: Goodman L, Gilman A (eds) The pharmacoligical basis of therapeutics, 5th edn. p 533 Macmillan Publishing Co. New York
7. Page LB, Raker JW, Berberich FR (1969) Pheochromocytoma with predominant epinephrine secretion. Am J Med 47: 648
8. Ross EJ, Prichard BNC, Kaufman L et al. (1967) Preoperative and operative management of patients with pheochromocytoma. Br Med J I: 191
9. Taylor SH, Sutherland GR, Mackenzie GJ et al. (1965) The circulatory effects of phentolamine in man with particular respect to changes in forearm blood flow. Clin Sci 28: 265
10. Wyse DG, Beck L (1972) Phenoxybenzamine blockade of neural and exogenous noradrenaline. J Pharm Pharmacol 24: 478

2.3.1 Angiotensin-Converting-Enzyme-Hemmer

A. Overlack und K. O. Stumpe

Die Hemmung des Angiotensin-Converting-enzyme stellt ein neues wirksames Behandlungsprinzip für die meisten Hypertonieformen dar. Seit 1965 wurden aus Schlangengiften, zumeist aus dem der südamerikanischen Viper Bothrops jararaca, mehrere Converting-enzyme-Hemmer isoliert, von denen einer, das Nonapeptid SQ 20.881 (Teprotide), eine begrenzte klinische Anwendung fand. Eine breitere therapeutische Anwendbarkeit der Converting-enzyme-Hemmer ist mit der Entwicklung des oral wirksamen Prolinderivats SQ 14225 (Captopril, Lopirin) gegeben (Abb. 1), dessen antihypertensive Effektivität bisher an etwa 600000 Patienten gezeigt werden konnte. Eine ähnliche strukturierte Nachfolgesubstanz (MK 421, Enalapril), (Abb. 1) der als wesentliches Unterscheidungsmerkmal zu Captopril die Sulfhydrylgruppe fehlt, befindet sich in der klinischen Prüfung.

Klinische Pharmakologie

Wirkungsmechanismus

Innerhalb des Renin-Angiotensin-Systems ist das Angiotensin-Converting-enzyme verantwortlich für die Freisetzung des potenten Vasokonstriktors Angiotensin II aus seinem biologisch inaktiven Vorläufer Angiotensin I (Abb. 2). Das Converting-enzyme ist identisch mit der Kininase II, die den Abbau der gefäßerweiternd wirkenden Kinine katalysiert [7]. Durch Hemmung des Convertingenzyme wird die Freisetzung des Vasokonstriktors Angiotensin II vermindert bei gleichzeitiger Ak-

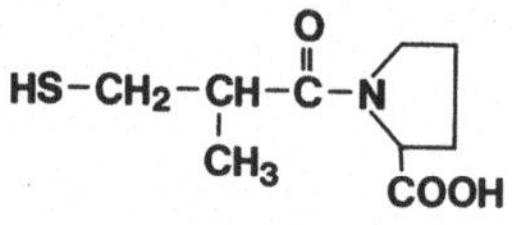

Captopril (SQ 14225)

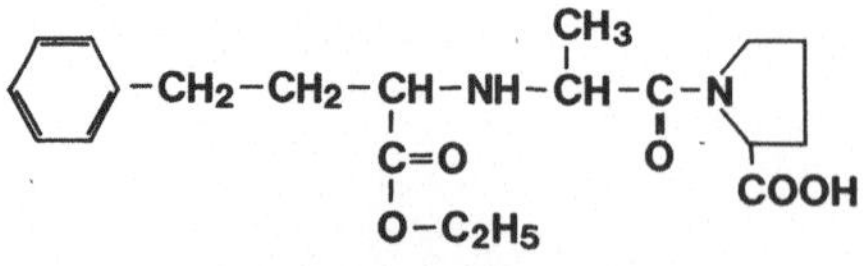

Enalapril (MK 421)

Abb. 1. Strukturformeln von Captopril (Lopirin) und Enalapril (MK 421)

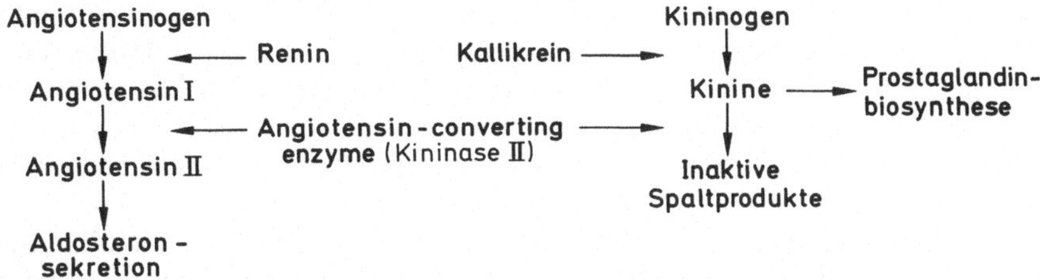

Abb. 2. Schematische Darstellung des Renin-Angiotensin- und Kallikrein-Kinin-Systems

kumulation vasodilatatorischer Kinine. Hieraus erklärt sich wahrscheinlich, wenn auch letztlich nicht bewiesen, zum größten Teil der antihypertensive Effekt der Converting-enzyme-Hemmer. Einer Senkung der Angiotensin-II-Spiegel wird dabei die größte, von einigen Autoren sogar die alleinige Bedeutung zugeschrieben [3, 4]. Die antihypertensive Wirksamkeit der Convertingenzyme-Hemmung ist besonders ausgeprägt bei gesteigerter Aktivität des Renin-Angiotensin-Systems [4]. Aber auch bei essentiellen Hypertonikern mit niedriger Plasmareninaktivität kann der Blutdruck gesenkt werden [9]. Dieser Befund sowie die Beobachtung, daß Captopril auch nach Blockade der Angiotensin-II-Rezeptoren noch eine blutdrucksenkende Wirkung hat [26], weist auf zusätzliche antihypertensive Mechanismen der Convertingenzyme-Hemmung neben der verminderten Angiotensin-II-Bildung hin. Einer dieser Mechanismen könnte eine Stimulation des Kallikrein-Kinin-Systems sein. Durch eine aprotininvermittelte Kallikreininhibition wird der akute blutdrucksenkende Effekt von Captopril bei Patienten mit essentieller Hypertension und normaler oder erniedrigter Plasmareninaktivität deutlich abgeschwächt [20]. Ein durch Convertingenzyme-Hemmung verminderter Abbau endogener Kinine könnte zu einer Stimulation der Prostaglandinbiosynthese führen, was ebenfalls zur Wirkung von Captopril beitragen kann [24]. Ob neben diesen Mechanismen zusätzliche Faktoren, wie z. B. eine Senkung der Plasmakonzentration von Vasopressin [25], eine Rolle spielen, ist derzeit noch ungeklärt.

Pharmakodynamik

Biochemische Auswirkungen

Eine Stunde nach oraler Gabe von 100 mg Captopril sinkt die Aktivität des Convertingenzyme auf unter 50% ab [20]. Innerhalb von 12 h nach der letzten Captoprildosis ist die Enzymaktivität wieder auf den Ausgangswert angestiegen [3]. Die pressorische Wirkung einer intravenösen Injektion von Angiotensin I wird bereits bei einer Dosis von 5–10 mg Captopril innerhalb von 30–60 min fast 100%ig gehemmt [8]. Durch Dosiserhöhung wird lediglich eine Wirkungsverlängerung erzielt. Der endogene Angiotensin-II-Spiegel fällt unter akuter oder chronischer Gabe von Captopril um 50–80% ab [13]. Die Plasmareninaktivität steigt unter Convertingenzyme-Hemmung deutlich an, was wahrscheinlich zum Großteil durch die Unterbrechung des negativen Feedback zwischen Angiotensin II und Reninaktivität bedingt ist [11]. Infolge der verminderten Bildung von Angiotensin II sinkt die Aldosteronsekretion ab [11]. Hierdurch wird die unter antihypertensiver Therapie häufig auftretende Natrium- und Wasserretention verhindert, was wahrscheinlich ein Hauptgrund für die fehlende Toleranzentwicklung einer Dauerbehandlung mit Captopril ist.

Die durch exogen zugeführtes Bradykinin hervorgerufene Vasodilatation wird durch Cpatopril potenziert [18], die Urinausscheidung endogener Kinine deutlich gesteigert [11]. Wegen methodischer Probleme kann derzeit zum Verhalten der Plasmakininspiegel unter Convertingenzyme-Hemmung noch keine endgültige Aussage getroffen werden [11]. Die durch intravenöse Bradykiningabe induzierte Stimulation der Prostaglandinbiosynthese wird durch Captopril weiter gesteigert [18]. Die Urinausscheidung sowie die Plasmakonzentration von Prostaglandin E_2 steigt bei Patienten mit essentieller Hypertension unter Captoprilbehandlung an [12, 24]. Die durch Captopril hervorgerufene Blutdrucksenkung kann bei einigen Patienten durch Hemmung der Prostaglandinbiosynthese merklich abgeschwächt werden [1].

Ein neu entwickelter, etwa 9mal stärker wirksamer Convertingenzyme-Hemmer (MK 421, Enalapril), scheint nach den bislang vorliegenden Untersuchungen ähnliche biochemische Auswirkungen zu haben wie Captopril. Bei etwas späterem Wirkungseintritt (2–3 h) scheint aber die Wirkung von Enalapril erheblich länger zu sein als die von Captopril. Noch 24 h nach einer einmaligen Gabe von Enalapril ist die Aktivität des Convertingenzyme im Serum deutlich supprimiert [10].

Hämodynamische Effekte

Bei normotensiven Probanden wird der Blutdruck durch Captopril nicht oder nur geringfügig beeinflußt [17]. Die meisten Patienten mit essentieller Hypertension reagieren dagegen auf eine einmalige Dosis von 50–100 mg mit einem signifikanten Blutdruckabfall, der 60–90 min nach Captoprilgabe sein Maximum erreicht [20] (Abb. 3) etwa 8–12 h nachweisbar ist [28].

Durch diuretische Vorbehandlung oder diätetischen Natriumentzug kann dieser antihypertensive Effekt noch gesteigert werden. Am stärksten ausgeprägt scheint dieser captoprilinduzierte Blutdruckabfall bei Patienten mit stimulierter PRA (z. B. bei renovaskulärer Hypertonie) zu sein [4]. Andererseits kann Captopril aber auch bei Patienten mit supprimierter PRA den Blutdruck senken [13], so daß die Ausgangshöhe der Reninaktivität allein noch nichts über den zu erwartenden therapeutischen Erfolg oder Mißerfolg aussagt. Mit Ausnahme des primären Hyperaldosteronismus scheint Captopril prinzipiell bei allen arteriellen Hypertonieformen einsetzbar zu sein. Seine Wirksamkeit konnte bei der essentiellen Hypertonie, bei renovaskulärem und renoparenchymatösem Hochdruck und auch bei ansonsten therapierefraktärer Hypertonie gezeigt werden [11]. Der antihypertensive Effekt bleibt auch unter einer Dauertherapie unverändert erhalten [19] (Abb. 4). Diese fehlende Toleranzentwicklung ist wahrscheinlich, wie bereits erwähnt, auf die gleichzeitige Senkung der Aldosteronsekretion zurückzuführen. Selbst bei einem erheblichen Blutdruckabfall unter einer Therapie mit Captopril bleibt ein Anstieg der Pulsfrequenz zumeist aus, was möglicherweise durch eine Herabsetzung der Baro-

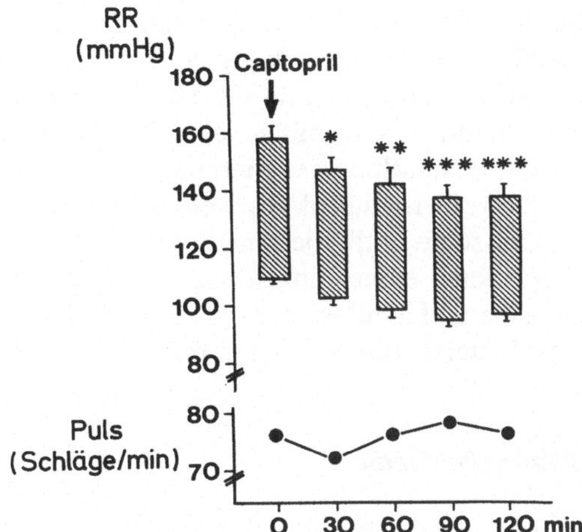

Abb. 3. Einfluß einer Einzeldosis von Captopril (100 mg) auf Blutdruck und Pulsfrequenz im Liegen bei 9 Patienten mit unbehandelter essentieller Hypertonie. $^{*}p < 0{,}05$ $^{**}p < 0{,}01$, $^{***}p < 0{,}001$. (Nach [20])

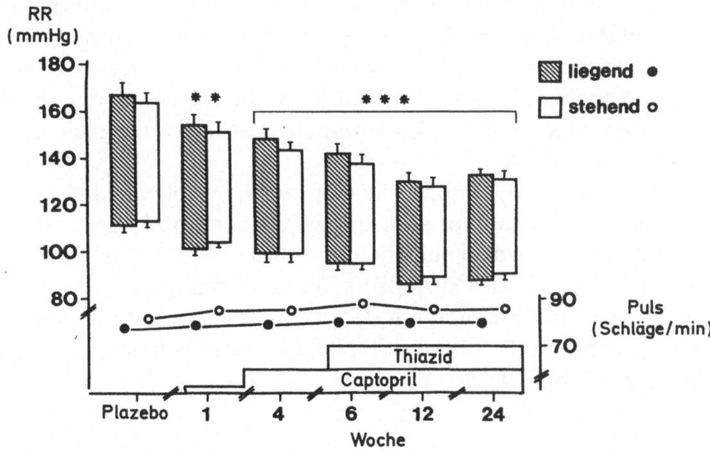

Abb. 4. Einfluß einer Langzeittherapie mit Captopril allein und in Kombination mit Hydrochlorothiazid (2mal 25 bis 2mal 50 mg/Tag) auf Blutdruck und Pulsfrequenz bei 12 Patienten mit essentieller Hypertonie. Anfangsdosis von Captopril 3mal 25 mg/Tag, Enddosis 3mal 50 bis 3mal 150 mg/Tag
$^{**}p < 0{,}01$, $^{***}p < 0{,}001$. (Nach [19])

rezeptorsensitivität unter Convertingenzyme-Hemmung bedingt ist [11]. Die captoprilinduzierte Blutdrucksenkung ist hämodynamisch die Folge einer Reduktion des systemischen Gefäßwiderstands [5]. Renale, zerebrale und muskuläre Durchblutung werden offenbar gesteigert [14]. Aufgrund dieses hämodynamischen Wirkungsprofils kann die Convertingenzyme-Hemmung als ideales antihypertensives Prinzip angesehen werden.

Bei Patienten mit Herzinsuffizienz bewirkt Captoril eine Senkung des peripheren Gefäßwiderstands (Senkung der Nachlast) sowie eine Erhöhung des Cardiac index, des Schlagvolumens und des Herzzeitvolumens. Auch der pulmonale Gefäßwiderstand nimmt ab. Damit scheint Captopril, ähnlich wie Prazosin und Dihydralazin, für die Behandlung der therapierefraktären Herzinsuffizienz geeignet zu sein.

Obwohl Enalapril ein weitaus potenterer Inhibitor des Convertingenzyme ist, scheint seine antihypertensive Wirksamkeit derjenigen von Captopril zu entsprechen. Nach einer Einzeldosis erreicht der Blutdruckabfall sein Maximum nach etwa 4 h und ist über mehr als 24 h nachweisbar [10]. Weitergehende hämodynamische Untersuchungen liegen derzeit für Enalapril noch nicht vor.

Pharmakokinetik

Captopril ist bei oraler Gabe nach etwa 15 min im Blut nachweisbar. Maximale Blutspiegel werden nach 30 min erreicht. Im Nüchternzustand werden etwa 70% resorbiert, während nach einer Mahlzeit die intestinale Aufnahme um etwa 35% reduziert wird. Die Blut-Hirn-Schranke scheint Captopril nicht passieren zu können. Mit Ausnahme des ZNS ist das Medikament nach intravenöser Injektion binnen kurzer Zeit in allen Geweben nachweisbar. Die Elimination von Captopril und seiner Metabolite erfolgt über die Niere. Nach einer Einzeldosis wird der größte Teil innerhalb von 24 h ausgeschieden, zu etwa 50% in unveränderter Form. Die andere Hälfte besteht aus Captoprildisulfiden und weiteren, im einzelnen noch nicht identifizierten Metaboliten. Die Eliminationsgeschwindigkeit ist eng mit der Nierenfunktion korreliert.

Enalapril wird, ähnlich wie Captopril, in hohem Maße resorbiert. Um als Convertingenzyme-Hemmer wirksam zu werden, muß zunächst die Estergruppe abgespalten werden, was wahrscheinlich in der Leber geschieht. Hierdurch erklärt sich der im Vergleich zu Captopril spätere Wirkungseintritt. Die so entstandene Substanz wird hauptsächlich mit dem Urin in unveränderter Form ausgeschieden. Wie bei Captopril ist die Elimination bei Niereninsuffizienz erheblich verzögert. (Literaturübersicht bei 10, 11, 21).

Therapeutische Anwendung

Dosierung und Therapieeinleitung

Die übliche Anfangsdosierung für die Therapie der essentiellen Hypertension mit Captopril beträgt 3mal 12.5–25 mg/Tag. Die Tabletteneinnahme sollte etwa 1 h vor oder 2 h nach den Mahlzeiten erfolgen. Bei nicht ausreichender Blutdrucksenkung nach Zugabe eines Diuretikums kann die Dosis in 1–2 wöchentlichen Abständen über 3mal 50 bis auf 3mal 100 mg/Tag als Maximaldosis gesteigert werden. Ein deutlicher Blutdruckabfall wird normalerweise bereits mit einer Dosis von 3mal 25 bis 3mal 50 mg/Tag erreicht. Eine Dosissteigerung hat in den meisten Fällen nur noch einen geringen zusätzlichen antihypertensiven Effekt [16]. Bei den meisten Patienten scheint auch die 2mal tägliche Gabe (2mal 25–50 mg) für eine effektive anti-

Tabelle 1. Dosierung von Captopril in Abhängigkeit von der Nierenfunktion

Kreatininclearance [ml/min]	Serumkreatinin [mg%]	Dosierungsintervall [h]	Maximale Tagesdosis [mg]
>75	<1	8	300
50	2,0	12	150
30	2,5	12–24	100
25	3,0	24	100
20	4,0	24	75
15	5,0	24	50 –75
10	6,0	24	25
<10	>6,0	24	12,5–25

hypertensive Therapie ausreichend zu sein [3]. Bei stimuliertem Renin-Angiotensin-System (Diuretikavorbehandlung, diätetischer Kochsalzentzug, Dehydratation, renovaskuläre Hypertonie) sollte die Initialdosis wegen des potentiell ausgeprägten Blutdruckabfalls niedriger gewählt werden (z. B. 12,5 mg). Wegen der Möglichkeit einer ausgeprägten akuten Blutdrucksenkung durch Captopril, die allerdings fast nie von hämodynamisch bedingten Nebenwirkungen wie Schwindel oder orthostatische Hypotension begleitet ist, sollten diese Patienten nach Gabe der Erstdosis über etwa 2 h in sitzender Stellung überwacht werden und eine diuretische Vorbehandlung sollte etwa 3 Tage vor dem Beginn einer Therapie mit Captopril unterbrochen werden, um einen stärkeren initialen Blutdruckabfall zu vermeiden. Bei Auftreten einer hypotensiven Reaktion empfiehlt sich die intravenöse Infusion von physiologischer Kochsalzlösung. Bei Niereninsuffizienz empfiehlt es sich, die Dosierungsintervalle zu verlängern (Tabelle 1). Enalapril wird in einer Dosierung von 2mal 5 bis 2mal 20 mg/Tag verabreicht. Wegen der langen Wirkungsdauer ist wahrscheinlich auch eine einmalige tägliche Verabreichung ausreichend.

Kombinationstherapie

Mit einer Therapie mit Captopril kann bei etwa 30–40% der Patienten mit mittelschwerer essentieller Hypertension der Blutdruck in den Normbereich gesenkt werden. Ähnliche Prozentzahlen dürften nach einer ersten Untersuchung auch für Enalapril zu erwarten sein [10]. Wie aus pathophysiologischen Gründen (Stimulation des Renin-Angiotensin-Systems) zu erwarten, sind Diuretika das ideale Kombinationstherapeutikum für Captopril und Enalapril. Die Zugabe von Diuretika scheint den antihypertensiven Effekt der Convertingenzyme-Hemmung zu verstärken [19]. In der Regel sollte Captopril mit einem Diuretikum vom Thiazidtyp (z. B. 50–100 mg Hydrochlorothiazid/Tag) kombiniert werden. Bei einer solchen Kombinationstherapie läßt sich bei den meisten Patienten mit unkomplizierter essentieller Hypertonie der Blutdruck normalisieren. Die durch ein Thiaziddiuretikum häufig induzierte Abnahme der Serumkaliumkonzentration wird bei gleichzeitiger Gabe von Captopril normalerweise nicht beobachtet [19]. Bei schwerer, sonst therapierefraktärer Hypertonie und bei eingeschränkter Nierenfunktion (Kreatinin >2 mg%) ist bei Furosemid einem Thiaziddiuretikum vorzuziehen. Die Zugabe eines antikaliuretischen Diuretikums (Amilorid, Triamteren, Spironolacton) sollte wegen der Gefahr der Hyperkaliämie den Patienten vorbehalten bleiben, die unter der Kombination Captopril/Thiazid einen erniedrigten Serumkaliumspiegel aufweisen. Die alleinige Kombination mit einem β-Rezeptorenblocker scheint wenig sinnvoll zu sein [15]. Jedoch ist eine Dreifachtherapie, bestehend aus Captopril, Thiaziddiuretikum und einem β-Rezeptorenblocker, bei Patienten mit schwerer Hypertonie wirksam [23].

Verträglichkeit und Nebenwirkungen

Die subjektive Verträglichkeit ist bei den meisten Patienten ausgesprochen gut. Nach eigenen Erfahrungen geben viele Patienten spontan eine deutliche Verbesserung des Allgemeinbefindens an. Die unter konventioneller antihypertensiver Therapie häufig auftretenden Beschwerden wie Schlafstörungen, allgemeine Müdigkeit, Mundtrockenheit und Impotenz wurden bei Captopril bislang nicht beobachtet.

Unter einer Therapie mit Captopril kann es zu einem leichten Anstieg der Serumkaliumkonzentration kommen [19], was wahrscheinlich durch die Suppression der Aldosteronsekretion bedingt ist. Bei Patienten mit einer Niereninsuffizienz kann Captopril eine stärkere Hyperkaliämie induzieren [29], die aber durch entsprechende Dosisreduktion und eine begleitende diuretische Therapie vermieden werden kann.

Die am häufigsten beobachteten Nebenwirkungen sind ein vorübergehendes Exanthem (bei 2–12% der bislang behandelten Patienten) sowie Geschmacksstörungen (0,5–10%) [6]. Diese Nebenwirkungen sind klinisch nicht sehr relevant und erfordern keinen Therapieabbruch, da sie meist bei hoher Dosis auftreten und nach Dosisreduktion verschwinden.

In 0,1–2% ist mit dem Auftreten einer Proteinurie unter Captopriltherapie zu rechnen [6]. Diese meist zwischen dem 3. und 8. Behandlungsmonat und überwiegend bei Patienten mit gleichzeitig bestehender Nierenerkrankung auftretende Proteinurie ist immer reversibel. Der zunächst vermutete Zusammenhang mit einer membranösen Glomerulopathie hat sich in neueren Untersuchungen nicht bestätigen lassen. Wegen des möglichen Auftretens einer Proteinurie sollten im ersten Jahr einer Therapie mit Captopril Urinkontrollen monatlich, später in vierteljährlichen Abständen erfolgen.

Die gefürchteste und bedeutsamste unter Captopriltherapie auftretende Nebenwirkung ist die Leukopenie, die bislang bei etwa 50 von ca. 150000 behandelten Patienten beobachtet wurde. Bei den meisten Patienten war die Nierenfunktion eingeschränkt. Viele Patienten erhielten eine Begleitmedikation, die per se zu einer Leukopenie führen könnte. Einige Patienten wiesen eine immunologische oder maligne Grunderkrankung auf. Nur in einem Fall war keiner dieser zur Leukopenie disponierenden Faktoren nachweisbar, allerdings lag die Captoprildosis mit 600 mg/Tag über der vom Hersteller empfohlenen Maximaldosis [22]. Insgesamt können 3 Risikogruppen von Patienten, bei denen unter Captopril regelmäßige Blutbildkontrollen erforderlich sind, unterschieden werden:

Tabelle 2. Nebenwirkungen von Captopril

Art der Nebenwirkung	Häufigkeit [%]
Vorübergehendes Exanthem	2 –12[a]
Reversible Geschmacksstörungen	0,5 –10[a]
Proteinurie (vorwiegend bei Niereninsuffizienz)	0,1 – 2[a]
Leukopenie (nur bei prädisponierenden Faktoren)	0,0003– 0,4[a]
Hyperkaliämie (nur bei Niereninsuffizienz)	?

[a] Abhängig von Dosierung und Begleiterkrankungen

1. Patienten mit eingeschränkter Nierenfunktion,
2. Patienten unter zytostatischer Therapie und
3. Patienten mit immunologischen oder malignen Begleiterkrankungen.

Liegen diese Veränderungen vor, sind in den ersten 6 Monaten Blutbildkontrollen in 2wöchentlichen Abständen erforderlich. In allen übrigen Fällen kann auf Grund der bisherigen Erfahrungen das Risiko des Auftretens einer Leukopenie als gering erachtet werden.

Die unter Captopril beobachteten Nebenwirkungen sind mit seiner Sulfhydrylgruppe in Verbindung gebracht worden. Es bleibt abzuwarten, ob unter Enalapril, das keine SH-Gruppe besitzt, diese Nebenwirkungen nicht mehr auftreten (Tabelle 2).

Kontraindikationen

Absolute Kontraindikationen gegen eine Therapie mit Convertingenzyme-Hemmern, speziell Captopril, sind nicht bekannt. Aus dem vorstehend Dargelegten ergibt sich jedoch, daß bei Niereninsuffizienz, bei Erkrankungen, die mit einer Knochenmarkdepression einhergehen können sowie bei gleichzeitiger Gabe von Immunsuppressiva und Zytostatika eine Therapie mit Captopril zurückhaltend beurteilt werden sollte. Da noch keine genaueren Untersuchungen zur möglichen Beeinflussung von Schwangerschaft und Geburt vorliegen, sollte Captopril in der Schwangerschaft zunächst nur bei vitaler Indikation, d.h. bei Versagen einer konventionellen antihypertensiven Therapie gegeben werden.

Derzeitige Stellung der Convertingenzyme-Hemmung in der Therapie der Hypertonie

Aufgrund der Effektivität, der idealen hämodynamischen Auswirkungen, der subjektiv außerordentlich guten Verträglichkeit und der fehlenden Toleranzentwicklung stellt die Hemmung des Convertingenzyme ein wichtiges neues Prinzip in der Therapie des arteriellen Hochdrucks dar, das in Zukunft wahrscheinlich eine breite Anwendung finden wird. Wegen der in ihrer Genese ungeklärten und potentiell gefährlichen Nebenwirkungen hat das Bundesgesundheitsamt Captopril zum jetzigen Zeitpunkt nur zur Behandlung der schweren, insbesondere der therapierefraktären Hochdruckformen freigegeben. Aufgrund der günstigen hämodynamischen Eigenschaften der Convertingenzyme-Hemmer und ihrer guten subjektiven Verträglichkeit ist es aber denkbar, daß diese Substanzen in Zukunft zu den Behandlungsprinzipien der ersten Wahl bei der Therapie des Hochdrucks zählen werden.

Literatur

1. Abe K, Itoh T, Imai Y et al. (1980) Implication of endogenous prostaglandin system in the antihypertensive effect of captopril, SQ-14225, in low renin hypertension. Jpn Circ J 44: 422–425
2. Brunner HR, Wauters J-P, McKinstry D, Waeber B, Turini G, Gavras H (1978) Inappropriate renin secretion unmasked by Captopril (SQ 14225) in hypertension of chronic renal failure. Lancet II: 704–707
3. Brunner, HR, Gavras H, Waeber B, Textor SC, Turini GA, Wauters JP, (1980) Clinical use of an orally acting converting enzyme inhibitor: Captopril. Hypertension 2: 558–566
4. Case DB, Atlas SA, Laragh JH, Sealey JE, Sullivan PA, McKinstry DN (1978) Clinical experience with blockade of the renin-angiotensin-aldosterone system by an oral converting-enzyme inhibitor (SQ 14225, Captopril) in hypertensive patients. Prog Cardiovasc Dis 21: 195–205
5. Cody RJ, Tarazi RC, Bravo EL, Fouad FM (1978) Haemodynamics of orally active converting enzyme inhibitor (SQ 14225) in hypertensive patients. Clin Sci 55: 453–459
6. Editorial (1980) Captopril: Benefits and risks in severe hypertension. Lancet II 129–130
7. Erdös EG (1977) The angiotensin I converting enzyme. Fed Proc 36: 1760–1765
8. Ferguson, RK, Turinin GA, Brunner HR, Gavras H, McKinstry D (1977) A specific orally active inhibitor of angiotensin-converting enzyme in man. Lancet I: 775
9. Gavras H, Brunner HR, Turini GA et al. (1978) Antihypertensive effect of the oral angiotensin converting-enzyme inhibitor SQ 14225 in man. N Engl J Med 298: 991–995
10. Gavras H, Waeber B, Gavras I, Biollaz J, Brunner HR, Davies RO (1981) Antihypertensive effect of the new oral angiotensin converting enzyme inhibitor „MK-421“. Lancet II: 543–547
11. Heel RC, Brogden RN, Speight TM, Avery GS (1980) Captopril: A preliminary review of its pharmacological properties and therapeutic efficacy. Drugs 20: 409–452
12. Hornych A, Safar M, Gitelman R, Simon A, Bariety J, Milliez P (1980) The effect of captopril (C) on plasma and urinary prostaglandins (PG) in essential hypertension. World Conference on Clinical Pharmacology and Therapeutics [Abstr. 0410], London
13. Johnston CI, McGrath BP, Millar JA, Matthews PG (1979) Long-term effects of captopril (SQ 14225) on bloodpressure and hormone levels in essential hypertension. Lancet II: 493–495
14. Koike H, Ito K, Miyamoto M, Nishino H (1980) Effects of long-term blockade of angiotensin converting enzyme with captopril (SQ 14225) on haemodynamics and circulating blood volume in SHR. Hypertension 2: 299–303
15. Lederle RM, Klaus D, Braun B (1980) Captopril bei essentieller Hypertonie. Dtsch. Med Wochenschr 105: 1307–1312
16. Lijnen P, Fagard R, Staessen J, Verschueren LJ, Amery A (1980) Dose response in captopril therapy of hypertension. Clin Pharmacol Ther 28: 310–315
17. Millar JA, Johnston CI (1979) Sequential changes in circulating levels of angiotensin I and II, renin and bradykinin after captopril. Med J Aust 2 (Nop 8, Suppl): 15–17
18. Murthy VS, Waldron TL, Goldberg ME (1978) The mechanism of bradykinin potentiation after inhibition of angiotensin – converting enzyme by SQ 14225 in conscious rabbits. Circ Res 43: 140–144
19. Overlack A, Stumpe KO, Heck I, Krück F (1980) Neues Prinzip in der Langzeitbehandlung der essentiellen Hypertension. Angiotensin-Converting-Enzym-Hemmung. Dtsch Med Wochenschr 105: 505–509
20. Overlack A, Stumpe KO, Kühnert M, Kolloch R, Ressel C, Heck I, Krück F (1981) Evidence for participation of kinins in the antihypertensive effect of converting enzyme inhibition. Klin Wochenschr 59: 69–74
21. Rubin B, Antonaccio MJ (1980) Captopril. In: Scriabine A (ed) Pharmacology of antihypertensive drugs. Raven, New York, pp 21–41
22. Staessen J, Fagard R, Lijnen P, Amery A (1980) Captopril and agranulocytosis. Lancet I: 926–927

23. Studer A, Lüscher T, Siegenthaler W, Vetter W (1981) Captopril in various forms of severe therapy-resistant hypertension. Klin Wochenschr 59: 59–67
24. Swartz SL, Williams GH, Hollenberg NK, Levine L, Dluhy RG, Moore TJ (1980) Captopril-induced changes in prostaglandin production. Relationship to vascular responses in normal man. J Clin Invest 65: 1257–1264
25. Thibonnier M, Soto ME, Menard J, Aldiger JC, Corvol P, Milliez P (1981) Reduction of plasma and urinary vasopressin during treatment of severe hypertension by captopril. Eur J Clin Invest 11: 449–453
26. Thurston H, Swales JD (1978) Converting enzyme inhibitor and saralasin infusion in rats. Evidence for an additional vasodepressor property of converting enzyme inhibitor. Circ Res 42: 588–592
27. Turini GA, Brunner HR, Gibric M, Waeber B, Gavras H (1979) Improvement of chronic congestive heart failure by oral captopril. Lancet I: 1213
28. Waeber B, Brunner HR, Brunner DB, Curtet A-L, Turini GA, Gavras H (1980) Discrepancy between antihypertensive effect and angiotensin converting enzyme inhibition by captopril. Hypertension 2: 236–242
29. Warren SE, O'Connor DT (1981) Hyperkaliämie nach Behandlung mit Captopril. JAMA I: 75–76

2.4 Antisympathotonika

W. Rascher, D. Ganten, R. E. Lang und Th. Unger

Reserpin

Klinische Pharmakologie

Wirkungsmechanismus

Reserpin, ein Alkaloid aus Rauwolfia serpentina, wird seit Jahrzehnten zur Therapie des hohen Blutdrucks eingesetzt. Es wird in die Nervenendigungen aufgenommen, reichert sich in den Membranen der Speichelvesikel an und hemmt die Aufnahme von Noradrenalin in die Vesikel (Abb. 1). Reserpin vermindert auf diese Weise den Noradrenalingehalt in den peripheren und zentralen Nervenendigungen. Das im Zytoplasma sich zunächst anreichernde Noradrenalin wird vermehrt durch die Monoaminoxydase abgebaut. Die blutdrucksenkende Wirkung von Reserpin wird der Entspeicherung von Noradrenalin im peripheren, aber auch im zentralen sympathischen Nervensystem zugeschrieben. Durch die Entspeicherung wird pro Nervenimpuls weniger Noradrenalin in den synaptischen Spalt freigesetzt. Neben Noradrenalin setzt Reserpin aber auch die Speicherung von Adrenalin, Dopamin und Serotonin herab, der Gehalt dieser Amine in Neuronen des zentralen Nervensystems nimmt entsprechend ab, als Folge können Sedierung, Depression und Störungen der extrapyramidalen Motorik auftreten.
Reserpin hemmt ebenfalls den aktiven Transport von Dopamin aus dem Zytoplasma in die Speichervesikel; es fehlt dem intravesikulär vorkommenden Enzym Dopamin-β-Hydroxylase daher das Substrat zur Synthese von Noradrenalin (Abb. 1). Kompensatorisch ist unter der Therapie mit Reserpin die Aktivität der Tyrosinhydroxylase, einem Schlüsselenzym der Noradrenalinsynthese, sowie die Umsatzrate von Noradrenalin gesteigert.

Schon 1 h nach intravenöser Gabe von Reserpin ist der Gehalt von Katecholaminen im Gewebe herabgesetzt; nach 24 h ist diese Wirkung maximal ausgeprägt. Eine Abnahme der Sympathikusaktivität tritt erst auf, wenn der Noradrenalingehalt um 30% abgefallen ist. Da die Speicherfähigkeit von Noradrenalin nur durch die Neubildung von Vesikeln wiederhergestellt werden kann, hält die Wirkung von Reserpin, besonders nach chronischer Verabreichung auch nach Beendigung der Therapie noch längere Zeit an, selbst wenn das Medikament schon aus dem Organismus ausgeschieden wurde.

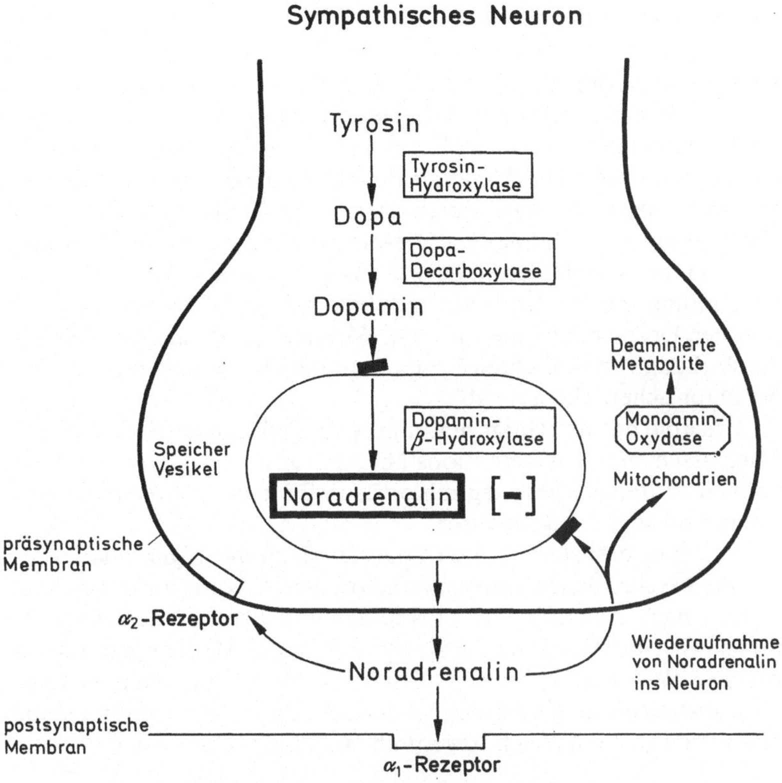

Abb. 1. Angriffspunkt von Reserpin: Reserpin *(R)* wird in den Vesikelmembranen angereichert und hemmt den aktiven Transport von Noradrenalin *(R_1)* und Dopamin *(R_2)* aus dem Zytoplasma in die Speichervesikel mit nachfolgender Verarmung ihres Noradrenalingehalts. Das vermehrt im Zytoplasma anfallende Noradrenalin wird durch die mitochondriale Monoaminoxydase abgebaut. Auf einen Nervenreiz hin wird unter Reserpinbehandlung weniger Noradrenalin von zentralen und peripheren Nervenbedingungen freigesetzt

Pharmakokinetik

Reserpin wird oral gut resorbiert. Die maximale Plasmakonzentration tritt nach 1–3 h auf. Die Proteinbindung beträgt etwa 40%.

Reserpin wird fast vollständig in der Leber metabolisiert, die inaktiven Metabolite werden im Urin ausgeschieden. Etwa 40% des oral verabreichten Reserpins erscheinen unverändert in den Fäzes. Die Plasmakonzentrationen von Reserpin korrelieren nicht mit der blutdrucksenkenden Wirkung. Reserpin ist nicht dialysierbar.

Bei intravenöser Gabe tritt die blutdrucksenkende Wirkung von Reserpin nach etwa 1 h auf. Nach i.m.-Gabe etwas langsamer. Bei oraler Behandlung senkt Reserpin den Blutdruck innerhalb einer Woche, die volle Wirkung ist jedoch i. allg. erst nach 3–4 Wochen zu beobachten, bei einigen Patienten sogar erst nach 6monatiger Therapie. Nach Beendigung der Therapie hält die blutdrucksenkende Wirkung noch 2–4 Wochen an, bei einigen Patienten sogar einige Monate.

Pharmakodynamik

Reserpin senkt den Tonus des sympathischen Nervensystems. Über eine Abnahme der α-adrenergen Aktivität sinkt der Gefäßwiderstand; über eine Verminderung des β-adrenergen Tonus am Herzen nimmt das Herzzeitvolumen ab, entsprechend fällt der Blutdruck. Die Abnahme des Herzzeitvolumens ist v. a. durch die Sinusbradykardie bedingt, die auch durch das relative Überwiegen des Vagustonus entsteht. Unter chronischer Therapie mit Reserpin nimmt der renale Blutfluß und die glomeruläre Filtrationsrate geringfügig ab. Die kardiovaskulären Reflexe sind durch die Behandlung mit Reserpin nur teilweise gehemmt, wahrscheinlich weil die angewandten Dosen relativ niedrig sind. Während zu Beginn der Therapie mit Reserpin die Wirkung von indirekten Sympathomimetika gesteigert ist, nimmt sie aber unter der chronischen Therapie ab.

Reserpin beeinträchtigt zentralnervöse Funktionen. Sedierung, Gleichgültigkeit, Nachlassen der Konzentrationsfähigkeit und veränderte psychische Einstellung können auftreten. Diese zentralnervösen Wirkungen ähneln denen von Phenothiazinen, sind aber nicht identisch.

Reserpin besitzt zusätzlich pharmakologische Eigenschaften, die unabhängig von der beschriebenen antisympathikotonen Wirkung auftreten. So wurden Vasodilatation nach intraarterieller Injektion unabhängig von der sympathischen Innervation sowie eine Abnahme der Kontraktilität des Myokards durch direkte kardiodepressive Wirkung beobachtet. Erhöhte Aktivität des Nervus vagus mit erhöhter Gastrinausschüttung und möglicher nachfolgender Ausbildung eines Ulcus ventriculi wurde ebenfalls nach Reserpinbehandlung beschrieben.

Therapeutische Anwendung

Dosierung

Erwachsene p. o.: Die initiale Dosis beträgt 0,5 mg/Tag für einige Tage, eine mittlere Erhaltungsdosis ist 0,1–0,25 mg/Tag.

Wegen der Gefahr der Ausbildung einer Depression sollte die Tagesdosis bei chronischer Therapie maximal 0,25 mg betragen. Bei höheren Dosen steht der Therapieerfolg in keinem Verhältnis zu den dann auftretenden Nebenwirkungen. Wenn die Erhaltungsdosis von 0,25 mg/Tag den Blutdruck nicht ausreichend senkt, ist ein anderes Antihypertensivum oder eine Kombination angezeigt. Bei Niereninsuffizienz ist keine Dosisanpassung notwendig. Reserpin sollte nach den Mahlzeiten eingenommen werden. Verwendung von Reserpin bei der Therapie der Hypertonie erfolgt i. allg. nur in niedriger Dosierung und in Kombination mit anderen Antihypertensiva.

Erwachsene parenteral: 0,25–0,5 mg i. m. Dosis langsam steigern bis maximal 4 mg/Tag. Für parenterale Gabe gibt es heute keine Indikation mehr.

Kinder: 0,02 mg/kg pro Tag.

Kombinationstherapie

Reserpin wird meistens in Kombination mit Diuretika angewandt, weil durch die additive Wirkung beider Substanzen der Blutdruck auch bei mittleren Schweregraden ausreichend gesenkt und die Häufigkeit und das Ausmaß der unerwünschten Nebenwirkungen deutlich herabgesetzt werden. Reserpin kann mit den vasodilatatorisch wirksamen Medikamenten wie Dihydralazin oder Minoxidil kombiniert werden.

Da Reserpin alle peripheren und zentralen Sympathikusfunktionen herabsetzt, ist es unzweckmäßig, Reserpin mit Antihypertensiva zu kombinieren, die das sympathische Nervensystem beeinträchtigen. So sind Kombinationen von Reserpin mit α-Methyldopa, Clonidin, Guanethidin sowie mit α und β-adrenergen Blockern abzulehnen. Gleichzeitige Gabe von Reserpin mit zentralwirksamen Antihypertensiva wie Clonidin oder α-Methyldopa würde die sedierende Wirkung des Medikaments weiter verstärken.

Differentialtherapeutische Gesichtspunkte

Reserpin beeinträchtigt alle Funktionen des sympathischen Nervensystems und auch die Funktionen serotoninerger Neurone. Zur Erzielung der blutdrucksenkenden Wirkung muß man deshalb viele unerwünschte Wirkungen in Kauf nehmen. Deshalb sollte auf die Anwendung von Reserpin dann verzichtet werden, wenn mit nebenwirkungsärmeren Medikamenten eine ausreichende Blutdrucksenkung erreicht werden kann. Mit Clonidin, α- und β-adrenergen Antagonisten stehen Medikamente zur Verfügung, die spezifischer und selektiver adrenerge Funktionen beeinflussen.

Reserpin wird kaum noch als Monosubstanz in der chronischen Behandlung des hohen Blutdrucks eingesetzt, sondern meistens in Kombinationspräparaten mit Diuretika. Obwohl diese Kombinationen bei mäßiger bzw. mittelstarker Hypertonie gut wirksam sind, sollte man sich hüten, mit einer fixen Kombination die Therapie des hohen Blutdrucks zu beginnen. Die Unbedenklichkeit der Anwendung von Reserpin während der Schwangerschaft und der Stillperiode ist nicht erwiesen. Reserpin durchbricht die Plazentarschranke und kann bei Kindern behandelter Frauen zu einer Rhinitis mit Atemnot, Lethargie und Appetitlosigkeit führen, wenn die Behandlung bis kurz vor der Geburt fortgesetzt wurde. Resperin sollte deshalb spätestens 2 Wochen vor der Geburt abgesetzt werden. Reserpin erscheint in der Muttermilch. Es kann beim Säugling Verstopfung der Nase, Schläfrigkeit und Durchfälle, bei der Mutter Galaktorrhö verursachen.

Nebenwirkungen

Die wichtigste unerwünschte Wirkung von Reserpin ist die Auslösung einer Depression mit Suizidneigung. Man muß davon ausgehen, daß die Inzidenz einer Depression in den angewandten niedrigen Dosen von 0,25 mg/Tag bei etwa 10% liegt [4]. Bei Tagesdosen bis zu 0,6 mg liegt die Depressionsinzidenz bei 10–25% [1]. Die

Depression kann erst Monate nach Beginn der Therapie auftreten, so daß Arzt und Patient diese Erkrankung nicht in Beziehung zur chronischen Medikamenteneinnahme bringen. Wenn die Reserpinmedikation nicht beendet wird, kann eine persistierende Depression eintreten. Zudem ist die reserpininduzierte Depression lang andauernd und schwer zu therapieren, da trizyklische Antidepressiva nur schwer ansprechen. Offensichtlich benötigen trizyklische Antidepressiva für ihre Wirkung intakte Noradrenalinspeicher [5].

Durch ein Überwiegen der Aktivität des Parasympathikus können Bauchkrämpfe, Diarrhö und Ulcus ventriculi auftreten. Behandlung mit Reserpin steigert die Prolaktinfreisetzung und hemmt die Ausschüttung von thyreoideastimulierendem Hormon. Erhöhte Salzsäurefreisetzung und Auslösung eines Ulcus ventriculi wurde früher am häufigsten nach parenteraler Gabe hoher Dosen von Reserpin (1–5 mg) bei der Behandlung der hypertonen Krise beobachtet. Hierfür wird Reserpin heute nicht mehr eingesetzt. Andere gelegentlich auftretende unerwünschte Wirkungen (Häufigkeit bis zu 5%) sind: Schwindel, Kopfschmerzen, Alpträume, Abnahme der Konzentrationsfähigkeit, Parkinson-ähnliche Symptome (bei hoher Dosis), Abnahme der Libido, Potenzstörungen, Magengeschwüre, Bronchospasmus, Übelkeit, Erbrechen, Bauchkrämpfe, Diarrhö, Gewichtszunahme (Appetitsteigerung), Angina-pectoris-ähnliche Symptome, kardiale Arrhythmien sowie Salz- und Wasserretention.

Kontraindikationen und Wechselwirkungen

Reserpin sollte niemals verordnet werden, wenn eine Depression in der Anamnese bekannt ist. Bei Auftreten von frühen Anzeichen einer Depression, wie Mutlosigkeit, Schlaflosigkeit, Appetitlosigkeit und Selbstablehnung sollte das Medikament sofort abgesetzt werden. Eine Depression kann auch nach Absetzen des Medikaments noch auftreten. Bei Patienten mit Ulcus ventriculi, Colitis ulcerosa, Gallensteinen, sollte Reserpin nicht verabreicht werden. Auch ist Reserpin bei Epilepsie kontraindiziert, da es die Krampfbereitschaft erhöht und antagonistisch gegen antiepileptika wirkt.

Reserpin sollte 2 Wochen vor einer Elektroschockbehandlung abgesetzt werden.

Die Kombination von Reserpin mit Hemmstoffen der Monoaminoxydase ist kontraindiziert. Da Noradrenalin aus dem Zytoplasma nicht mehr durch die Monoaminoxydase abgebaut wird, gelangt es voll wirksam in den synaptischen Spalt und kann einen starken Blutdruckanstieg verursachen.

Beim Morbus Parkinson ist Reserpin kontraindiziert, weil es selbst eine Störung der extrapyramidalen Motorik verursachen kann. Außerdem hemmt Reserpin die Wirkung von Levodopa beim Morbus Parkinson.

Durch Wechselwirkung mit Hypnotika, Sedativa, Alkohol, Psychopharmaka, Antihistaminika und Morphin besteht die Gefahr einer Verstärkung der zentral dämpfenden Wirkung. Adipositas kann als Kontraindikation angesehen werden, da Reserpin den Appetit steigert und so eine Gewichtszunahme bewirkt. Gleichzeitige Anwendung von Digitalisglykosiden oder Chinidin mit Reserpin kann das Auftreten von Vorhof- und Kammertachykardien begünstigen. Therapie mit Antikoagulantien kann als relative Kontraindikation bei der Anwendung von Reserpin angesehen werden, da Magenblutungen vermehrt auftreten können.

Blutdruckabfall während der Narkose ist bei Reserpin behandelten Patienten beschrieben, jedoch liegt auch eine Studie über die Unbedenklichkeit von Reserpin bei der Narkos vor [3]. Empfohlen wird allgemein, Reserpin 2 Wochen vor einem geplanten chirurgischen Eingriff abzusetzen und eventuell andere Antihypertensiva zu verabreichen.

Es gab Berichte, daß Reserpin die Häufigkeit von Brustkrebs bei Frauen erhöhe. Dieses konnte jedoch in späteren sorgfältigen Untersuchungen nicht bestätigt werden [2].

Literatur

1. Gaffney TE, Sigell LT, Mohammed S Atkinson AJ (1969) The clinical pharmacology of antihypertensive drugs. Prog Cardiovasc Dis 12: 52–71
2. Kewitz H, Jesdinsky HJ, Schröter P-M, Lindtner E (1977) Reserpine and breast cancer in women in Germany. Eur J Clin Pharmacol 11: 79–83
3. Munson WM, Jenicek JA (1962) Effect of anesthetic agents on patients receiving reserpine therapy. Anesthesiology 23: 741–746
4. Pare CMB (1973) Psychiatric complications of everyday drugs. Practitioner 210: 120–126
5. Sulser F, Bickel MH, Brodie BB (1964) The action of desmethylimipranine in counteracting sedation and cholinergic effects of reserpin-like drugs. J Pharmacol Exp Ther 144: 321–330

Clonidin

Klinische Pharmakologie

Wirkungsmechanismus

Clonidin gilt als Prototyp einer neuen Klasse von zentral wirksamen Antihypertensiva. Es ist ein Imidazolinderivat und gleicht in seiner Struktur einem α-Sympathikomimetkum. Nach rascher intravenöser Injektion von Clonidin kommt es kurzfristig über eine Stimulation der α-adrenergen Rezeptoren in den Blutgefäßen zu einem Anstieg des Blutdrucks und erst anschließend zu einer langanhaltenden Blutdrucksenkung. Nach oraler Gabe fällt der Blutdruck langsam und langanhaltend ab. Die periphere α-sympathikomimetische Eigenschaft von Clonidin ist an der gelegentlich zu beobachtenden Hautblässe erkennbar, die vorübergehend auch nach oraler Gabe des Medikaments auftreten kann.

Der Mechanismus der blutdrucksenkenden Wirkung von Clonidin ist pharmakologisch weitgehend geklärt. Clonidin stimuliert vorwiegend α_2-adrenerge Rezeptoren. Aufgrund von Tierversuchen kann sicher angenommen werden, daß diese Wirkung der Substanz über einen Angriffspunkt im zentralen Nervensystem erfolgt [4, 7]. Clonidin stimuliert in den blutdruckregulierenden Zentren der Medulla oblongata und des Hypothalamus α_2-adrenerge Rezeptoren und bewirkt dadurch eine Verminderung des Sympathikotonus (Abb. 2). Durch Stimulation präsynaptischer α_2-adrenerger Rezeptoren wird die Freisetzung von Noradrenalin in den syn-

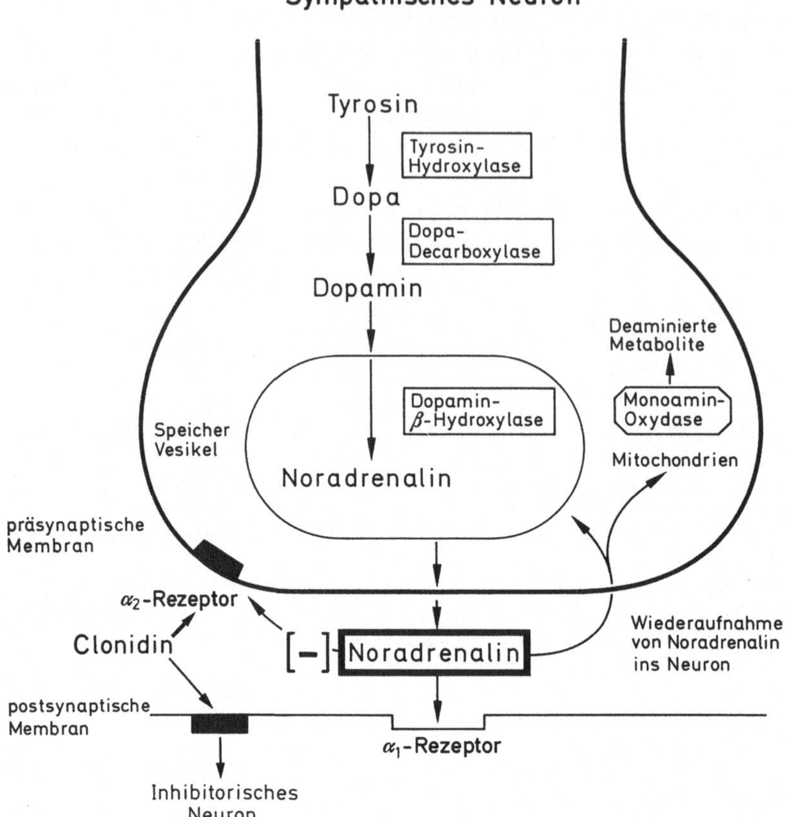

Abb. 2. Angriffspunkte von Clonidin (vorwiegend im ZNS): Clonidin stimuliert präsynaptische α_2-adrenerge Rezeptoren, welche die Freisetzung von Noradrenalin und somit den Sympathikotonus herabsetzen. Als weiterer Angriffspunkt kommen postsynaptische α_2-adrenerge Rezeptoren im ZNS in Frage, denen ein inhibitorisches Neuron nachgeschaltet ist. (Ein ähnlicher Mechanismus wird für α-Methyldopa und Guanfacin angenommen)

aptischen Spalt gehemmt und die Aktivität erregender Neurone herabgesetzt. Es gibt aber auch Hinweise, daß die Abnahme des Sympathikotonus über eine Stimulation von postsynaptich gelegenen α_2-adrenergen Rezeptoren an inhibitorischen Neuronen erfolgen kann [5].

In jedem Fall resultiert daraus eine Hemmung des Vasomotorenzentrums im Hirnstamm und eine Hemmung der Aktivität des sympathischen Nervensystems in der Peripherie. Diese zentral durch α_2-adrenerge Stimulation vermittelte blutdrucksenkende Wirkung von Clonidin wird durch α-adrenerge Antagonisten wie z. B. Tolazolin aufgehoben.

Clonidin erhöht zusätzlich die Empfindlichkeit des Barorezeptorenreflexes [3] (Abb. 3). Dadurch wird neben der Senkung der Sympathikusaktivität der Vagustonus gesteigert. Folglich sinkt die Herzfrequenz und das Herzzeitvolumen ab. Neben der zentral ausgelösten Blutdrucksenkung besitzt Clonidin weitere zentralnervöse Wirkungen wie Sedierung, Müdigkeit oder Abnahme des Speichelflusses.

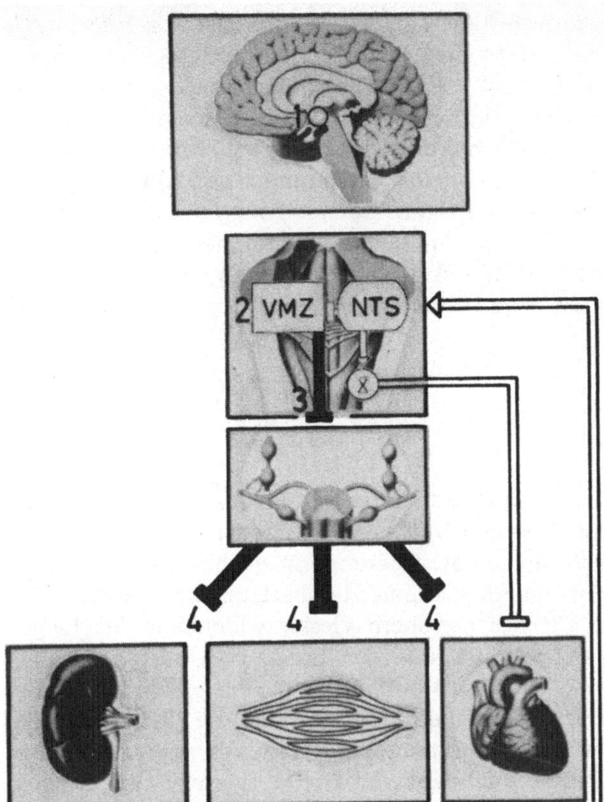

Abb. 3. Angriffspunkt von zentral wirksamen blutdrucksenkenden Medikamenten: Clonidin und verwandte Substanzen senken über einen Angriffspunkt im Hypothalamus *(1)* und/oder im Hirnstamm *(2)* den sympathischen Ausstrom *(3)* in die Peripherie *(4)*. Damit wird der Sympathikotonus an den Endorganen der Blutdruckregulation (Niere, Widerstandsgefäße, Herz) vermindert. Gleichzeitig erhöht Clonidin über eine Steigerung des Barorezeptorenreflexes (⇒) die Vagusaktivität am Herzen (⏛). α-Methyldopa besitzt ähnliche, aber nicht identische Angriffspunkte. Die Angriffspunkte von weiteren Antihypertonika sind angedeutet (*VMZ*, Vasomotorenzentrum. *NTS*, Nucleus tractus solitarii, 1. Synapse des Barorezeptorenreflexes; *X*, Kern des Nervus vagus in der Medulla oblongata mit parasympathischen Efferenzen)

Kürzlich wurde in tierexperimentellen Studien gefunden, daß Clonidin die Freisetzung von Opioidpeptiden steigert. Opioidpeptide wie z. B. β-Endorphin reagieren mit Morphinrezeptoren und können auf diese Weise den Blutdruck senken und schmerzhemmend wirken. Durch seine Wechselwirkung mit Opioidpeptiden kann möglicherweise auch der Einsatz von Clonidin beim Opiatentzugssyndrom erklärt werden. In Bindungsstudien an Opiatrezeptoren zeigte Clonidin keine Affinität.

Pharmakokinetik

Clonidin wird oral gut resorbiert (orale Bioverfügbarkeit liegt etwa bei 90%). Die maximalen Plasmakonzentrationen sind nach 2–4 h zu beobachten; die Proteinbindung beträgt ca. 40–50%. Clonidin wird zur Hälfte in der Leber metabolisiert. Die

Ausscheidung erfolgt überwiegend über die Nieren. Die erwünschten Wirkungen (Blutdrucksenkung, Abfall der Herzfrequenz) und die unerwünschten Nebenwirkungen (z. B. Sedierung) korrelieren gut mit der Plasmakonzentration des Medikaments. Clonidin ist schwer dialysierbar und nur etwa 5% des Medikaments verlassen bei der Dialyse den Organismus. Die blutdrucksenkende Wirkung von Clonidin tritt bei oraler Gabe nach etwa 30 min ein; das Maximum der Wirkung ist nach 2–4 h zu beobachten und dauert etwa 6–12 h an. Nach rascher intravenöser Injektion steigt der Blutdruck zunächst für etwa 1 min an, fällt dann nach etwa 5–10 min ab und erreicht ein Maximum der Blutdrucksenkung innerhalb von 30 min. Nach intramuskulärer oder subkutaner Applikation tritt ein initialer Blutdruckanstieg nicht auf.

Pharmakodynamik

Wie oben erwähnt, senkt Clonidin über α_2-adrenerge Stimulation im zentralen Nervensystem die Aktivität des sympathischen Nervensystems in der Peripherie und erhöht die Empfindlichkeit des Barorezeptorenreflexes mit nachfolgender Aktivierung des Vagustonus am Herzen. Die Folge ist eine Herabsetzung des Herzzeitvolumens und der Herzfrequenz. Da der periphere Gesamtwiderstand im Liegen unverändert ist und im Stehen sogar abfällt, sinkt der Blutdruck. Unter chronischer Behandlung mit Clonidin nimmt der Widerstand in den Nierengefäßen ab; somit bleiben trotz Abfall des Blutdrucks der renale Blutfluß sowie die glomeruläre Filtrationsrate unverändert. Die Abnahme des Sympathikotonus ist an der Abnahme der Plasmakonzentration von Noradrenalin erkennbar. Die Freisetzung von Renin ist gleichzeitig vermindert.

Die kardiovaskulären Reflexe sind unter Behandlung mit Clonidin unverändert und orthostatische Fehlregulationen kommen i. allg. nicht vor. Als zentralnervöse Wirkungen können Müdigkeit, Sedierung und Abnahme des Speichelflusses auftreten.

Clonidin wird in niedrigen Dosen (0,05–0,15 mg/Tag) prophylaktisch zur Behandlung der Migräne und in der Menopause bei Hitzewallungen empfohlen. Außerdem kann Clonidin beim Opiatentzugssyndrom eingesetzt werden [2]. In tierexperimentellen Studien konnte gezeigt werden, daß Clonidin über einen Angriffspunkt im Zentralnervensystem die körperlichen Symptome des Opiatentzugs herabsetzt.

Therapeutische Anwendung

Dosierung

Erwachsene p.o.: Initial 0,075 mg 2mal tgl., dann Dosis schrittweise bis zur erwünschten Wirkung steigern. Die Tagesdosis beträgt gewöhnlich 0,15–0,3 mg/Tag. Als maximale Dosen werden 1,8 mg angegeben. Wegen der relativ kurzen Wirkdauer sollte Clonidin 2mal/Tag verabreicht werden. Bei neueren Depotpräparaten reicht häufig eine einmalige Dosierung von 0,25 mg/Tag, die auf 2mal 0,25 mg gesteigert werden kann. Wegen der sedierenden Wirkung der Substanz wurde auch empfohlen, ⅔ der Tagesdosis abends und ⅓ morgens einzunehmen. Bei Niereninsuffizienz genügen in der Regel niedrigere Tagesdosen von 0,150–0,450 mg.

Erwachsene parenteral: 0,15–0,3 mg langsam (5–10 min) i.v. Die rasche intravenöse Gabe von Clonidin führt zu einem kurzdauernden Blutdruckanstieg [bis zu 30 mmHg (4 k Pa)] und sollte daher langsam erfolgen.

Kinder p.o.: 5–10 µg/kgKG/Tag in 2–4 Dosen.

Clonidin darf nach chronischer Behandlung nur schrittweise innerhalb von Tagen abgesetzt werden, da bei plötzlichem Absetzen starke Blutdruckanstiege auftreten können.

Kombinationstherapie

Wenn mit niedrigen bis mittleren Dosierungen keine ausreichende Blutdrucksenkung erreicht werden kann, ist die Kombination von Clonidin mit einem Diuretikum oder die Dreifachkombination von Diuretikum, Vasodilatator und Clonidin sinnvoll. Besonders die Kombination von Clonidin mit einem vasodilatatorisch wirksamen Medikament wie Dihydralazin ist günstig, da Clonidin die reflektorische Tachykardie infolge peripherer Vasodilatation vermindert. Über eine Kombination von β-adrenergen Blockern mit Clonidin liegen widersprüchliche Befunde vor. Während über eine Erhöhung des Blutdrucks und Verstärkung von Nebenwirkungen berichtet wurde, wird diese Kombination von anderen erfolgreich eingesetzt. Sollte eine Unterbrechung der gemeinsamen Therapie von Clonidin mit β-Rezeptorenblockern notwendig werden, ist zunächst langsam ausscheidend über mehrere Tage der adrenerge Blocker und dann ebenfalls langsam ausschleichend Clonidin abzusetzen. Abzulehnen sind Kombinationen von Clonidin mit α-Methyldopa oder Reserpin.

α-adrenerge Antagonisten wie Tolazolin hemmen die blutdrucksenkende Wirkung von Clonidin. Eine Kombination mit α-adrenergen Antagonisten wie Prazosin mit Clonidin ist abzulehnen. Bei Intoxikation mit Clonidin kann Tolazolin als Antidot eingesetzt werden, da es ins Zentralnervensystem eindringen kann.

Differentialtherapeutische Gesichtspunkte

Der Einsatz von Clonidin als Monosubstanz bei Patienten mit hohem Blutdruck ist gerechtfertigt, wenn eine ausreichende Wirkung bei niedrigen Dosierungen erreicht wird oder wenn die sedierende Wirkung der Substanz unbedeutend oder sogar erwünscht ist.

Clonidin wird v.a. dann eingesetzt, wenn Diuretika den erhöhten Blutdruck allein nicht ausreichend zu senken vermögen. Bei schweren Hochdruckformen wird Clonidin häufig mit einem Diuretikum und mit einem Vasodilatator (z.B. Dihydralazin) kombiniert.

Eine Anwendung von Clonidin während der Schwangerschaft bedarf strenger Indikationsstellung. Im Tierversuch (Ratte) ist Clonidin embryotoxisch, aber nicht teratogen. Clonidin sollte deshalb während der Schwangerschaft und auch bei jungen Frauen nicht ohne zwingende Indikation angewendet werden.

Nebenwirkungen

Clonidin führt, v. a. zu Beginn der Behandlung, zu Müdigkeit, Schläfrigkeit und Sedierung (Häufigkeit etwa 30–40%), zu Mundtrockenheit (etwa 30–40%) oder zu Schwindel (bis 15%). Die Nebenwirkungen der Substanz verschwinden oft unter der weiteren Therapie. Bei der heute empfohlenen niedrigeren Dosierung sind die Nebenwirkungen seltener. Bis zu 7% der Patienten unterbrechen wegen bestehender Nebenwirkungen die Einnahme von Clonidin.

Bei abruptem Absetzen nach Langzeitbehandlung mit hohen Dosen Clonidin kann es zu den Symptomen eines akuten Absetzsyndroms kommen. Dabei sind Unruhe, Schwitzen, Übelkeit und Kopfschmerzen sowie ein starker Anstieg des Blutdrucks innerhalb von Tagen zu beobachten. Deshalb sollte man Clonidin nur langsam innerhalb von Wochen absetzen und die Patienten von einer eigenmächtigen Unterbrechung der Behandlung warnen. Beim Auftreten des Absetzsyndroms gibt man, wenn möglich, Clonidin, sonst einen α-adrenergen Blocker (Tolazolin, Phentolamin).

Weitere gelegentlich auftretende unerwünschte Wirkungen sind (Häufigkeit bis zu 5%): Appetitlosigkeit, Übelkeit, Erbrechen, Schlaflosigkeit, Alpträume, Verstopfung, Harnverhalten, Raynaud-Syndrom, Impotenz, Parotisschmerzen, Kopfschmerzen, Salz- und Wasserretention und akutes Absetzsyndrom.

Kontraindikationen und Wechselwirkungen

Bisher gibt es keine Angaben über absolute Kontraindikationen. Die intravenöse Gabe von Clonidin zur Behandlung einer hypertonen Krise muß langsam erfolgen und wird wegen des sonst auftretenden initialen Blutdruckanstiegs von verschiedenen Autoren nicht empfohlen [6].

Die blutdrucksenkende Wirkung von Clonidin kann durch α-adrenerge Antagonisten wie Phentolamin, Prazosin oder Tolazolin vermindert bzw. aufgehoben werden. Ebenfalls können trizyklische Antidepressiva die blutdrucksenkenden Eigenschaften von Clonidin hemmen. Durch Wechselwirkung mit Hypnotika, Sedativa, Alkohol und Antihistaminika kann die sedierende Wirkung von Clonidin verstärkt werden. Bei gleichzeitiger Gabe von Clonidin und Digitalispräparaten kann eine verstärkte Bradykardie auftreten. Patienten mit anamnestisch bekannter Depression sollten sorgfältig überwacht werden.

Guanfacin

Ähnliche pharmakologische Eigenschaften wie Clonidin besitzt das Phenylacylguanidinderivat Guanfacin. Es dringt durch die Bluthirnschranke in das Zentralnervensystem ein und wirkt über eine Stimulation von α_2-adrenergen Rezeptoren blutdrucksenkend. Nach tierexperimentellen Befunden scheint Guanfacin etwas spezifischer als Clonidin auf α_2-adrenerge Rezeptoren zu wirken. So gibt es Hinweise, daß die sedierende Wirkung der Substanz geringer ausgeprägt ist als bei Clonidin. Inwieweit dies Bedeutung für die Anwendung am Menschen hat ist noch unklar und es bleibt abzuwarten, ob sich dies in ausgedehnten kontrollierten Studien am Menschen auch zeigen läßt. Nach Absetzen von Guanfacin tritt ein akutes Absetzsyndrom wahrscheinlich weniger häufig auf als nach abrupter Beendigung der Behandlung mit Clonidin. Möglicherweise ist dafür die langsame Ausscheidung und längere Eliminationshalbwertszeit von Guanfacin verantwortlich [1, 8].

Literatur

1. Dollery CT, Jerie P (eds) (1980) Proceedings of the symposium on centrally acting drugs in modern antihypertensive therapy (Guanfacin). Br J Clin Pharmacol 10 (Suppl 1): 1s–208s
2. Gold MS, Pottash AC, Sweeney DR, Kleber HD (1980) Opiate withdrawal using clonidine – A safe, effective, and rapid nonopiate treatment. J Am Med Assoc 243: 343–346
3. Haeusler G (1973) Activation of the central pathway of the baroreceptor reflex, a possible mechanism of the hypothensive action of clonidine. Naunyn Schmiedebergs Arch Pharmacol 278: 231–246
4. Kobinger W (1978) Central alpha-adrenergic systems as targets for hypotensive drugs. Rev Physiol Biochem Pharmacol 81: 39–100
5. Kobinger W, Pichler L (1976) Centrally induced reduction in sympathetic tone – a postsynaptic alpha-adrenergic stimulation action of imidazolines. Eur J Pharmacol 40: 311–320
6. Mroczek WJ, Davidov M, Finnerty FA (1973) Intravenous clonidine in hypertensive patients. Clin Pharmacol Ther 14: 847–851
7. Schmitt H (1977) The pharmacology of Clonidine and related products. In: Gross F (ed) Antihypertensive agents. Springer, Berlin Heidelberg New York (Handbook of experimental pharmacology, vol 39, pp 299–396)
8. Wilber JA (ed) (1980) Clonidine. J Cardiovasc Pharmacol 2: [Suppl 1]: 1–89

α-Methyldopa

Klinische Pharmakologie

Wirkungsmechanismus

α-Methyldopa ist die am α-C-Atom methylierte Form der Aminosäure Dihydroxyphenylalanin (Levodopa), der Vorstufe für die Synthese von Dopamin und damit auch von Noradrenalin. Im Gegensatz zu den Aminen Dopamin und Noradrenalin durchdringt α-Methyldopa die Bluthirnschranke. Im Zentralnervensystem, aber auch in den peripheren sympathischen Nervenendigungen wird α-Methyldopa zu α-Methyldopamin dekarboxyliert und dann durch die Dopamin-β-Hydroxylase zu α-Methylnoradrenalin umgewandelt.

α-Methylnoradrenalin stimuliert wahrscheinlich im Vasomotorenzentrum der Medulla oblongata α-adrenerge Rezeptoren und bewirkt darüber, ähnlich wie Clonidin (Abb. 2) eine Abnahme des Sympathikotonus in der Peripherie [2, 4]. Dieser zentrale Angriffspunkt von α-Methyldopa ist entscheidend für die blutdrucksenkende Wirkung der Substanz.

Möglicherweise tragen zusätzliche Veränderungen im peripheren sympathischen Nervensystem zur blutdrucksenkenden Wirkung von α-Methyldopa bei. Der Methyldopametabolit α-Methylnoradrenalin wird nach Behandlung anstelle von Noradrenalin in den Vesikeln der sympathischen Nervenendigungen gespeichert und auf einen Nervenimpuls hin in den synaptischen Spalt freigesetzt. Methylnoradrenalin wirkt, jedenfalls in einigen Gefäßgebieten, weniger blutdrucksteigernd als der natürliche Überträgerstoff Noradrenalin. Die pharmakologische Bedeutung der Synthese und Abgabe einer schwächer wirksamen „falschen" Überträgersubstanz [3] für die blutdrucksenkende Wirkung von α-Methyldopa bleibt fraglich. Erstens ist α-Methylnoradrenalin in vielen Geweben eine stark vasokonstriktorisch wirksame Substanz [1], und zweitens sind trotz deutlicher Blutdrucksenkung die kardiovaskulären Reflexe sowie die Blutdruckantworten auf Reizung sympathischer Nerven kaum beeinträchtigt. Dies wäre bei der Bildung einer „falschen" Überträgersubstanz in den peripheren Nervenendigungen nicht zu erwarten.

Obwohl Methyldopa seit etwa 20 Jahren zur Behandlung des hohen Blutdrucks eingesetzt wird, muß der genaue Wirkungsmechanismus im zentralen Nervensystem sowie die relative Bedeutung eines peripheren Angriffspunkts der Substanz als nicht ganz geklärt angesehen werden.

Pharmakokinetik

α-Methyldopa wird nach oraler Gabe recht unterschiedlich resorbiert (etwa 25–50%). Die Proteinbindung ist gering. Methyldopa wird in der Leber und im Gastrointestinaltrakt verstoffwechselt, aber es wird z. T. auch unverändert über die Nieren ausgeschieden. Es besteht keine Beziehung zwischen den Plasmakonzentrationen und der blutdrucksenkenden Wirkung der Substanz. Methyldopa ist dialysierbar.

Die Blutdrucksenkung tritt 2–6 h nach oraler Gabe von α-Methyldopa ein. Die maximale Wirkung ist oft erst nach 2–7 Tagen zu beobachten. Nach oraler Gabe kann die Wirkung bis zu 24 h andauern.

Pharmakodynamik

Wie erwähnt, stimuliert α-Methyldopa bzw. sein Metabolit α-Methylnoradrenalin im zentralen Nervensystem α-adrenerge Rezeptoren, die den sympathischen Ausstrom hemmen. Im Liegen und im Stehen nimmt der periphere Gesamtwiderstand deutlich ab. Da das Herzzeitvolumen und die Herzfrequenz praktisch unverändert bleiben oder sogar noch abfallen, wird der Blutdruck gesenkt. Trotz Abfall des Blutdrucks bleiben renaler Blutfluß und glomeruläre Filtrationsrate unverändert. Die Reninfreisetzung ist geringfügig vermindert.

Die kardiovaskulären Reflexe sind unter Behandlung mit α-Methyldopa nicht beeinträchtigt und orthostatische Fehlregulationen sind selten. Als zentralnervöse Wirkung können Sedierung und Konzentrationsschwäche auftreten. Methyldopa erhöht die Prolaktinausschüttung.

Therapeutische Anwendung

Dosierung

Erwachsene p.o.: 250 mg 2- bis 3mal tgl. für 2 Tage, anschließend Dosissteigerung um 250 mg/Tag im Abstand von 2 oder mehr Tagen bis eine ausreichende Wirkung erzielt ist. Die Tagesdosis beträgt gewöhnlich 750 mg–1,5 g. Die maximal wirksame Tagesdosis beträgt 3 g. Bei Niereninsuffizienz kann eine Dosisreduktion oder eine Verlängerung des Dosisintervalls notwendig werden.

Erwachsene i. v.: 250–500 mg, wenn erforderlich alle 6 h.

Kinder p. o.: 10 mg/kgKG/Tag in 2–4 geteilten Dosen. Dosissteigerung alle 2 Tage bis 40–60 mg/kgKG/Tag möglich.

Kinder i. v.: 5–60 mg/kgKG/Tag in 4 Dosen alle 6 h.

Kombinationstherapie

Methyldopa wird häufig in Kombination mit Thiaziddiuretika eingesetzt. Es kann auch sinnvoll mit vasodilatatorisch wirksamen Substanzen (z. B. Dihydralazin) kombiniert werden. Gleichzeitige Gabe von α-Methyldopa und Clonidin der Reserpin sind abzulehnen, da alle 3 Medikamente über einen Angriffspunkt im zentralen Nervensystem den Sympathikotonus herabsetzen. Zudem würde sich die sedierende Wirkung der Medikamente verstärken.

Differentialtherapeutische Gesichtspunkte

α-Methyldopa wird selten allein zur Behandlung des hohen Blutdrucks eingesetzt, da – wie bei anderen Medikamenten, die die Sympathikusaktivität dämpfen oder vasodilatatorisch wirken (Clonidin, Reserpin, Guanethidin, Dihydralazin) – eine Natrium- und Wasserretention auftreten kann, die der Blutdrucksenkung entgegensteht („Pseudotoleranz"). Deshalb sollte auch α-Methyldopa mit einem Diuretikum kombiniert werden. Bei schweren Hochdruckformen wird Methyldopa mit einem Diuretikum und einem Vasodilatator (z. B. Dihydralazin) zusammen verabreicht.

α-Methyldopa ist plazentargängig und erscheint in geringen Mengen auch in der Muttermilch. Eine gefahrlose Anwendung während der Schwangerschaft ist nicht vollständig erwiesen, jedoch ist Methyldopa bei Schwangeren im ersten Trimester eingesetzt worden und dabei zeigte sich keine teratogene Wirkung. Aufgrund der bisherigen Erfahrung kann es während einer Schwangerschaft verordnet werden.

Nebenwirkungen

Wie bei Clonidin kommt es v. a. zu Beginn der Behandlung mit α-Methyldopa zu Müdigkeit und Sedierung (Häufigkeit etwa 30%). Diese unerwünschte Wirkung der Substanz läßt meist im Laufe der weiteren Behandlung nach. Jedoch kann eine gewisse Mattigkeit verbunden mit Konzentrationsschwäche bestehen bleiben. Schwindelgefühle, Kopfschmerzen sowie Mundtrockenheit und Verstopfung der Nase kommt recht häufig vor (etwa 1%). Weitere Nebenwirkungen (Häufigkeit bis zu 5%) sind Übelkeit, Erbrechen, Verstopfung, Impotenz, Galaktorrhö, Schlaflosigkeit, Alpträume, Fieber, hämolytische Anämie, Störungen des blutbildenden Systems, systemischer Lupus erythematodes, Exantheme, Angina pectoris ähnliche Beschwerden, orthostatische Beschwerden sowie Salz- und Wasserretention. Bei hoher Dosis kommen gelegentlich Hyperthermie, Parästhesien, Parkinson ähnliche Symptome, Verhaltensänderungen sowie Myokarditis vor. Depression unter Behandlung mit α-Methyldopa sind beschrieben worden, treten aber viel seltener auf als nach Reserpin.

Während der Behandlung mit α-Methyldopa können toxische Nebenwirkungen auftreten, die einer Autoimmunerkrankung gleichen. In den ersten Behandlungswochen tritt bei 1–3% der Patienten Fieber auf, das ähnlich wie bei einer Sepsis mit Schüttelfrost und Temperaturspitzen verlaufen kann. Nach Absetzen des Medikaments normalisiert sich die Körpertemperatur innerhalb von 2 Tagen. Bei 20–25% der Patienten wird nach 6- bis 12monatiger Behandlung der direkte Coombs-Test positiv. Aber nur 0,1–0,2% der Patienten entwickeln eine hämolytische Anämie. Bei positivem Ausfall des Coombs-Tests braucht das Medikament nicht abgesetzt zu werden, jedoch muß bei Auftreten einer Hämolyse die Behandlung sofort unterbrochen werden. Gelegentlich treten Störungen des Blutbilds auf (Thrombozytopenie, Leukopenie), selten systemischer Lupus erythematodes.

Erhöhung von Transaminasen, alkalischer Phosphatase und Bilirubin im Plasma nach Gabe von Methyldopa sind beschrieben worden; jedoch sind schwere Leberfunktionsstörungen selten. Meistens kommt es zu einer vollständigen Besserung der Störung nach Absetzen des Medikaments, aber Todesfälle wurden auch beschrieben. Es ist ratsam, die Leberfunktion regelmäßig zu kontrollieren und bei erhöhten Werten die Therapie mit Methyldopa zu beenden.

Nach plötzlichem Absetzen von Methyldopa wurden starke Blutdrucksteigerungen beschrieben; jedoch ist dies seltener als beim Absetzen von Clonidin.

Der Prolaktinanstieg unter α-Methyldopatherapie kann auch beim Mann zu Galaktorrhö führen.

Kontraindikationen und Wechselwirkungen

Bei aktiven Lebererkrankungen, wie z. B. akuter Hepatitis, akutem Schub einer Leberzirrhose, bei hämolytischer Anämie sowie bei Funktionsstörungen der Leber, die durch Behandlung mit Methyldopa aufgetreten waren, ist α-Methyldopa kontraindiziert.

Gleichzeitige Gabe von α-Methyldopa und Imipramin oder anderen trizyklischen Antidepressiva, vermindert bzw. hebt die blutdrucksenkende Wirkung der Substanz auf. Kombinationen von α-Methyldopa mit Trifluoperazin, zuweilen auch mit anderen Phenothiazinen, können zu einem paradoxen Blutdruckanstieg führen; andererseits ist auch ein starker Blutdruckabfall unter gleichzeitiger Phenothiazingabe aufgetreten. Die toxische Wirkung von Lithium und Haloperidol (evtl. auch von anderen Neuroleptika) kann sich bei gleichzeitiger Behandlung mit α-Methyldopa verstärken.

Kombination von Levodopa mit α-Methyldopa führt möglicherweise zu toxischen Wirkungen am Zentralnervensystem. Gleichzeitige Gabe von Hemmstoffen der Monoaminoxydase kann zum Blutdruckanstieg und zu zentralnervöser Stimulation führen. Chronische Gabe von Barbituraten erhöht die Verstoffwechselung und den Abbau von Methyldopa durch Induktion der arzneimittelabbauenden Enzyme in der Leber.

Bei der fluorometrischen Bestimmung von Katecholaminen im Urin (Phäochromozytomdiagnostik) können unter α-Methyldopabehandlung fälschlicherweise zu hohe Werte gemessen werden.

Literatur

1. Altura BM (1975) Pharmacological effect of alpha-methyldopa, alpha-methylnoradrenaline, and octapamine on rat arteriolar, arterial and terminal vascular smooth muscle. Circ Res 36 [Suppl I]: 223–246
2. Henning M, Rubenson A (1971) Evidence that the hypotensive action of methyldopa is mediated by central actions of methylnoradrenaline. J Pharm Pharmacol 23: 407–411
3. Kopin IJ (1968) False adrenergic transmitters Ann Rev Pharmacol 8: 337–394
4. Zwieten PA van (1975) Antihypertensive drugs with a central action. In: Progress in pharmacology, vol 1. Fischer, Stuttgart, pp 1–63

Guanethidin

Klinische Pharmakologie

Wirkungsmechanismus

Guanethidin hemmt die Freisetzung von Noradrenalin ausschließlich in peripheren sympathischen Nervenendigungen. Die Funktion sympathischer Neurone im Zentralnervensystem und im Nebennierenmark bleibt intakt. Schon zu Beginn der Behandlung mit Guanethidin wird auf einen Nervenimpuls hin weniger Noradrenalin in den synaptischen Spalt freigesetzt, obwohl der Gehalt an Noradrenalin in den

Speichervesikeln der Nervenendigungen noch unverändert ist. Die verminderte Noradrenalinfreisetzung ist die Folge der hemmenden Wirkung von Guanethidin auf die Erregungsausbreitung direkt an der präsynaptischen Axonmembran. Schon etwa 2 Wochen nach Therapiebeginn spielt dieser initiale Mechanismus jedoch keine Rolle mehr.

Ebenfalls zu Beginn der Einnahme wird Guanethidin wie Noradrenalin aus dem synaptischen Spalt in das präsynaptische Neuron aufgenommen. Gleichzeitig wird dabei der aktive Transportprozeß von Noradrenalin blockiert und damit die Inaktivierung von Noradrenalin herabgesetzt. Guanethidin reichert sich in präsynaptischen Nervenendigungen in den Membranen der Speichervesikel an und hemmt - ähnlich wie Reserpin - die Aufnahme von Noradrenalin in die Vesikel [1]. Folglich nimmt der Noradrenalingehalt in den Vesikeln ab. Diese Wirkung von Guanethidin setzt langsam ein und dauert - wie bei Reserpin - nach Absetzen des Medikaments noch lange an. Die Entspeicherung von Noradrenalin in den peripheren sympathischen Nervenendigungen spielt für die blutdrucksenkende Wirkung bei Langzeitbehandlung mit Guanethidin die entscheidende Rolle (Abb. 4).

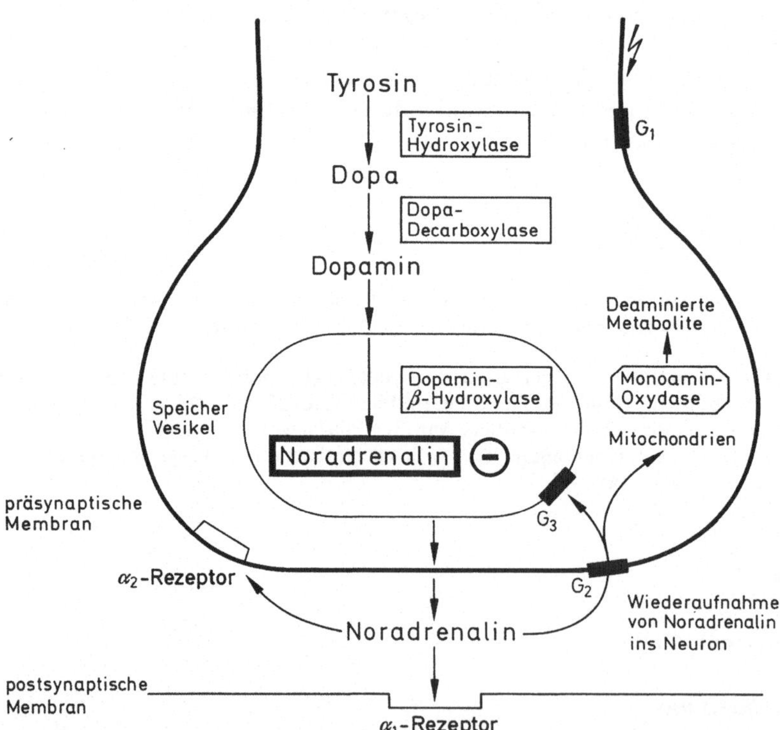

Abb. 4. Angriffspunkt von Guanethidin:
Guanethidin hemmt in peripheren Nervenendigungen initial die Erregungsfortleitung an der Axonmembran *(G 1)*. Durch Konkurrenz mit Noradrenalin an der präsynaptischen Membran wird die Wiederaufnahme von Noradrenalin ins Neuron herabgesetzt *(G 2)* und über einen Reserpin-ähnlichen Mechanismus die Aufnahme in die Speichervesikel vermindert *(G 3)*. Daraus resultiert eine Entspeicherung peripherer noradrenerger Neurone

Chronische Gabe hoher Dosen von Guanethidin führt im Tierversuch zu einer Degeneration peripherer sympathischer Nervenzellen. Diese Beobachtung kann möglicherweise erklären, weshalb manchmal nach Absetzen des Medikaments irreversible hypotone Kreislaufstörungen zurückbleiben.

Unter Behandlung mit Guanethidin entwickelt sich schnell eine erhöhte Empfindlichkeit der α- und β-adrenergen Rezeptoren auf Katecholamine („Denervationsüberempfindlichkeit").

Nach intravenöser Gabe hoher Dosen Guanethidin kommt es, ähnlich wie bei indirekten Sympathikomimetika, zu einer Freisetzung von Noradrenalin aus den Speichervesikeln mit nachfolgendem Blutdruckanstieg. Mit dem ausschließlich peripheren Angriffspunkt von Guanethidin am präsynaptischen Neuron sind die ausgeprägten orthostatischen Fehlregulationen zu erklären.

Pharmakokinetik

Guanethidin wird oral gut resorbiert (50–80%); jedoch ist die biologische Verfügbarkeit (Aufnahme in den Blutkreislauf) wegen einer Verstoffwechselung bei der ersten Leberpassage (First-pass-Effekt) viel geringer. Die Verfügbarkeit schwankt zwischen 3 und 30%, ist aber individuell recht konstant. Nach oraler Gabe tritt die maximale Plasmakonzentration nach etwa 3 h auf. Die Substanz wird geringfügig, wenn überhaupt, an Plasmaeiweiße gebunden.

Guanethidin wird etwa zur Hälfte in der Leber verstoffwechselt und die Metabolite sowie das unveränderte Medikament werden im Urin ausgeschieden. Die Plasmakonzentrationen von Guanethidin korrelieren nicht mit der blutdrucksenkenden Wirkung. Die Halbwertszeit beträgt durch die lange Verweildauer im Gewebe bis zu 5 Tage.

Die blutdrucksenkende Wirkung des Medikaments tritt langsam innerhalb von 1–2 Wochen ein und dauert nach Absetzen der Behandlung noch mindestens 2 Wochen an.

Pharmakodynamik

Guanethidin senkt die Sympathikusaktivität dadurch, daß auf einen Nervenimpuls hin weniger Noradrenalin freigesetzt wird. Die Abnahme des α-adrenergen Tonus an den Gefäßen vermindert den peripheren Widerstand; eine Verminderung des β-adrenergen Tonus am Herzen bewirkt eine Herabsetzung des Herzzeitvolumens und der Herzfrequenz; entsprechend fällt der Blutdruck ab.

Der Blutdruck im Stehen wird normalerweise über sympathische Reflexe (Orthostasereaktion) aufrechterhalten. Da Guanethidin den efferenten Schenkel dieses Reflexbogens (postganglionäre Sympathikusaktivität) hemmt, fällt der Blutdruck im Stehen stärker als im Liegen. Die Dämpfung dieser sympathischen Reflexe hat zur Folge, daß nach Gabe von Guanethidin häufig orthostatische Hypotonien auftreten.

Die glomeruläre Filtrationsrate sowie der renale Blutfluß werden durch Guanethidin – in einigen Fällen nur vorübergehend – herabgesetzt. Guanethidin kann die Bluthirnschranke nicht durchdringen; somit bleibt die Regulation des Sympathikotonus im Zentralnervensystem vollständig intakt. Da eine medikamentöse Blutdrucksenkung prinzipiell immer den Barorezeptorenreflex und das Vasomotorenzentrum aktiviert, kommt es zu einer Stimulation des zentralen sympathischen Systems. Diese zentrale Aktivierung kann am Nebennierenmark zu einer stärkeren Freisetzung von Adrenalin führen, da dieses Organ durch Guanethidin nicht beeinflußt wird. Wegen der gleichzeitig verminderten sympathoneuronalen Freisetzung von Noradrenlin kommt es aufgrund einer höheren Anzahl von adrenergen Rezeptoren an der postsynaptischen Membran zu einer Überempfindlichkeit gegenüber Katecholaminen („Denervationsüberempfindlichkeit"). Diese Mechanismen stehen der Blutdrucksenkung entgegen. Bei plötzlicher Aktivierung des zentralen Sympathikotonus (z. B. bei Aufregung) können aus diesen Gründen überschießende Blutdruckanstiege auftreten.

Therapeutische Anwendung

Dosierung

Erwachsene p. o.: Zu Beginn werden 10 mg/Tag verabreicht und die Dosis schrittweise um 10 mg alle 1–2 Wochen gesteigert, bis es zur gewünschten Wirkung kommt. Vor einer Dosissteigerung bzw. Anpassung muß der Blutdruck im Stehen, im Liegen und auch nach kurzer Anstrengung gemessen werden. Normalerweise werden 25–50 mg/Tag verabreicht. Gelegentlich wurden viel höhere Dosen benötigt. In der Klinik kann schon mit höheren Dosen (25–50 mg/Tag) begonnen werden; Dosissteigerung um 25–50 mg jeden 2. Tag. Dabei muß allerdings die Blutdruckmessung im Stehen gewährleistet sein.

Bei Niereninsuffzienz ist unter Umständen eine Dosisreduktion angezeigt.

Kinder p. o.: 0,2 mg/kgKG/Tag; Steigerung der Dosis alle 7–10 Tage um denselben Betrag.

Kombinationstherapie

Guanethidin sollte nur in Kombination mit Diuretika eingesetzt werden, da es bei chronischer Anwendung zu einer Natrium- und Wasserretention mit einer Erhöhung des Blutvolumens kommt. Dies hat eine Abnahme der blutdrucksenkenden Wirkung zur Folge. Während die zusätzliche Gabe von vasodilatierenden Substanzen (z. B. Dihydralazin) sinnvoll ist, sind Kombinationen von Guanethidin mit Reserpin abzulehnen und mit anderen adrenergen Hemmstoffen (wie z. B. Clonidin, α-Methyldopa und adrenergen Blockern wahrscheinlich ebenfalls ungünstig.

Differentialtherapeutische Gesichtspunkte

Guanethidin beeinträchtigt alle Funktionen des peripheren sympathischen Nervensystems mit Ausnahme des Nebennierenmarks. Zur Erzielung der blutdrucksenkenden Wirkung muß man deshalb viele unerwünschte Wirkungen in Kauf nehmen. Deshalb ist Guanethidin nur dann angezeigt, wenn mit allen anderen Medikamenten keine ausreichende Blutdrucksenkung möglich ist. Heute wird Guanethidin kaum noch eingesetzt, da andere stark wirksame Antihypertensiva zur Verfügung stehen. In der Regel ist die Anwendung von Guanethidin während einer Schwangerschaft nicht angezeigt. Jedoch erscheint sein Einsatz bei schwangeren Frauen möglich, die bereits längere Zeit mit Guanethidin eingestellt waren.

Nebenwirkungen

Die blutdrucksenkende Wirkung von Guanethidin ist nicht von seiner hemmenden Wirkung auf die kardiovaskulären Reflexe zu trennen. Deshalb müssen mehr oder weniger ausgeprägte orthostatische Fehlregulationen in Kauf genommen werden. Fast 40% der Patienten berichten über orthostatische Beschwerden (Schwindel, Schwächeanfälle), insbesondere nach Lagewechsel und Anstrengung. Besonders Frauen und Patienten mit Kardiomegalie und Zeichen der Linksherzhypertrophie scheinen zu hypotonen Episoden disponiert [3]. Bei Auftreten von Schwäche, Schwindel und ähnlichen Symptomen sollte sich der Patient in Kopftieflage begeben, um eine Ohnmacht zu vermeiden. Alkoholgenuß ist während der Behandlung mit Guanethidin verboten, da er die orthostatische Fehlregulation beträchtlich verstärkt.

Recht häufig (d.h. bei mehr als 10% der behandelten Patienten) werden neben der orthostatischen Hypotonie Diarrhö, Mattigkeit, Muskelschwäche, Impotenz, Ejakulationsstörungen sowie Salz- und Wasserretention beobachtet. Etwa 15% der Patienten brechen die Behandlung wegen starker Nebenwirkungen ab. Gelegentlich (Häufigkeit bis zu 5%) treten Kopfschmerzen, Kurzatmigkeit, Mundtrockenheit, Verstopfung der Nase, psychische Veränderung (z.B. Depression), Nykturie, Juckreiz sowie Sehstörungen auf.

Kontraindikationen und Wechselwirkungen

Guanethidin ist kontraindiziert beim Phäochromozytom, bei Herzinsuffizienz, die nicht durch Hochdruck entstanden ist, und bei bestehender Therapie mit Hemmstoffen der Monoaminooxydase.

Trizyklische Antidepressiva (z.B. Imipramin) hemmen die Wiederaufnahme von Noradrenalin in sympathische Nervenendigungen. Gleichzeitig wird dann auch die Aufnahme von Guanethidin in die Nervenendigungen gehemmt und seine Wirkung vermindert [2]. Ebenso können Neuroleptika (Phenothiazine und Butyrophenone) indirekte Sympathikomimetika (z.B. Amphetamin), MAO-Hemmstoffe und Kokain die blutdrucksenkende Eigenschaft von Guanethidin behindern. Die Wirkung direkter Sympathikomimetika (Noradrenalin, Adrenalin) kann verstärkt sein („Denervationsüberempfindlichkeit").

Literatur

1. Chang CC, Costa E, Brodie BB (1965) Interaction of guanethidine with adrenergic neurons. J Pharmacol Exp Ther 147: 303–312
2. Mitchell JR, Cavanaugh JH, Arias L, Oates JA (1970) Guanethidine and related agents. Antagonism by drugs which inhit the norepinephrine pump in man. J Clin Invest 49: 1596–1604
3. Talbot S, Smith AJ (1975) Factors predisposing to postural hypotensive symptoms in the treatment of high blood pressure. Br Heart J 37: 1059–1063

Allgemeine Literatur

Goodman LS, Gilman A (1975) The pharmacological basis of therapeutics, 5. edn Mac Millan, New York

Gross F (ed) (1977) Handbook of experimental pharmacology, vol 39, Antihypertensive agents. Springer, Berlin Heidelberg New York

Harnack GA von Janssen F (1977) Pädiatrische Dosistabellen. Deutscher Apotheker-Verlag, Stuttgart

Mc Mahon FG (1978) Management of essential hypertension. Futura, Mount Kisco New York

Saller R, Berger T, Ulmer E-M, Hellenbrecht D (1979) Praktische Pharmakologie. Schattauer, Stuttgart New York

Scheler F, Gröne H-J (1980) Hypertonie in Klinik und Praxis. Schattauer, Stuttgart New York

Anhang

Reserpin

Formel

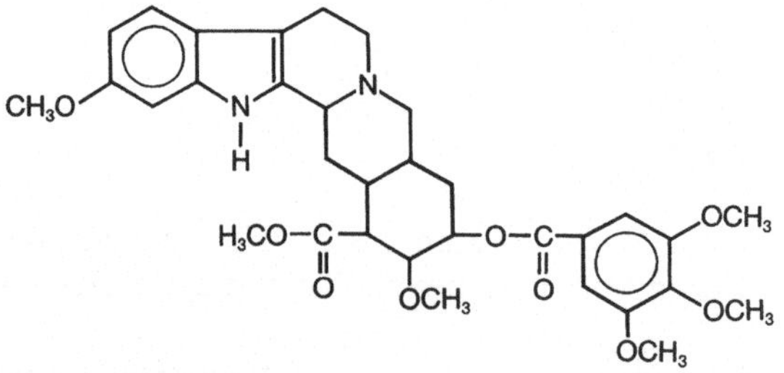

Hauptwirkung	Entleerung der Noradrenalinspeichervesikel im zentralen und peripheren Nervensystem, Abnahme des Sympathikotonus
Wirkungseintritt	p.o.: 1–4 Tage
Volle Wirkung	Nach 3–4 Wochen (manchmal erst nach einigen Monaten)
Häufige Nebenwirkungen	Depression, z. T. mit Suizidneigung Sedierung, Gleichgültigkeit Verstopfung der Nase

Kontraindikationen	Depression Ulcus ventriculi, Colitis ulcerosa Gallensteine Epilepsie Elektroschockbehandlung Gleichzeitige Gabe von MAO-Hemmstoffen M. Parkinson
Tagesdosis	0,1–0,25 mg
Präparate	Sedaraupin (0,2 mg) Serpasil (0,25 mg)
Günstige Kombinationen	Diuretika Dihydralazin
Interaktion	Hemmung der Wirkung von L-Dopa bei M. Parkinson Verstärkung der sedierenden Wirkung von Hypnotika, Sedativa, Alkohol Verstärkte Gefahr von Tachyarrhythmien, bei gleichzeitiger Gabe von Digitalisglykosiden und Chinidin

Clonidin

Formel

Cl

NH—CH₂

N=⟨ | • HCl

NH—CH₂

Cl

Hauptwirkung	Stimulation zentraler α_2-adrenerger Rezeptoren; daraus folgend Verminderung des Sympathikotonus, Steigerung der Empfindlichkeit des Barorezeptorenreflexes
Verwandte Substanz	Guanfacin
Wirkungseintritt	p.o.: 30–60 min
Volle Wirkung	Nach 2–4 Wochen
Häufige Nebenwirkungen	Müdigkeit, Schläfrigkeit Sedierung Trockener Mund Benommenheit, Schwindel
Kontraindikationen	Keine, Vorsichtig bei i.v.-Gabe Kurzfristiger Blutdruckanstieg
Tagesdosis	2- bis 3mal 0,075 mg bis 3mal 0,3 mg Depot: 1- bis 2mal 0,25 mg

Präparate	Catapressan, Catapressan-Depot Perlongetten
Günstige Kombinationen	Diuretika Dihydralazin
Interaktionen	Aufhebung der blutdrucksenkenden Wirkung durch α-adrenerge Blocker (Tolazolin, Phentolamin, Prazosin) sowie durch trizyklische Antidepressiva, (z. B. Imipramin) Verstärkung der sedierenden Wirkung von Hypnotika, Sedativa, Alkohol
Besonderheiten	Bei plötzlichem Absetzen überschiessender Blutdruckanstieg Therapie: Wiederaufnahme der Behandlung oder Tolazolin bzw. Phentolamin

α-Methyldopa

Formel

Hauptwirkung	Der α-Methyldopametabolit α-Methylnoradrenalin stimuliert im zentralen Nervensystem α_2-adrenerge Rezeptoren, daraus erfolgt eine Abnahme des Sympathikotonus (ähnlich wie Clonidin)
Wirkungseintritt	p.o.: 2–6 h
Volle Wirkung nach	1 Woche
Häufige Nebenwirkung	Sedierung Schwindel Trockener Mund Kopfschmerzen Direkter Coombs-Test positiv
Kontraindikationen	Aktive Lebererkrankungen (z. B. Hepatitis) Funktionsstörungen der Leber infolge vorausgegangener Behandlung mit α-Methyldopa Hämolytische Anämie
Tagesdosis	2- bis 3mal 250–500 mg
Präparate	Aldometil (250 mg) Presinol (250 mg) Sembrina (250 mg)

Günstige Kombinationen	Diuretika Dihydralazin
Interaktionen	Aufhebung der blutdrucksenkenden Wirkung durch trizyklische Antidepressiva (z. B. Imipramin) Blutdruckanstieg durch gleichzeitige Gabe von MAO-Hemmstoffen Toxische Wirkung am Zentralnervensystem durch gleichzeitige Gabe von Levodopa möglich Induktion von arzneimittelabbauenden Enzymen in der Leber
Besonderheiten	Bei plötzlichem Absetzen überschießender Blutdruckanstieg (s. Clonidin).

Guanethidin

Formel

$$\left[N{-}CH_2{-}CH_2{-}NHC(=NH)NH_2 \right]_2 \cdot H_2SO_4$$

Hauptwirkung	Hemmung der neuronalen Erregbarkeit sowie Entspeicherung von Noradrenalin in peripheren sympathischen Nervenendigungen, Herabsetzung der Sympathikusaktivität
Wirkungseintritt	p.o.: mehrere Tage
Volle Wirkung nach	2 Wochen
Häufige Nebenwirkung	Orthostatische Hypotonie (Schwindel) Diarrhö Mattigkeit, Muskelschwäche Impotenz Ejakulationsstörungen
Kontraindikationen	Phäochomozytom Herzinsuffizienz, die nicht durch Hochdruck entstanden ist Gleichzeitige Gabe von MAO-Hemmstoffen
Tagesdosis	25–50 mg
Präparate	Ismelin (10 mg, 25 mg)
Günstige Kombinationen	Diuretika Dihydralazin

Interaktionen	Aufhebung der blutdrucksenkenden Wirkung durch trizyklische Antidepressiva, Neuroleptika und indirekten Sympathomimetika Verstärkte Wirkung von direkten Sympathomimetika (z. B. Noradrenalin)
Besonderheiten	Keine

3 Antihypertensiva bei therapieresistenter Hypertonie

W. Vetter und H. Vetter

Allgemeine Vorbemerkungen

Therapieresistenz auf Antihypertensiva ist nicht einheitlich definiert. Am ehesten hat sich jedoch die Auffassung durchgesetzt, daß ein Patient dann als therapieresistent zu klassifizieren ist, wenn der Blutdruck unter einer konventionellen Dreierkombination, bestehend aus einem Diuretikum, einem β-Blocker (oder einem anderen Sympathikolytikum) und einem Vasodilatator unzureichend bzw. nicht gesenkt wird. Diese Definition ist relativ ungenau, da sie weder Angaben über die Dosis der verordneten Medikamente macht, noch den Begriff der unzureichenden Blutdrucksenkung festlegt. Es empfiehlt sich deshalb, beide Punkte zu präzisieren (Tabelle 1). Eine derartig echte Therapieresistenz auf maximal dosierte konventionelle Antihypertensiva ist selten und dürfte in einer Allgemeinpraxis bei nicht mehr als 5% der Hypertoniker zu beobachten sein. Dabei ist zu beachten, daß unter diesen Patienten (im Gegensatz zu unkomplizierten Hypertonikern) ein beträchtlicher Anteil eine sekundäre Hypertonieform (u.a. Nierenarterienstenose, Phäochromozytom) aufweist. Eine erneute intensive Abklärung ist deshalb v.a. dann angezeigt, wenn der Patient bis dahin als „therapieresistenter essentieller Hypertoniker" geführt wurde.

Von der echten Therapieresistenz muß die weitaus häufigere Pseudotherapieresistenz abgegrenzt werden. Letztere beruht meist entweder auf einer fehlenden bzw. unregelmäßigen Einnahme der verordneten Antihypertensiva (schlechte Compliance) oder auf einer unzureichenden Dosierung einer oder mehrerer Bestandteile der antihypertensiven Stufentherapie. So können Sympathikolytika und Vasodilatatoren über eine renale Natrium- und Wasserretention ihre antihypertensive Wirkung abschwächen [27, 51]. Demzufolge ist bei Gabe von Antihypertensiva mit potentieller renaler Natrium- und Wasserretention die gleichzeitige Gabe eines Diuretikums erforderlich.

Fälle mit Hypertonie und Niereninsuffizienz sprechen häufig deshalb auf eine antihypertensive Therapie schlecht an, weil Besonderheiten der Behandlung nicht

Tabelle 1. Bedingungen unter denen eine Hypertonie als therapieresistent bezeichnet werden kann

Substanz	Tagesdosis [mg]
Hydrochlorothiazid[a]	100
Propranolol[a]	320
Hydralazin[a]	200
bzw. Dihydralazin[a]	

[a] Oder andere Präparate der gleichen Substanzgruppe in äquipotenter Dosis

berücksichtigt werden. So verlieren Thiazide mit zunehmender Niereninsuffizienz ihre Wirkung und müssen deshalb durch potente Schleifendiuretika ersetzt werden. Es wird allgemein akzeptiert, daß bei niereninsuffizienten Patienten mit Serumkreatininwerten von 2 mg% und höher stets ein Schleifendiuretikum (z. B. Furosemid) eingesetzt werden sollte.

Hypertonie und Krankheiten aus dem rheumatischen Formenkreis kommen v. a. bei älteren Patienten häufig gemeinsam vor. Diese Patienten erhalten deshalb oft gleichzeitig Antirheumatika, welche eine renale Natrium- und Wasserretention und somit eine „Therapieresistenz" verursachen können [30, 51].

Ovulationshemmer oder eine Östrogentherapie können sowohl eine Hypertonie verursachen als auch eine vorbestehende Hypertonie derart verschlimmern, daß eine Resistenz auf konventionelle Antihypertensiva auftritt [7]. Voraussetzung für die bei dieser Situation notwendige Strategie des Absetzens der Hormontherapie ist allerdings, daß der behandelnde Arzt über eine derartige Begleitmedikation informiert ist.

Sympathikomimetika und hier v. a. schleimhautabschwellende Mittel (Phenylephrin) oder Bronchodilatatoren (Orciprenalin, Salbutamol) können in seltenen Fällen den Effekt der antihypertensiven Therapie abschwächen [30]. Trizyklische Antidepressiva (Desipramin, Imipramin, Amitriptylin, Doxepin, Chlorpromazin) vermögen die Wirkung des heute nur noch selten gebrauchten Guanethidins bzw. des Clonidins herabzusetzen [52]. Monoaminoxydasehemmer schließlich verhindern gleichzeitig mit Reserpin gegeben den Noradrenalinabbau und bewirken dadurch einen Blutdruckanstieg [52]. Zur Behandlung eines echten „therapieresistenten" Hochdrucks stehen uns heute verschiedene moderne Pharmaka mit unterschiedlichen Wirkungsmechanismen zur Verfügung. Diese Substanzen sind:

1. Stark wirksame direkte Vasodilatatoren wie Minoxidil,
2. Hemmer des Converting enzyme wie Captopril und
3. Kalziumantagonisten wie Nifedipin.

Direkte Vasodilatatoren

Die stärkste Substanz dieser Gruppe von Antihypertensiva, mit welcher weltweit große Erfahrungen vorliegen, ist das Minoxidil [2, 9, 11, 21, 31, 32, 37, 40, 49, 50, 53].

Minoxidil ist ein Piperidin-Pyrimidin-Derivat. Die Substanz wird gastrointestinal gut resorbiert und erreicht die maximale Plasmakonzentration nach 30–60 min. Obwohl die Plasmahalbwertszeit nur etwa 4 h beträgt, hält die antihypertensive Wirkung viel länger an, wahrscheinlich weil die Substanz am Wirkungsort (glatte Muskelzellen) angereichert wird. Minoxidil wird in der Leber in das schwach wirksame Minoxidil-Glucuronat umgewandelt und renal ausgeschieden.

Die Substanz ist ein direkter Vasodilatator mit pharmakologischem Angriffspunkt an den glatten Muskelfasern der peripheren Arteriolen. Die Blutdruckreduktion wird durch Senkung des peripheren Widerstands erreicht. Dies erklärt, weshalb Minoxidil wie alle anderen direkten Vasodilatatoren auch 2 verschiedenartige Nebenwirkungen verursacht: 1. einen sympathisch induzierten reflektorischen Herzfrequenzanstieg und 2. (durch Änderung der renalen Hämodynamik) eine aus-

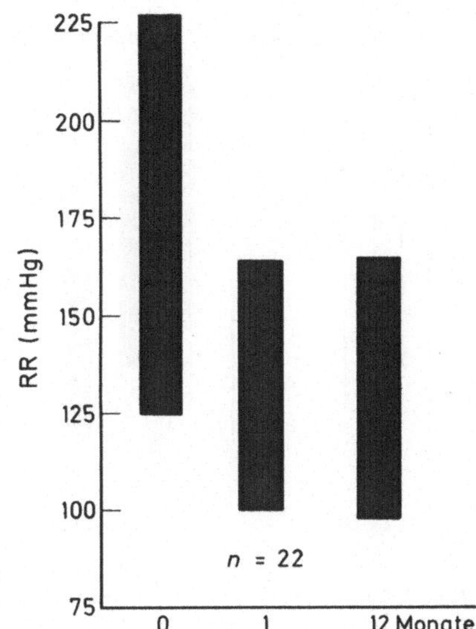

Abb. 1. Blutdruckantwort auf Minoxidil bei 22 Patienten mit therapieresistenter essentieller Hypertonie. Die Patienten wurden zusätzlich mit einem Diuretikum und einem β-Blocker behandelt. [50]

geprägte Natrium- und Wasserretention. Eine gleichzeitige Therapie mit β-Blokkern und Diuretika ist deshalb obligat.

Bei Kontraindikationen gegen β-Blocker können zur Vermeidung der Reflextachykardie andere Sympathikolytika wie Methyldopa, Clonidin oder Guanfacin eingesetzt werden.

Im einzelnen empfehlen wir folgenden Therapieplan: 2mal 40 mg Furosemid (bei Niereninsuffizienz entsprechend höhere Dosierung), 160 mg Propranolol (oder andere β-Blocker in vergleichbarer Dosis) und Beginn mit 3mal 2,5 mg Minoxidil. Bei ungenügender Druckantwort [diastolische Blutdruckwerte >95 mmHg (12,7 kPa)] Steigerung des Minoxidils auf 3mal 5 mg und falls nötig auf 3mal 10 mg tgl.

Bei einem von uns untersuchten Patientengut mit schwer therapiebarer essentieller Hypertonie betrug die mittlere Minoxidildosis 20 mg tgl, die Höchstdosis 40 mg [49, 50]. Bereits nach einem Monat war bei diesen Patienten eine ausgeprägte Reduktion der mittleren systolischen und diastolischen Druckwerte nachweisbar, welche im weiteren mehrmonatigen Verlauf anhielt (Abb. 1).
Wegen der ausgeprägten renalen Natrium- und Wasserretention sind zu Anfang der Therapie häufige Kontrollen des Körpergewichts zu empfehlen, um die begleitende Furosemidmedikation rechtzeitig erhöhen zu können. Nicht selten sind dabei v.a. bei gleichzeitiger Niereninsuffizienz Furosemiddosierungen von 250–500 mg tgl. notwendig [11, 28, 32].

Die wichtigste substanzspezifische Nebenwirkung des Minoxidils ist eine Hypertrichose [11, 32, 37, 40, 49, 50]. Diese Nebenwirkung tritt bereits nach wenigen Wochen auf und zwar schon bei geringer Dosierung [50]. Sie betrifft Männer und Frauen gleichermaßen häufig, jedoch empfinden letztere die Hypertrichose (z.B. Bartwuchs) derart störend, daß sie in der Regel eine weitere Therapie verweigern. Gleichzeitige Applikation von Enthaarungsmittel wurde empfohlen [14], bringt je-

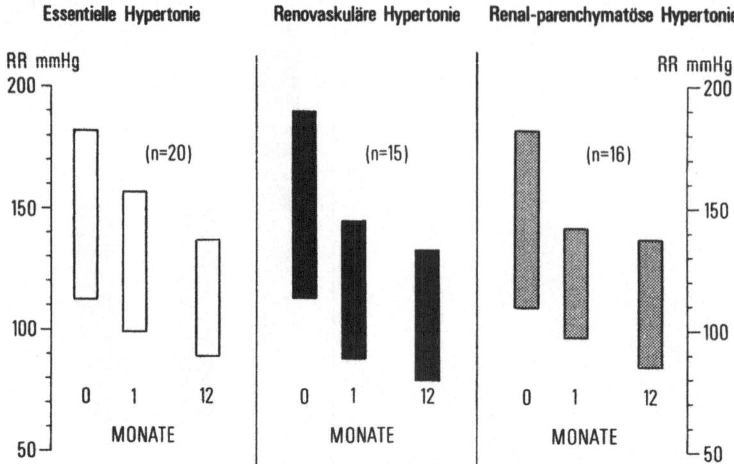

Abb. 2. Blutdruckantwort auf Captopril bei verschiedenen therapieresistenten Hypertonieformen. Bei vergleichbaren Captoprildosen war die ausgeprägteste Drucksenkung bei Patienten mit renovaskulärer Hypertonie zu beobachten [25, 46]

doch nach unseren Erfahrungen keine Lösung des Problems. Wir wenden deshalb Minoxidil in der Regel nur bei Männern an.

Im EKG wurde mitunter unter Minoxidil eine Abflachung bzw. Inversion der T-Welle beobachtet [11, 38]. In einigen Fällen trat ein Perikarderguß während der Minoxidiltherapie auf und auch Perikarditiden und pulmonale Hypertonie wurden beschrieben [24, 36, 37, 47, 48, 52]. Wegen der Gefahr einer Herztamponade [36] ist beim Auftreten von Perikardaffektionen Minoxidil abzusetzen. Wegen der beschriebenen Komplikationen ist Minoxidil beim akuten Herzinfarkt kontraindiziert.

In etwa 20% der Fälle erweist sich Minoxidil als gering oder nichtwirksam. Diese Patienten sollten dann mit anderen Medikamenten wie Captopril behandelt werden.

Converting-enzyme-Inhibitoren

Mit der Einführung von Inhibitoren des Converting enzyme wurde fraglos ein bedeutender Schritt in der Behandlung der Hypertonie gemacht. Die erste weltweit verwendete Substanz war das Captopril [10, 15, 18, 25, 33, 34], andere Inhibitoren sind in Erprobung [20, 35].

Der Converting-enzyme-Inhibitor Captopril verhindert die Umwandlung vom nichtblutdruckwirksamen Angiotensin I in das stark vasopressorisch aktive Angiotensin II. Über diesen Mechanismus wird die hauptsächliche antihypertensive Wirkung der Substanz erklärt [5, 6, 8, 10, 12, 15, 16, 18, 25, 26, 28, 33–35]. Andere Wirkungsmechanismen wie verzögerter Abbau der gefäßerweiternden Kinine werden diskutiert, sind jedoch bis heute nicht eindeutig belegt [1, 5, 26, 29, 44].

Ein zusätzlicher antihypertensiver Effekt kommt möglicherweise dadurch zustande, daß durch Hemmung der Angiotensin II-Synthese ein Hauptstimulus der adrenalen Aldosteronsekretion entfällt. Daraus resultiert der unter Captopril häufig zu beobachtende Abfall von Plasma- und Urinaldosteron [6, 28, 46]. Als laborchemisches Korrelat der verminderten Aldosteronproduktion läßt sich ferner bei den meisten Patienten ein Anstieg der Serumkaliumwerte nachweisen [10, 16, 19, 22, 25]. Ausgeprägte Hyperkaliämien sind allerdings sehr selten [22].

Captopril wirkt mit Ausnahme von Hypertonie bei Mineralokortikoidüberproduktion (primärer Aldosteronismus, gewisse Fälle mit Cushing-Syndrom etc.) bei allen Hochdruckformen blutdrucksenkend. Die hauptsächliche antihypertensive Wirkung über die Blockade des Angiotensin II macht verständlich, weshalb die Substanz um so stärker wirkt je höher die Reninaktivität ist. Dies erklärt auch die ausgesprochene Wirkung von Captopril bei renovaskulärer Hypertonie [9, 25, 46]. Klinisch ist in diesem Zusammenhang besonders bedeutsam, daß sich der antihypertensive Effekt von Captopril durch gleichzeitige Verabreichung von Substanzen potenzieren läßt, welche zu einer Stimulation der renalen Reninsekretion führen. Dies trifft v.a. für Diuretika zu. Bei stark diuretisch vorbehandelten Patienten ist deshalb eine überschießende Blutdrucksenkung möglich [12, 16]. Eine derartig überschießende hypotensive Reaktion ist allerdings selten [4, 12, 15, 16].

Captopril führt schon akut und chronisch zu einem ausgeprägten Abfall des systolischen und diastolischen Blutdrucks (Abb. 2). In etwa 10–20% der Fälle mit therapieresistenter Hypertonie ist nur mit einem geringen oder keinem Therapieerfolg zu rechnen.

Alle Antihypertensiva sollten am Vortag der Captoprilbehandlung abgesetzt werden. Am nächsten Morgen erhält der Patient 25 mg Captopril mit anschließend regelmäßiger Blutdruckkontrolle über mehrere Stunden. Patienten, die mit Diuretika in hoher Dosierung vorbehandelt werden, sollten anstatt 25 mg als initiale Testdosis 12,5 mg Captopril erhalten. Bei ausreichender Blutdrucksenkung [RR diastolisch $\leqslant$ 95 mmHg (12,7 kPa)] beträgt die Tagesdosis 3mal 25 mg. Bei ungenügender Druckantwort soll zunächst zusätzlich ein Diuretikum (50–100 mg Hydrochlorothiazid täglich oder bei eingeschränkter Nierenfunktion 40–250 mg Furosemid täglich) verabreicht werden. Ist diese Kombination immer noch ungenügend, kann die Captoprildosis erhöht werden (3mal 50 mg bis maximal 3mal 150 mg tgl). Nur in seltenen Fällen ist die Zugabe eines β-Blockers als 3. Substanz notwendig.

Art und Schweregrad einiger Nebenwirkungen limitieren die Anwendung von Captopril auf Patienten, die auf eine Therapie mit konventionellen Antihypertensiva nicht ansprechen. Captopril wird im Magen-Darm-Trakt gut resorbiert und erreicht die maximale Plasmakonzentration in 30–90 min. Die Wirkung hält 3–4 h an. Da die Captoprilresorption durch gleichzeitige Nahrungsaufnahme verzögert wird, soll Captopril 1 h vor oder 1 h nach den Mahlzeiten eingenommen werden.

Nach teilweiser Metabolisierung wird Captopril renal ausgeschieden. Eine mögliche Kumulation bei Niereninsuffizienz kann eine Dosisreduktion erforderlich machen, nicht zuletzt deswegen, weil sich die Nierenfunktion bei einer abrupten Blutdrucksenkung vorübergehend verschlechtern kann.

Bis heute sind unter Captopril eine Vielzahl von Nebenwirkungen beobachtet worden. Es wird postuliert, daß ein Teil dieser Nebenwirkungen durch die SH-Gruppe der Substanz verursacht wird. Größere Erfahrungen mit SH-Gruppen freier Converting-enzyme-Inhibitoren stehen jedoch aus [20, 35].

Die meisten Nebenwirkungen treten in den ersten Monaten auf [25, 46]. Relativ häufig kommen Geschmacksstörungen [5, 6, 16, 28, 46], Reizhusten [46] und Hautexantheme mit oder ohne Pruritus [16, 46] vor. Diese Nebenwirkungen bilden sich in der Regel spontan oder nach Dosisreduktion zurück. Mitunter bilden sich die dermatologischen Nebenwirkungen bei gleichbleibender Dosierung und gleichzeitiger Verabreichung von Antihistaminika zurück [8, 9, 10, 25, 46].

Selten, aber schwerwiegend sind Störungen des hämopoetischen Systems (Leukopenie, Agranulozytose, Anämie) [17, 25, 46] und der Proteinurie, die in ein nephrotisches Syndrom übergehen kann [22, 41, 42, 43]. Derartige Nebenwirkungen, die v.a. bei Patienten mit Niereninsuffizienz und/oder Kollagenosen beobachtet werden, erfordern das sofortige Absetzen von Captopril.

Ist einmal der Entscheid für die Behandlung mit Captopril gefallen, sollten die Patienten engmaschig kontrolliert werden. Dabei sind regelmäßige und engmaschige Kontrollen von Blutbild, Serumkreatinin, Serumkalium und Urineiweiß obligat.

Kalziumantagonisten

Diese Substanzen setzen über eine Veränderung der freien intrazellulären Kalziumkonzentrationen den Blutgefäßtonus herab und bieten sich daher zur Hypertoniebehandlung an. Die bis heute vorliegenden Erfahrungen wurden v.a. mit Nifedipin gesammelt [3, 23, 39, 45].

Ähnlich wie Hydralazin führt Nifedipin über eine Senkung des peripheren Widerstands zu einem Blutdruckabfall, allerdings auch zu einer Reflextachykardie. Letztere wird durch eine gleichzeitige β-Blockermedikation unterbunden [3].

Akut ist die unter Nifedipin zu beobachtende Drucksenkung um so ausgeprägter je höher die Ausgangsblutdruckwerte sind. Demzufolge wurden die größten Blutdruckabfälle bei Patienten mit schwerer Hypertonie beobachtet [23].

Wenngleich größere Langzeiterfahrungen bis heute mit Nifedipin in der Behandlung der Hypertonie ausstehen, scheint es sich auch bei chronischer Applikation um ein wirksames Antihypertensivum zu handeln.

In Fällen, bei denen auf eine vorgängige konventionelle Therapie bzw. auf eine Therapie mit Minoxidil oder Captopril nicht angesprochen wurde, ist deshalb ein Therapieversuch mit Nifedipin angezeigt. Wir beginnen mit einer täglichen Dosis von 3- bis 4mal 10 mg und führen die vorgängige Therapie mit einem Diuretikum und einem Sympathikolytikum (β-Blocker oder anderem Sympathikolytikum) unverändert fort [3, 23]. Bei ungenügender Blutdruckantwort kann das Nifedipin auf 3- bis 4mal 20 mg gesteigert werden, wobei dann besonders auf eine orthostatische Dysregulation zu achten ist.

Literatur

1. Anderson GH, Springer J, Tivnan E, Kearney M, Streeten DHP (1980) Hypotensive mechanism of captopril. Clin Res 28: 238 A
2. Andersson O, Sivertsson R (1979) Minoxidil in refractory hypertension. Acta Med Scand 205: 213

3. Aoki K, Kondo S, Mochizuki A, Yoshida T, Kato S, Kato K, Takikawa K (1978) Antihypertensive effect of cardiovascular Ca^{2+}-antagonist in hypertensive patients in the absence and presence of beta-adrenergic blockade. Am Heart J 96: 218
4. Atkinson AB, Brown JH, Leckie B, Lever AF, Morton JJ, Fraser R, Robertson JIS (1979) Captopril in a hyponatraemic hypertensive: need for caution in initiating therapy. Lancet I: 557
5. Atkinson AB, Lever AF, Brown JJ, Robertson JIS (1980) Combined treatment of severe intractable hypertension with captopril and diuretic. Lancet II: 105
6. Atlas SA, Case DB, Sealey JE, Laragh JH, McKinstry DN (1979) Interruption of the renin-angiotensin system in hypertensive patients by captopril induced sustained reduction in aldosterone secretion, potassium retention and natriuresis. Hypertension 1: 39
7. Beckerhoff R, Siegenthaler W (1973) Ovulationshemmer und Hypertonie. Schweiz Med Wochenschr 103: 743
8. Bravo E, Tarazi RC (1979) Converting enzyme inhibitor with an orally active compound in hypertensive man. Hypertension 1: 39
9. Brunner HR, Jaeger P, Ferguson RK, Jequier E, Turini G, Gavras H (1978) Need for beta-blokkade in hypertension reduced with long-term minoxidil. Br Med J 2: 285
10. Brunner HR, Gavras H, Waeber B et al. (1979) Oral angiotensin converting enzyme inhibitor in long term treatment of hypertensive patients. Ann Intern Med 90: 19
11. Bryan AK, Hoobler SW, Rosenzweig J, Weller JM, Prudy JM (1977) Effect of minoxidil on blood pressure and hemodynamics in severe hypertension. Am J Cardiol 39: 796
12. Case DB, Atlas SA, Laragh JH, Sealey JE, Sullivan PA, Mc Kinstry DN (1978) Clinical experience with blockade of the renin-angiotensin-aldosterone system by an oral converting-enzyme inhibitor (SQ 14225, captopril) in hypertensive patients. Prog Cardiovasc Dis 21: 195
13. Dargie HJ, Dollery CT, Daniel J (1977) Minoxidil in resistant hypertension. Lancet II: 515
14. Earhart RN, Ball J, Nuss DC, Aeling JL (1977) Minoxidil-induced hypertrichosis: treatment with calciumthioglycolate depilatory. South Med J 70: 442
15. Ferguson RK, Brunner HR, Turini GA, Gavras HA (1977) Specific orally active inhibitor of angiotensin converting enzyme in man. Lancet I: 775
16. Ferguson RK, Vlasses PH, Koplin JR, Shirinian A, Burke JF, Alexander JC (1980) Captopril in severe treatment-resistant hypertension. Am Heart J 99: 579
17. Forslund T, Borgmästars H, Fyhrquist F (1981) Captoprilassociated leucopenia confirmed by rechallange in patient with renal failure. Lancet I: 166
18. Gavras H, Brunner HR, Turini GA et al. (1979) Antihypertensive effect of the oral angiotensin converting enzyme inhibitor SQ 14225 in man. N Engl J Med 298: 991
19. Gavras H, Waeber B, Gavras I, Biollaz J, Brunner HR, Davies RO (1981) Antihypertensive effect of the new oral angiotensin converting enzyme inhibitor „MK 421". Lancet II: 543
20. Gifford RW, Tarazi RC (1978) Resistant hypertension: Diagnosis and management. Ann Intern Med 88: 661
21. Gottlieb TB, Katz FH, Chidsey CA (1972) Combined therapy with vasodilator drugs and beta-adrenergic blockade in hypertension, a comparative study of minoxidil and hydralazine. Circulation 45: 571
22. Grossman A, Eckland D, Price P, Edwards CRW (1980) Captopril: reversible renal failure with severe hyperkalaemia. Lancet I: 712
23. Guazzi MD, Fiorentini C, Olivari MT, Bartorelli A, Necchi G, Polese A (1980) Short- and long-term efficacy of a calium-antagonist agent (Nifedipine) combined with methyldopa in the treatment of severe hypertension. Circulation 61: 913
24. Hall D, Froer KL, Loracher C (1976) Treatment of severe hypertension with minoxidil and its effects on systemic and pulmonary haemodynamics. Clin Sci 51: 587
25. Havelka J, Vetter H, Studer A et al. (to be published) Acute and chronic effects of the angiotensin converting enzyme inhibitor Captopril in severe hypertension. Am J Cardiol
26. Heel RC, Brogden RN, Speight TM, Avery GS (1980) Captopril: a preliminary review of its pharmacologic properties and therapeutic efficacy. Drugs 20: 409
27. Husserl FE, Messerli FH (1981) Adverse effects of antihypertensive drugs. Drugs 22: 188
28. Johnston CI, Mc Grath BP, Millar JA, Matthews PG (1979) Long term effects of captopril (SQ 14225) on blood pressure and hormone levels in essential hypertension. Lancet I: 493
29. Johnston CI, Millar JA, Casley DJ, Mc Grath BP, Matthews PG (1980) Comparison between receptor antagonism and converting enzyme inhibitor. Circ Res [Suppl I] 46: 128

30. Lamy PL (1979) OTC drugs and the elderly. Curr Prescrib 11: 42
31. Limas CJ, Fries ED (1973) Minoxidil in severe hypertension with renal failure. Am J Cardiol 31: 355
32. Linas SL, Nies AS (1981) Minoxidil. Ann Intern Med 94: 61
33. Mc Caa RE, Mc Caa CS, Bengis RG, Guyton AC (1979) Response of arterial blood pressure and aldosterone to long-term administration of captopril in patients with severe, treatment-resistant accelerated hypertension. Clin Sci 57: 371s
34. Mac Gregor GA, Markandu ND, Roulsten JE, Jones JC (1979) Essential hypertension: effect of an oral inhibitor of angiotensin converting enzyme. Br Med J 2: 1106
35. Mac Gregor GA, Markandu ND, Bayliss J, Roulsten JE, Sguifes M, Morton JJ (1981) Non-sulfhydryl-containing angiotensin-converting enzyme inhibitor (MK 421): evidence for role of renin system in normotensive subjects. Br Med J 283: 401
36. Martin WB, Spodick DH, Zins GR (1980) Rericardial disorders occuring during open-label study of 1'869 severely hypertensive patients treated with minoxidil. J Cardiovasc Pharmacol 2: 217s
37. Mitchel C, Pettinger WA (1978) Long-term treatment of refractory hypertensive patients with minoxidil. JAMA 239: 2131
38. Oka M, Makela M (1978) Minoxidil in severe hypertension. Acta Med Scand 203: 43
39. Olivari MT, Bartorelli C, Polese A, Fiorentini C, Moruzzi P, Guazzi MD (1979) Treatment of hypertension with Nifedipine, a calcium antagonistic agent. Circulation 59: 1056
40. Pettinger WA (1980) Minoxidil and the treatment of severe hypertension. N Engl J Med 303: 922
41. Prins EJL, Hoorntje SJ, Weening JJ, Donker AJM (1979) Nephrotic syndrome in patient on captopril. Lancet II: 306
42. Rosendorff C, Milne FJ, Levy H, Ninin DT, Lewin JR (1980) Nephrotic syndrome during captopril therapy. S Afr Med J 58: 172
43. Seedat YK (1980) Nephrotic syndrome from captopril. S Afr Med J 57: 390
44. Soffer RL (1976) Angiotension converting enzyme and the regulation of vasoactive peptides. Ann Rev Biochem 45: 73
45. Stone PH (1982) The promise of nifedipine. J Cardiovasc Med 7: 181
46. Studer A, Lüscher T, Siegenthaler W, Vetter W (1981) Captopril in various forms of severe therapy-resistant hypertension. Klin Wochenschr 59: 59
47. Tarazi RC, Magrini F, Dustan HP, Bravo EL, Garvey J (1975) Pulmonary hypertension with diazoxide and minoxidil. Am J Cardiol 35: 172
48. Tarazi RC, Dustan HP, Bravo EL, Niarchos AP (1976) Vasodilating drugs: Contrasting haemodynamic effects. Clin Sci 51: 575s
49. Tenschert W, Vetter W, Studer A, Reuteler H, Furrer J, Nussberger J, Siegenthaler W (1979) Minoxidil bei schwer zu behandelnder Hypertonie. Schweiz Med Wochenschr 109: 1869
50. Tenschert W, Studer A, Zaruba K, Reuteler H, Siebenschein R, Siegenthaler W, Vetter W (1980) Minoxidil in hypertension.
51. Vetter H, Vetter W (1982) Praktische Hypertonie. Thieme, Stuttgart
52. Weber E (1980) Arzneimittel-Interaktionen in der medikamentösen Hochdrucktherapie. In: Rosenthal J (Hrsg) Arterielle Hypertonie. Springer, Berlin Heidelberg New York, S 451
53. Willburn RL, Blaufuss A, Bennett CM (1975) Longterm treatment of severe hypertension with minoxidil, propanolol and furosemide. Circulation 52: 706
54. Woodhouse K, Farrow PR, Wilkinson R (1979) Reversible renal failure during treatment with captopril. Br Med J 2: 1146
55. Zweifler AJ, Julius S, Nicholls MG (1979) Efficacy of an oral angiotensin converting enzyme inhibitor (captopril) in severe hypertension. Clin Res 27: 320 A

4 Antihypertensiva bei hypertensiver Krise

K. O. Stumpe

Die arterielle Hypertension stellt nur ausnahmsweise eine Notfallsituation dar. Eine sehr schnelle Blutdrucknormalisierung ist unnötig, kann subjektive Beschwerden bereiten und ist u. U. sogar gefährlich. Dagegen kann die hypertensive Krise lebensbedrohlich sein und erfordert, unter Zurückstellung zeitraubender diagnostischer Maßnahmen, eine sofortige Senkung des erhöhten Blutdrucks. Die Komplikationen der hypertensiven Krise sind weitgehend reversibel, doch hängt das Ausmaß der Reversibilität davon ab, wie schnell eine effektive Behandlung eingeleitet wird.

Unter hypertensiven Krisen oder Notfällen kann man bestimmte klinische Syndrome zusammenfassen, die entweder aus einer Blutdrucksteigerung resultieren oder durch sie kompliziert werden.

Hypertensive Notfälle

Hypertensive Krise
1. Hypertensive Enzephalopathie bei: essentieller Hypertension, akuter Glomerulonephritis und 2., 3. und 4.
2. Maligne (akzelerierte) Hypertension
3. Eklampsie (RR↑, Ödeme, Proteinurie)
4. Phäochromozytom und Monoaminoxydaseblockade

Hypertension kompliziert durch:
1. Akute Linksherzinsuffizienz
2. Intrakranielle Blutung
3. Dissezierendes Aortenaneurysma
4. Postoperative Blutung
5. Schwere Epistaxis

Der Notfallcharakter wird weniger von der Höhe des Blutdrucks als vielmehr von Schnelligkeit und Ausmaß des Anstiegs und den Begleiterkrankungen bestimmt (1). Eine besondere Gefährdung des Patienten entsteht dann, wenn aus einer normalen oder nur mäßig erhöhten Blutdrucklage heraus plötzliche Drucksteigerungen auftreten, z. B. bei der akuten Glomerulonephritis, der Schwangerschaftsnephropathie oder auch beim plötzlichen Absetzen einer antihypertensiven Medikation – v. a. von Clonidin. In diesen Situationen stehen nicht selten als Ausdruck einer hypertensiven Enzephalopathie zerebrale Symptome im Vordergrund. Eine hypertensive Enzephalopathie kann auch im Rahmen einer essentiellen oder malignen Hypertonie und eines Phäochromozytoms auftreten. Sie stellt die gefährlichste Komplikation jeder exzessiven Blutdruckerhöhung dar. Die klinische Symptomatik ist charakterisiert durch starke Kopfschmerzen, Übelkeit, Erbrechen und Verwirrtheitszustand sowie durch fokale neurologische Zeichen wie Nystagmus, Sehstörungen, positiver Babinsky, Reflexasymmetrie und lokalisierte Paresen. Wird nicht umgehend behandelt, treten Stupor, Koma und Krämpfe auf und ein letaler Ausgang ist fast immer die Folge.

Hypertensive Enzephalopathie

Symptome
- Kopfschmerz
- Übelkeit und Erbrechen
- Verwirrtheitszustand
- Fokale neurologische Zeichen: Nystagmus, Babinski-Reflex positiv, Sehstörungen, Paresen
- *Wenn unbehandelt:*
  Stupor, Koma, Krämpfe, letaler Ausgang

Differentialdiagnose
- Intrazerebrale und subarachnoidale Blutung
- Thrombose oder Embolie
- Hirnstamminfarkt
- Intrakranielle Tumoren
- Schädeltraumen

Der Symptomatik liegen ein Hirnödem, ein erhöhter kranieller Druck und ein Papillenödem zugrunde. Von der hypertensiven Enzephalopathie differentialdiagnostisch abzugrenzen ist die symptomatische oder sekundäre Blutdrucksteigerung als Folge von intrazerebralen oder subarachnoidalen Blutungen, Thrombose oder Embolie, Hirnstamminfarkt sowie intrakraniellen Tumoren und Schädeltraumen. Für die Therapie sind derartige differentialdiagnostische Überlegungen von sekundärer Bedeutung. Jede der genannten Situationen bedarf einer umgehenden Blutdrucksenkung (2, 3).

Auch ohne begleitende Enzephalopathie sind die maligne Hypertonie, die Eklampsie und die Blutdruckkrise beim Phäochromozytom als hypertensive Notfälle einzuordnen und zu behandeln. Die maligne Hypertonie ist charakterisiert durch extrem hohe Blutdruckwerte, einen Fundus hypertonicus III–IV, retinale Blutungen und eine progrediente Einschränkung der Nierenfunktion mit Proteinurie, Hämaturie und Zylindurie. Gleichzeitig droht ständig die Gefahr einer intrakraniellen Blutung oder eines Linksherzversagens. Eine schnelle und aggressive Blutdrucksenkung ist daher indiziert.

Als hypertensive Notfälle sind auch Situationen anzusprechen, die durch schwere oder auch nur mäßiggradige Blutdrucksteigerungen kompliziert werden können. Es handelt sich um das akute Linksherzversagen, die intrakranielle Blutung, das akute dissezierende Aortenaneurysma, die postoperative Blutung und die schwere Epistaxis.

Alle genannten Situationen bedürfen einer umgehenden Blutdrucksenkung. Es empfiehlt sich aber ein diagnostisches Minimalprogramm, bestehend aus Blutbild, Serumkreatinin, Urinstatus, Röntgen des Thorax und des Abdomens sowie EKG. Von besonderer Bedeutung ist auch die Beurteilung des Augenhintergrunds (frische Blutungen, Papillenödem).

Das Ziel der Behandlung sollte sein, den diastolischen Blutdruck unter 110 mmHg (14,7 kPa) zu senken und eine Urinausscheidung von 1–1,5 Liter/Tag aufrechtzuerhalten (2, 4). Wegen der Notwendigkeit der raschen Drucksenkung sollten die antihypertensiven Medikamente parenteral verabreicht werden. Am einfachsten ist es, das entsprechende Medikament intramuskulär zu applizieren und zwar so häufig wie nötig, um den Blutdruck in dem gewünschten Bereich zu halten.

Tabelle 1. Medikamente bei hypertensiven Notfällen

	Wirkungs-beginn	Wirkungs-dauer	Dosierung	Nebenwirkungen
Vasodilatatoren				
Dihydralazin	–30 min 5–10 min	3– 6 h 3– 6 h	12,5–50 mg i. m. 12,5–50 mg i. v.	Tachykardie, HZV↑
Diazoxid	1– 2 min	2–12 h	150–300 mg i. v. in 10–20 s am liegenden Patienten	Ausgeprägte Natriumretention, transitorische Hyperglykämie
Nitroprussidnatrium	Sofort	Infusions-dauer	20–1 000 μg/min	Thiozyanat-intoxikation bei Niereninsuffizienz
Sympathikusinhibitoren				
Reserpin	1– 2 h	6–24 h	0,5–1 mg i. m.	Sedierung bis Stupor
Clonidin	10–15 min 5–10 min	2– 5 h 2– 5 h	0,15–0,3 mg i. m. 0,15–0,3 mg i. v. (bei i. v.-Gabe verdünnt in 10 ml 0,9% NaCl über 10 min injizieren)	Sedierung, selten initialer RR-Anstieg
α-Rezeptorenblocker				
Phentolamin	30–60 s	15–30 min	5–10 mg i. v. oder als Infusion in 5% Glukose (0,2–0,5 mg/min)	Tachykardie, pektanginöse Beschwerden, Tachyphylaxie
Phenoxybenzamin	20–30 min	8–12 h	50–80 mg in 100 ml 5% Glukose als Kurzinfusion oder oral 20–80 mg/Tag	
Diuretika				
Furosemid			40–80 mg i. v.	
Etacrynsäure			25–50 mg i. v.	
Kalziumantagonist				
Nivedipin	2– 4 min	1– 3 h	10–20 mgsublingual	Tachykardie, Kopfschmerz

Der Nachteil der intramuskulären Applikation besteht darin, daß der Wirkungseintritt verzögert und nicht voraussagbar ist und daß ein Effekt häufig ausbleibt. In den meisten Fällen ist daher die intravenöse Applikation vorzuziehen, entweder in Form einer langsamen Injektion oder einer kontinuierlichen Infusion. Ganz generell gilt, daß die parenterale Behandlungsphase so kurz wie möglich gehalten werden sollte, um, sobald es die Situation erlaubt, durch eine orale antihypertensive Therapie abgelöst zu werden.

Die Medikamente, die uns heute zur Behandlung des hypertensiven Notfalls zur Verfügung stehen, können hinsichtlich ihres Wirkungsmechanismus eingeteilt werden in solche, die direkt die Widerstandsgefäße erweitern und solche, die mit der sympathischen Innervation des kardiovaskulären Systems interferieren (Tabelle 1). Auch stark wirksame Diuretika, wie Furosemid und Etacrynsäure, spielen eine wichtige Rolle. Ziel des initialen therapeutischen Bemühens sollte eine mäßige Reduktion und weniger eine Normalisierung des Blutdrucks sein. Das Ausmaß der Drucksenkung und damit die Wahl der Applikationsart wird nicht nur durch den klinischen Befund und die Schwere der hypertensiven Krise bestimmt, sondern auch durch die Funktion der koronaren, zerebralen und renalen Zirkulation.

Dihydralazin (Nepresol) ist ein direkter Dilatator der Arteriolen und kann in einer Dosis von 10–50 mg intramuskulär oder intravenös alle 2–6 h injiziert werden (Tabelle 1). Bei intravenöser Zufuhr empfiehlt es sich, das Medikament mit 10–40 ml isotoner NaCl- oder Lävuloselösung zu verdünnen. Bei Dosen bis zu 25 mg ist die Wirkung meist wenig ausgeprägt. Bei Dosen über 25 mg treten, reflektorisch über den Sympathikus stimuliert, Tachykardien und eine Zunahme des Schlagvolumens sowie des Herzzeitvolumens auf. Hierdurch wird der antihypertensive Effekt so geschmälert, daß die Substanz bei hypertensiven Krisen selten den Blutdruck befriedigend senkt. Die Zunahme des Herzzeitvolumens ist von einer vermehrten Organperfusion begleitet. Das Medikament kann daher versuchsweise eingesetzt werden bei schwerer Blutdrucksteigerung mit eingeschränkter Nierenfunktion, bei der Eklampsie und in niedriger Dosierung auch bei der symptomatischen Blutdrucksteigerung infolge eines Apoplex. Da das Präparat die Herzarbeit steigert und über das erhöhte Schlagvolumen die Aortenwand mechanisch belastet, ist es kontraindiziert bei akuter Koronar- und Linksherzinsuffizienz sowie beim dissezierenden Aortenaneurysma (Tabelle 2). Nach vorausgegangener Sympathikusblockade durch β-Rezeptorenblocker, Reserpin, Clonidin und α-Methyldopa kann die Wirkung verstärkt sein (5).

Diazoxid (Hypertonalum) senkt als Vasodilatator den Blutdruck über den gleichen Mechanismus wie Dihydralazin, ist aber wesentlich effektiver und führt in den meisten hypertensiven Notfällen zu einer befriedigenden Blutdrucksenkung oder -normalisierung (6). Wegen seiner hohen Eiweißbindung muß das Präparat innerhalb von 10–20 s injiziert werden. Bereits nach 1–2 min tritt seine Wirkung ein, die bis zu 12 h anhalten kann. Es empfiehlt sich, mit einer Dosis von 150 mg zu beginnen und bei ausbleibender Wirkung diese auf 300 mg zu steigern (Tabelle 1). Liegt gleichzeitig eine adrenerge Blockade als Folge einer vorausgegangenen Behandlung mit β-Rezeptorenblockern, Reserpin oder Clonidin vor, sollte die Dosis in jedem Fall nur 150 oder 75 mg betragen, da in diesen Fällen die Wirkung des Vasodilatators erheblich gesteigert sein kann. Nach mehrmaliger Injektion von Diazoxid kommt es über nicht geklärte Mechanismen zu einer Natrium- und Wasserretention, die den hyper-

Tabelle 2. Indikationen und Kontraindikationen der einzelnen Antihypertensiva

Präparat	Indikationen	Kontraindikationen
Dihydralazin	Eingeschränkte Nierenfunktion Akute Glomerulonephritis Eklampsie	Akute Koronarinsuffizienz Akute Linksherzinsuffizienz Aneurysma dissecans
Diazoxid	Hypertensive Enzephalopathie Maligne Hypertension Eklampsie Schädeltrauma Intrakranielle Blutungen und Tumoren	Akute Koronarinsuffizienz Akute Linksherzinsuffizienz Schwere Zerebralsklerose Aneurysma dissecans Phäochromozytom (ineffektiv)
Nitroprussidnatrium	Bei allen hypertensiven Notfällen	
Reserpin	Agitierte Patienten Akute Koronarinsuffizienz Aortenaneurysma	Hypertensive Enzephalopathie
Clonidin	Maligne Hypertension Eklampsie Akute Koronarinsuffizienz Aortenaneurysma	Phäochromozytom Hypertensive Enzephalopathie
Phentolamin und Phenoxybenzamin	Phäochromozytom und MAO-Hemmer-Hypertonie	
Furosemid und Etacrynsäure	Bei allen hypertensiven Notfällen als Begleitmedikation	

tensiven Effekt schmälern kann. Die gleichzeitige intravenöse Applikation von Furosemid oder Etacrynsäure ist daher empfehlenswert. Trotz der meist starken Blutdrucksenkung kommt es fast nie zur Hypotension und auch zu keiner wesentlichen Verminderung des renalen Blutdurchflusses. Der schnelle und starke Blutdruckabfall kann aber für Patienten mit zerebraler und koronarer Insuffizienz gefährlich werden, so daß das Präparat unter diesen Bedingungen möglichst nicht zum Einsatz kommen sollte. Indikationen und Kontraindikationen für Diazoxid ergeben sich aus Tabelle 2 (5).

Der Vasodilatator *Nitroprussidnatrium* (Nitroprus) hat nicht nur einen direkten Effekt auf die Arteriolen, sondern auch auf die Venen (7). Dadurch kommt es z. B. bei herzinsuffizienten Patienten mit niedrigem Herzzeitvolumen zu einer Abnahme des enddiastolischen Füllungsdrucks und zur Zunahme des Herzzeitvolumens. Nitroprussidnatrium ist der stärkste und am besten steuerbare Vasodilatator und in jedem Fall wirksam. Die blutdrucksenkende Wirkung tritt unmittelbar nach Beginn der Applikation ein und klingt innerhalb weniger Minuten nach Beendigung der Applikation ab. Aus diesem Grunde muß das Präparat per infusionem gegeben werden. Eine ständige Überwachung ist erforderlich. Bei der Infusion ist darauf zu achten, daß es zu keiner Abknickung des intravenösen Katheters kommt. Sammelt sich nämlich Nitroprussidnatrium im betreffenden Venenbereich an, kann bei erneuter Lageveränderung eine große Menge der Substanz in die Zirkulation gelangen und eine unerwünscht starke Blutdrucksenkung verursachen. Die antihypertensiven Dosen liegen zwischen 20–1000 μg/min (Tabelle 1). Man beginnt mit der niedrigsten Dosis und erhöht je nach Effekt die Infusionsgeschwindigkeit. Bis zum Erreichen der gewünschten Blutdrucksenkung muß der Blutdruck alle 30–60 s gemessen werden. Als Nebenwirkungen von Nitroprussidnatrium können vorübergehend Schwächegefühl, Müdigkeit, Erbrechen, Tachykardie, Erregungszustände, Schweißausbruch und Übelkeit auftreten. Aus Nitroprussidnatrium entsteht in vivo Zyanid. Mit toxischen Wirkungen infolge Zyanidbildung ist bei Nitroprussidnatriumdosen bis zu 1000 μg/min bei normaler Stoffwechsellage nicht zu rechnen. Zyanid wird zu Thiozyanat metabolisiert. Zeichen einer Thiozyanatintoxikation (Beginn bei Plasmaspiegeln zwischen 5 und 10 mg%) sind Nausea, Erbrechen, Somnolenz, Muskelschwäche und Kopfschmerzen. Bei einer länger als 2 Tage dauernden Therapie sollten daher die Plasmaspiegel von Thiozyanat überprüft werden. Dies ist besonders wichtig bei Kranken mit Niereninsuffizienz. Die Anwendung von Nitroprussidnatrium ist bei allen Formen des hypertensiven Notfalls indiziert. Besonders bewährt hatte es sich beim dissezierenden Aortenaneurysma und beim Vorliegen komplizierender kardialer Erkrankungen.

Das Rauwolfia-Alkaloid *Reserpin* kommt bei hypertensiven Notfällen, wenn überhaupt, nur dann zum Einsatz, wenn der Blutdruck nicht unmittelbar gesenkt werden muß. Es sind wesentlich höhere Dosen als bei chronischer Therapie erforderlich, und der Wirkungsmechanismus ist nicht ganz geklärt. Die effektive Dosis variiert von Patient zu Patient. Man kann mit 0,5 mg intramuskulär die Therapie einleiten und diese Dosis alle 4–6 h bis zum gewünschten Effekt verdoppeln (Tabelle 1). Über 5–8 mg sollte die Dosis nicht steigen. Patienten mit Apoplex reagieren sehr empfindlich auf Reserpin, hier sollte die Anführungsdosis nur 0,25 mg intramuskulär betragen. Der Nachteil der relativ hohen Reserpindosen liegt im stark sedierenden Effekt, der die Beurteilung der Bewußtseinslage und des neurologischen Befunds, insbesondere von Patienten mit hypertensiver Enzephalopathie erschweren bzw. verunmöglichen kann. Weiterhin setzt der antihypertensive Effekt verzögert erst nach 1–2 h ein und ist nicht sicher voraussagbar. Der Indikationsbereich für Reserpin ist daher sehr klein: Man kann es bei agitierten Patienten mit schwerer Hypertonie geben, bei akuter Koronarinsuffizienz und bei mittelschwerer Drucksteigerung und begleitendem Aortenaneurysma (Tabelle 2).

Dagegen hat *Clonidin* (Catapresan) einen festen Platz in der Behandlung des hypertensiven Notfalls. Es führt zwar in der Regel auch zu einer Sedierung des Patienten, doch tritt der antihypertensive Effekt bereits 5–10 min nach intravenöser Injektion ein und hält zwischen 2 und 5 h an. Es empfiehlt sich, eine Ampulle (= 150 μg Clonidin) mit 10 ml isotoner NaCl-Lösung zu verdünnen und diese Menge (oder evtl. nur die Hälfte) am liegenden Patienten über einen Zeitraum von 10 min zu injizieren (Tabelle 1). Nur in seltenen Fällen kommt es unmittelbar nach der intravenösen Applikation zu einem kurzdauernden Blutdruckanstieg. Als Notfallantihypertensivum ist Clonidin indiziert bei der malignen Hypertonie, bei der Eklampsie, bei akuter Koronarinsuffizienz und beim Aneurysma dissecans. Wegen der Gefahr des Blutdruckanstiegs sollte es beim Phäochromozytom nicht gegeben werden. Aufgrund der sedierenden Wirkung empfiehlt es sich nicht bei der hypertensiven Enzephalopathie (Tabelle 2).

Kalziumantagonisten vom Typ des *Nifedipin* (Adalat) können wegen ihrer schnellen Resorption und ihres raschen Wirkungseintritts bei hypertensiven Notfällen eingesetzt werden. 10–20 mg Nifedipin, oral oder sublingual appliziert, führen innerhalb von 3–5 min (sublinguale Applikation) zu einer relevanten Blutdrucksenkung. Auch bei bewußtseinsgetrübten Patienten ist wegen der Möglichkeit der sublingualen Verabreichung ein Einsatz möglich. Das Mittel eignet sich auch für die Anwendung in der Praxis und unter Bedingungen eines erschwerten venösen Zugangs, d.h. wenn die parenterale Applikation eines anderen Antihypertensivum nicht gewährleistet ist. Nach Kontrolle der akuten hypertensiven Krise kann die Behandlung mit Nifedipin in Form einer Dauertherapie fortgesetzt werden z.B. in einer Dosis von 3mal 10 bis 3mal 20 mg Nifedipin pro Tag. Das Präparat liegt auch als Retardform vor (20 mg pro Dragee) in der es eine Alternative für die Dauertherapie darstellt.

Phentolamin (Regitin) ist das Mittel der Wahl zur Behandlung einer hypertensiven Krise beim Phäochromozytom. Nach langsamer Injektion von 5–10 mg sinkt der Blutdruck innerhalb von 1–3 min ab, um in der Regel nach 15–20 min wieder zum Ausgangswert zurückzukehren. Die Blutdrucksenkung kann jedoch auch länger anhalten. Durch eine einmalige Gabe von Phentolamin läßt sich eine Krise beim Phäochromozytom gewöhnlich nicht beseitigen. Um eine andauernde Drucksenkung zu erzielen, muß es in der Dauertropfinfusion unter ständiger Blutdruckkontrolle gegeben werden. Ein Nachteil von Phentolamin ist die schnell einsetzende Tachyphylaxie.

Eine Alternative zum Phentolamin steht mit *Phenoxybenzamin* (Dibenzyron) zur Verfügung, mit dem eine länger andauernde Wirkung erzielt werden kann. Man kann es per infusionem geben, doch ist das Präparat nicht kommerziell erhältlich. Die Wirkung tritt nach etwa 20–30 min ein. Phenoxybenzamin hat größere Bedeutung in der präoperativen konservativen Dauerbehandlung des Phäochromozytoms in einer Dosis von oral 20–80 mg/Tag. Die Wirkung von Phentolamin bzw. von Phenoxybenzamin kann durch zusätzliche Gabe eines β-Rezeptorenblockers, z.B. Propranolol (2–5 mg i.v.), verstärkt werden.

Begleitende medikamentöse Maßnahmen

Im Rahmen der Behandlung des hypertensiven Notfalls sollten wegen der auftretenden Natrium- und Wasserretention gleichzeitig Diuretika verabreicht werden. Initial werden Furosemid (40–80 mg i.v.) oder Etacrynsäure (25–50 mg i.v.) empfohlen. Im weiteren Verlauf kann dann zu einer oralen Thiazidtherapie übergegangen werden. Bei Patienten mit terminaler Niereninsuffizienz muß unter Umständen eine Dialyse eingeleitet werden. Digitalisierung, Senkung der Herzfrequenz durch Gabe von β-Rezeptorenblockern (bei Vasodilatation) und Sedierung sind Maßnahmen, über die von Fall zu Fall entschieden werden muß.

Ambulante Einleitung der Therapie

Die Behandlung des hypertensiven Notfalls sollte in der Klinik erfolgen, muß aber bei schwerem Krankheitsbild bereits vor der Einweisung eingeleitet werden. In diesen Fällen empfiehlt es sich, 75–150 µg Clonidin intramuskulär zu injizieren. Liegen aber Zeichen der Enzephalopathie vor, sollten, um die Beurteilung des neurologischen Befunds nicht zu erschweren, 75–150 mg Diazoxid am liegenden Patienten schnell intravenös injiziert werden. Bei Vorliegen einer ausgeprägten zerebralen Gefäßsklerose ist die intramuskuläre Injektion von 12,5 mg Dihydralazin vorzuziehen.

Antihypertensive Therapie bei Apoplex

Die Blutdrucksteigerung bei Apoplex ist symptomatischer Art und im Unterschied zur hypertensiven Enzephalopathie meist von einer Halbseitensymptomatik begleitet. Die nicht selten stark erhöhten Blutdruckwerte dürfen nicht wie eine hypertensive Krise aggressiv, sondern nur sehr vorsichtig angegangen werden. Da meist eine ausgeprägte Arteriosklerose und insbesondere Zerebralsklerose vorliegt, würde eine schnelle Blutdrucksenkung die bereits eingeschränkte Hirndurchblutung weiter herabsetzen und könnte lebensgefährliche Folgen haben. Neben der Applikation von niedermolekulären Dextranen in Kombination mit Sorbit ist hier das Mittel der Wahl das Thiaziddiuretikum. Wenn die diuretische Therapie nicht ausreicht, kann man zusätzlich niedrige Dosen von Diyhdralazin (25–75 mg/Tag) anwenden. Reserpin oder Clonidin sind nicht indiziert, da sie das Herzzeitvolumen vermindern und sedierend wirken.

Antihypertensive Therapie mit Apoplex
500 ml Rheomacrodex 10% mit Sorbit 20% innerhalb 60 min
Anschließend 500 ml Rheomacrodex 10% über 6 h
Diuretikum:
z. B. Hydrochlorothiazid 50–100 mg/Tag oder kombiniert mit Amilorid 1 Tbl./Tag
Vasodilatator: Dihydralazin 25–75 mg/Tag
Reserpin und Clonidin sind kontraindiziert

Literatur

1. Dranov J, Skyler JS, Gunnels JC (1974) Malignant hypertension. Current modes of therapy. Arch Intern Med 133: 791–796
2. Finnerty FA (1972) Hypertensive encephalopathy. Am J Med: 52 672–678
3. Keith TA (1977) Hypertension crisis. Recognition and management. J Am Med Wom Assoc 237: 1570–1574
4. Koch-Weser J (1974) Hypertensive emergencies. N Engl J Med 290: 211–213
5. Koch-Weser J (1974) Vasodilator drugs in the treatment of hypertension. Arch Intern Med 133: 1017–1022
6. McDonald WJ, Smith G, Woods JW, Perry HM, Danielson BD (1977) Intravenous diazoxide therapy in hypertensive crisis. Am J Cardiol 40: 409–412
7. Palmer RF, Lasseter KC (1975) Sodium nitroprusside. N Engl J Med 292: 294–297

5 Antihypertensiva im Alter

A. Amery, R. Fagard, P. Lijnen und J. Staessen

Einfluß des Alters auf kardiovaskuläre Risikofaktoren

Als Risikofaktoren für Herz-Kreislauf-Erkrankungen, wie Schlaganfall und Erkrankungen der Herzkranzgefäße, bei Personen mittleren Alters – und besonders bei Männern – werden mehrere Faktoren genannt (Literaturangaben s. Keys [10]). Neben Alter, Geschlecht und Familiengeschichte umfassen sie Bluthochdruck, Serumcholesterinspiegel (Gesamtcholesterin und besonders LDL-Cholesterin), Nikotingenuß, Fettleibigkeit, Bewegungsmangel, Glukoseunverträglichkeit usw.

Sind diese Faktoren jedoch noch unabhängige Risikofaktoren bei älteren Menschen?

Kannel u. Gordon [8] überprüften die Risikofaktoren für Herz-Kreislauf-Erkrankungen bei älteren Menschen, wobei sie sich hauptsächlich auf die Framingham-Studie stützten, die Personen bis zum Alter von 74 Jahren umfaßt. Nach dieser Studie nimmt der Vorteil, den Frauen gegenüber Männern auf diesem Gebiet haben, mit fortschreitendem Alter progressiv ab. Bluthochdruck gilt als der größte Risikofaktor bei älteren Menschen, aber der Gesamtserumcholesterinwert hat wenig Aussagekraft. Eine Erhöhung des LDL-Cholesterin wurde in Verbindung gebracht mit einem erhöhten Risiko. Übergewicht und Mangel an körperlicher Bewegung hatten wenig Einfluß auf die Mortalitäts- und Morbiditätsrate von kardiovaskulären Erkrankungen. Das relative Risiko, das dem Rauchen zugeschrieben wird, nimmt mit fortschreitendem Alter ab und eine durch Einstellen des Rauchens bedingte günstige Auswirkung auf das Vorkommen von Herzanfällen, konnte bei den über 65 Jahre alten Personen der Framingham-Studie nicht nachgewiesen werden. Die Gesamtsterblichkeitsziffer war jedoch beträchtlich niedriger bei der Gruppe, die das Rauchen aufgab.

Forette et al. [5] haben während einer 10jährigen Langzeitstudie an 191 älteren Frauen in einem Altersheim den Personenkreis bis zur Altersgruppe von 100 Jahren (Durchschnittsalter 80 Jahre) erweitert. In einer viele Punkte umfassenden Analyse stand das Auftreten von zerebrovaskulären Krankheiten in enger ($p < 0,003$) Wechselbeziehung zum systolischen Blutdruck, aber Alter, Gewicht, Serumcholesterinspiegel und Blutzuckerspiegel erschienen nicht als unabhängige Risikofaktoren. Das Auftreten von Herzinfarkten stand eindeutig in Wechselbeziehung zum diastolischen Blutdruck ($p < 0,0001$); die meisten anderen Faktoren trugen nicht eigenständig zum Risiko bei. Das Körpergewicht zeigte eine unabhängige, aber negative Wechselwirkung, da Gewebeschwund bei diesem sehr hohen Alter einen zusätzlichen Risikofaktor darstellte: der spezielle Korrelationskoeffizient war jedoch nicht von größerer Bedeutung ($p < 0,05$). Über Rauchen wurde nicht berichtet.

Somit können unsere Erkenntnisse über Risikofaktoren, gewonnen aus Untersuchungen an einem Personenkreis mittleren Alters, als solche nicht übertragen werden auf Personen im 8. Lebensjahrzehnt oder darüber. Da der Bluthochdruck als größter (wenn nicht einziger) unabhängiger Risikofaktor für kardiovaskuläre Krankheiten in dieser Altersgruppe hervorragt, ist die Berücksichtigung der anderen Risikofaktoren bei älteren hypertonischen Patienten nicht so wichtig wie bei jüngeren Personen.

Einfluß des Alters auf die blutdruckbedingte Mortalitätsrate

Bluthochdruck ist sowohl bei Personen mittleren Alters als auch bei älteren Personen ein wichtiger Risikofaktor für kardiovaskuläre Erkrankungen. Es ist jedoch schwierig zu ermitteln, ob die mit Bluthochdruck verbundene Mortalitätsrate bei verschiedenen Altersgruppen die gleiche ist.

Bechgaard (Abb. 1) berichtete 1967, daß die Mortalitätsrate bei hypertonischen Patienten, verglichen mit der allgemeinen Bevölkerung, bei jüngeren hypertonischen Patienten sehr viel höher liegt als bei hypertonischen Patienten über 60 Jahre [2]. In der Tat war die Mortalitätsrate bei hypertonischen Frauen von 60 Jahren oder darüber mit einem diastolischen Blutdruck von weniger als 119 sehr ähnlich der Mortalitätsrate der allgemeinen weiblichen Bevölkerung von über 60 Jahren.
Zu ähnlichen Ergebnissen kam Fry [6], der die Mortalitätsrate von hypertonischen Männern und Frauen (die meisten unbehandelt) von seiner Praxis in einem Mittelklassevorort in Südengland mit der allgemeinen Mortalitätsrate in England verglich. Hier ist der Quotient von beobachteter und erwarteter Mortalität bei den jun-

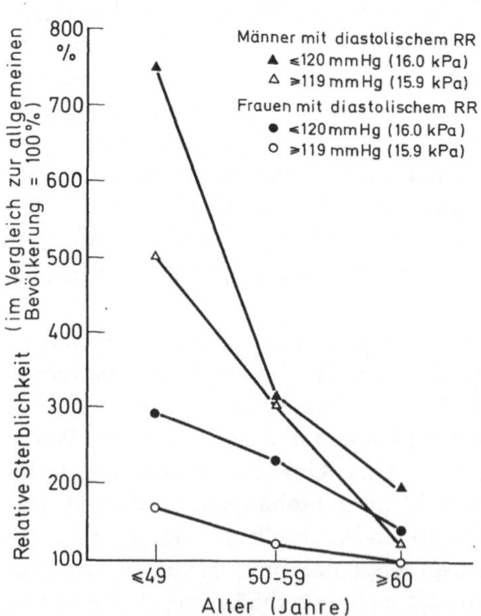

Abb. 1. Relative Mortalität von hypertonischen Patienten unterschiedlichen Alters, unterteilt in 4 Gruppen nach diastolischem Blutdruck und Geschlecht. (Aus [2])

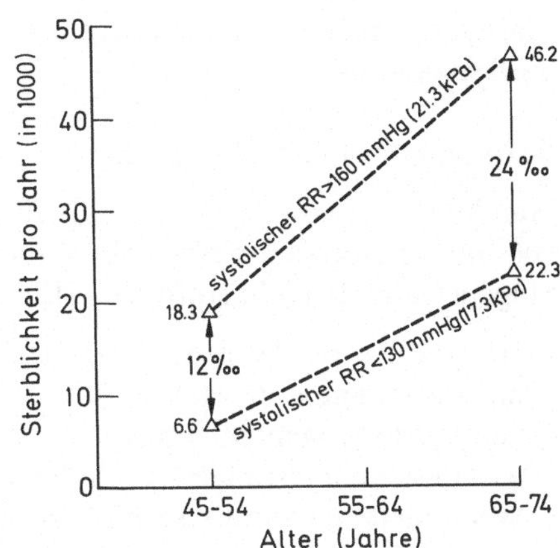

Abb. 2. Mortalität von männlichen Hypertonikern und Normotonikern der Altersgruppe um 50 und 70 Jahre. (Errechnet von Kannel et al. [7])

gen Hypertonikern hoch (12,0 bei Männern und 6,2 bei Frauen zwischen 30 und 39 Jahren), aber er nähert sich 1 bei den Personen über 60 Jahre. Der Autor schlug vor, bei hypertonischen Patienten über 60 Jahre in einigen Fällen keine Behandlung vorzunehmen. Leider hatte diese Studie unannehmbare Fehler: Einige der Patienten erhielten blutdrucksenkende Medikamente, bei 18% fand keine Nachuntersuchung statt, und ein Mortalitätsindex, basierend auf dem Vergleich der Sterblichkeitsziffer des ganzen Landes mit Ziffern, die in einem begrenzten Gebiet mit einer Mittelschichtbevölkerung ermittelt worden war, konnte irreführend sein.

Die Framingham-Studie hat demgegenüber den Vorteil, daß sie die Mortalität von Hypertonikern und Normotonikern aus demselben Gebiet über denselben Zeitraum hin vergleicht. Hier nimmt die Mortalitätsrate bei männlichen Hypertonikern [systolischer Blutdruck >160 mmHg (21,3 kPa)], verglichen mit der Mortalitätsrate von männlichen Normotonikern [systolischer Blutdruck <130 mmHg (17,3 kPa)], mit zunehmendem Alter ab (von 277% zwischen 45–54 Jahren auf 207% zwischen 65–74 Jahren).

Jedoch ist die relative Mortalität bei Hypertonikern über 65 Jahre noch doppelt so groß wie bei Normotonikern. Da es bei älteren Personen mehr Todesfälle gibt, führt das kleinere relative Risiko von Hypertonie bei älteren Personen zu einer größeren Anzahl von Todesfällen, die auf diese Krankheit zurückzuführen sind, als bei Personen mittleren Alters. Abbildung 2, die der Framingham-Studie entnommen wurde, zeigt, daß von 1000 Todesfällen pro Jahr bei älteren Personen 24 auf Hypertonie zurückzuführen sind, gegenüber 12 von 1000 Todesfällen pro Jahr bei der Gruppe der 45- bis 54jährigen [7].
Somit bleibt Bluthochdruck bei älteren Menschen ein wichtiger Risikofaktor für Herz-Kreislauf-Erkrankungen.

Einfluß des Alters auf Pharmakokinetik und Pharmakodynamik einiger Antihypertensiva

Resorption von Medikamenten

Man könnte davon ausgehen, daß eine Reihe physiologischer Veränderungen, die mit Alterungsprozeß einhergehen, die Resorption von Medikamenten durch den Magen-Darm-Trakt beeinflussen [12]:

- ein erhöhter pH-Wert des Magensafts könnte die Ionisierung und Löslichkeit einiger Medikamente verändern,
- verzögerte Magenentleerung,
- verminderte intestinale Durchblutung,
- verminderte gastrointerstinale Motilität.

Soweit jedoch festzustellen war, konnte bei älteren Patienten eine anormale Resorption von Herz-Kreislauf-Medikamenten nicht überzeugend nachgewiesen werden.

Medikamentenverteilung

Ältere Menschen neigen dazu, an Größe und Gewicht abzunehmen. Dies wurde auch bei älteren hypertonischen Patienten [4] nachgewiesen. Deshalb könnte man annehmen, daß die Normaldosis eines Medikaments zu höheren Konzentrationen in Blut und Gewebe führt.

Auch die Zusammensetzung des Körpers ändert sich mit dem Alter. Das Gesamtkörperwasser (in absoluten Zahlen und in Prozent vom Körpergewicht) nimmt zwischen dem 20. und 80. Lebensjahr um 10–15% ab, und auch das fettfreie Gewebe nimmt im Verhältnis zum Körpergewicht ab. Andererseits nimmt das Körperfett mit dem Alter zu (Literaturangaben s. Vestal [12]). Da somit alle Faktoren gleich sind, können Medikamente, die sich hauptsächlich im Körperwasser und dem fettfreien Gewebe verteilen, bei älteren Menschen höhere Blutkonzentrationen haben, während eine Akkumulation und Verlängerung der Wirkung von hochfettlöslichen Medikamenten zu erwarten ist.

Obwohl die Gesamteiweißkonzentration sich mit dem Alter nur wenig ändert, kann sich die Serumeiweißkonzentration zwischen dem 27. und 80. Lebensjahr um 20% vermindern. Da viele Medikamente im Plasma an Albumin gebunden sind, sind – je weniger Albumin zur Bindung der Medikamente vorhanden ist – um so mehr freie Wirkstoffe zur Diffusion ins Körpergewebe verfügbar, wo entweder die Einwirkung stattfindet und/oder die Elimination erfolgen kann. Dies kann von noch größerer Bedeutung sein, wenn zur Behandlung mehrere Medikamente eingesetzt werden, wie dies bei älteren Menschen häufig der Fall ist.

Elimination von Medikamenten

Wenn das Medikament durch die Niere eliminiert wird, dann nimmt die renale Elimination wahrscheinlich parallel zu dem altersbedingten Rückgang der Nierenfunktion ab. Dies kann sowohl in Querschnitt- als auch in Langzeitstudien nachgewiesen werden (Abb. 3).

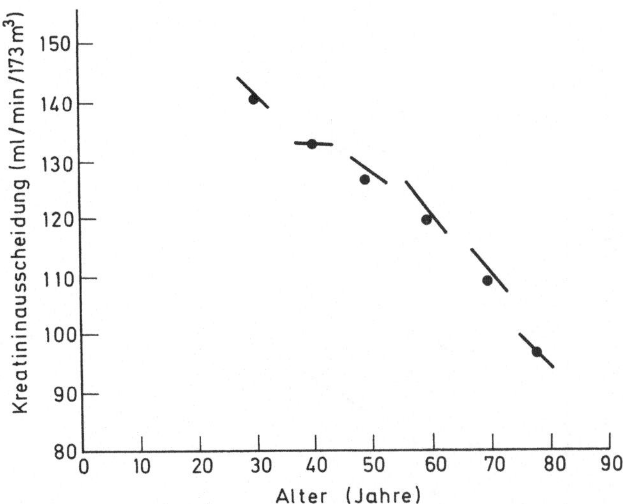

Abb. 3. Vergleich einer Querschnitt- *(Punkte)* und einer Langzeitstudie *(Linie)* von altersbedingten Veränderungen bei der Kreatininausscheidung von gesunden Personen. (Aus [11])

Auch könnte die altersbedingte Reduzierung der Leberfunktion zu einer höheren Medikamentenkonzentration im Plasma führen, was auf verschiedene Mechanismen zurückzuführen wäre. Erstens, verminderte Ausscheidung bei der ersten Passage. Medikamente, die durch den Darm resorbiert werden, passieren die Leber, bevor sie den großen Blutkreislauf erreichen: Mit abnehmender Leberfunktion könnte sich die von der Leber ausgeschiedene Menge verringern, was zu einer erhöhten Konzentration im großen Blutkreislauf führen würde. Zweitens, der Abbau des Medikaments kann von der Leberfunktion und der Leberdurchblutung abhängen, welche mit fortschreitendem Alter abnimmt. Dies könnte zu einem verminderten Abbau und einer höheren Plasmakonzentration führen. Drittens, der Leberstoffwechsel könnte mit zunehmendem Alter abnehmen und dadurch wiederum zu erhöhten Medikamentenkonzentrationen im großen Blutkreislauf führen [3].

Demzufolge scheinen ältere Menschen gegenüber jüngeren einen höheren Plasmaspiegel an

- Metoprolol [9] und
- Propranolol [3]

zu haben. Dieser Unterschied wurde nicht auf ein vermindertes Verteilungsvolumen oder eine veränderte Resorption zurückgeführt, sondern auf eine verminderte Elimination durch die Leber bei älteren Menschen; die Durchblutung der Leber und die Ausscheidung bei der ersten Passage nehmen mit fortschreitendem Alter ab.

Verändertes Ansprechen auf Medikamente

Auch das Ansprechen auf Medikamente kann sich mit dem Alter ändern. Wie in Abb. 4 gezeigt wird, steigt bei freiwilligen männlichen Versuchspersonen im Alter

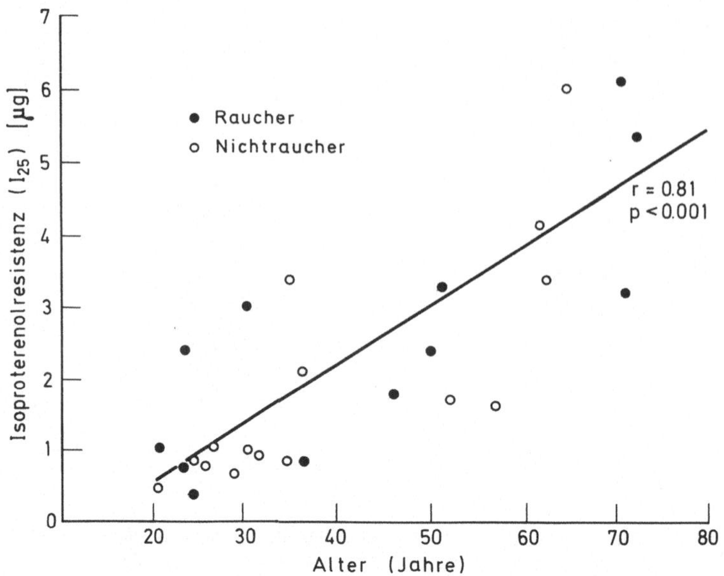

Abb. 4. Altersbedingte Zunahme der Isoproterenolresistenz der Herzfrequenz bei offensichtlich gesunden Männern, Rauchern und Nichtrauchern. (Aus [13])

von 21–73 Jahren die Isoproterenoldosis, die erforderlich ist, um die Herzfrequenz bei Ruhe um 25/min zu erhöhen, mit zunehmendem Alter an. Auch die Wirksamkeit jeder freien Plasmakonzentration von freiem Propranolol, um die Isoproterenoltachykardie zu blockieren, nimmt mit dem Alter ab. Die Angaben lassen einen altersbedingten Rückgang der Empfänglichkeit des β-Adrenorezeptors für agonistische und antagonistische Medikamente vermuten. Es ist möglich, daß diese verminderte Empfänglichkeit zurückzuführen ist auf die bekannt altersbedingte Erhöhung des Plasmanoradrenalinspiegels, der mit Isoproterenol und/oder Propranol um die Besetzung der β-Rezeptoren im Herz konkurrieren könnte, wobei sie eine offensichtliche Verminderung der Affinität beider Medikamente verursachen. Es besteht auch die Möglichkeit, daß der Plasmanoradrenalinspiegel bei älteren Menschen ansteigt, um die verminderte Rezeptorenempfindlichkeit auszugleichen.

Die altersbedingt verminderte Rezeptorenempfindlichkeit, über die Vestal et al. [13] berichten, und der zuvor erwähnte altersbedingt erhöhte Medikamentenplasmaspiegel könnten sich gegenseitig ausgleichen. Diese Verbindung von Wirkungen könnte wahrscheinlich die von Amery et al. [1] erzielten Resultate erklären. Bei dieser Studie war die Verminderung der Herzfrequenz unter Belastung während einer Dauerbehandlung mit Atenolol bei jüngeren hypertonischen Patienten ähnlich der von älteren (Abb. 5). Bei 33 unbehandelten hypertonischen Patienten nahm die Belastungstachykardie (y) mit dem Alter (x) nach der folgenden Formel ab: $y = 218 - 1{,}0x$. Während einer Behandlung mit 300 mg Atenol ging die Herzfrequenz bei allen Altersgruppen um etwa 58/min zurück, aber ein ähnliches Verhältnis zum Alter für die Belastungsfrequenz bestand während einer β-Blockade: $y = 160 - 1{,}0x$. Der Verlauf der beiden Kurven unterschied sich nicht auffallend; so

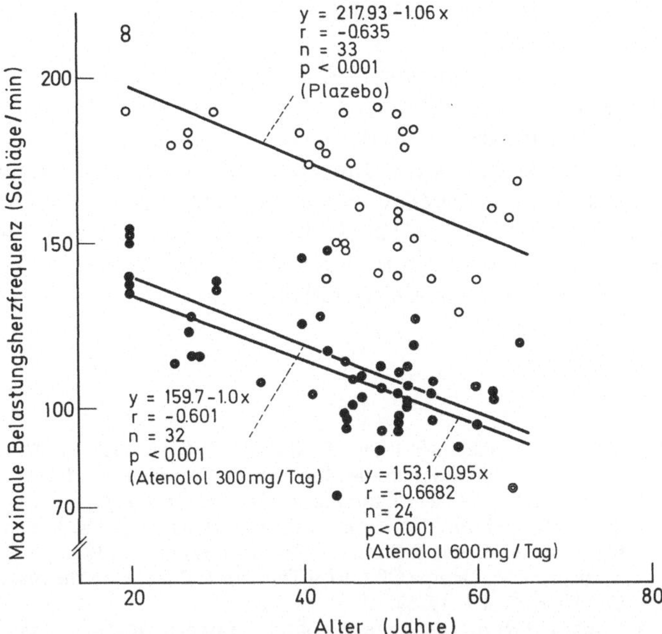

Abb. 5. Maximale Belastungsherzfrequenz von hypertonischen Patienten unterschiedlichen Alters während einer Plazebotherapie und während einer Langzeitbehandlung mit 300 oder 600 mg Atenolol täglich. (Aus [1])

war die Belastungsfrequenz und wahrscheinlich der Grad der β-Blockade bei jungen und älteren Personen – ausgedrückt in absoluten Zahlen der Herzschläge – im gleichen Ausmaß verringert. Eine Verminderung der Belastungsherzfrequenz von 58 könnte jedoch bei 65jährigen Patienten mit einer Belastungsherzfrequenz von 155 eine andere funktionelle Bedeutung haben als bei 20jährigen Patienten mit einer Belastungsherzfrequenz von 200/min vor der β-Blockade.

Zusammenfassung

Bei älteren Menschen nehmen das Körpergewicht und die Körpergröße mit fortschreitendem Alter ab; auch die Sauerstoffaufnahme geht zurück, und dies ist hauptsächlich auf einen verminderten Sauerstoffverbrauch der Muskeln zurückzuführen. Da dem Gewebe weniger Sauerstoff zugeführt werden muß, nimmt beim Erwachsenen mit fortschreitendem Alter auch der Herzindex (bei Ruhe und bei Bewegung) ab; letzteres ist zurückzuführen auf einen verminderten Herzschlagindex, während die Ruheherzfrequenz im Alter zwischen 20 und 70 Jahren ziemlich konstant bleibt. Eine altersbedingte Verminderung der Durchblutung wird auch bei Leber, Niere, Gehirn und Muskeln – zumindest bei Belastung – beobachtet.

Dennoch nehmen bei der Bevölkerung der meisten westlichen Länder beiderlei Geschlechts der diastolische und besonders der systolische Blutdruck mit dem Alter zu; dies wurde bei Querschnitt- und Langzeitstudien festgestellt. Nach dem 60. Lebensjahr nimmt der diastolische Blutdruck ab, was zu einem höheren Pulsdruck führt.

Von den verschiedenen Risikofaktoren für Herz- und Kreislauferkrankungen erwies sich nur der Blutdruck als ein ständiger, unabhängiger Risikofaktor bei Personen von 70 Jahren und darüber.

Pharmakokinetische und pharmakodynamische Untersuchungen von blutdrucksenkenden Medikamenten bei älteren Personen haben einerseits eine verminderte Empfänglichkeit für β-adrenergische Rezeptoren, aber andererseits erhöhte Propranolol- und Metoprololplasmaspiegel gezeigt, was wahrscheinlich auf eine verminderte Ausscheidung zurückzuführen ist.

Literatur

1. Amery A, De Plaen JF, Lijnen P, McAinsh J, Reybrouck T (1977) Relationship between blood level of atenolol and pharmacologic effect. Clin Pharmacol Ther 21: 691–699
2. Bechgaard P (1967) The natural history of benign hypertension. One thousand hypertensive patients followed for 26 to 32 years. In: Stamler J, Stamler R, Pullman TN (eds) Epidemiology of hypertension. Grune & Stratton, New York London, p 357
3. Castleden CM, George CF (1979) The effect of aging on the hepatic clearance of propranolol. Br J Pharmacol 7: 49–54
4. Ewphe (1979) A progress report of the European Working Party on High blood pressure in the Elderly: Cardiac and renal function with increasing age in elderly hypertensives. In: Gross F, Strasser T (eds) Mild hypertension: natural history and management. Pitman, London, pp 181–197
5. Forette F, Fuente J de la, Golmard JL, Henry JF, Hervey MP (1980) Elderly hypertension as a risk factor. Curr Conc Hypertension Cardiac Disord 1: 11–14
6. Fry J (1974) Natural history of hypertension. A case for selctive non-treatment. Lancet II: 431
7. Kannel WB, Dawber TR (1974) Hypertension as an ingredient of a cardiovascular risk profile. Br J Hosp Med 11: 508–524
8. Kannel W, Gordon T (1978) Evaluation of cardiovascular risk in the elderly: the Framingham study. Bull N Y Acad Med 54: 573–591
9. Kendall MJ, Brown D, Yates RA (1977) Plasma metoprolol concentration in young, old and hypertensive subjects. Br J Clin Pharmacol 4: 497–499
10. Keys A (1980) Seven countries. Harvard University Press, London Cambridge
11. Rowe JW, Andres R, Tobin JD, Norris AH, Shock NW (1976) The effect of age on creatinine clearance in men: a cross-sectional and longitudinal study. J Gerontol 31: 155–163
12. Vestal RE (1978) Drug use in the elderly: A review of problems and special considerations. Drugs 16: 358–382
13. Vestal RE, Wood AJJ, Shand DG (1979) Reduced beta-adrenoceptor sensitivity in the elderly. Clin Pharmacol 26: 181–186

6 Antihypertensive Therapie bei Kindern und Jugendlichen

W. Rauh und U. Laaser

Bei der antihypertensiven Behandlung von Kindern und Jugendlichen stellen sich besondere Probleme. Hinsichtlich Indikation, Dosierung, Pharmakokinetik, Langzeiteffekt und Nebenwirkungen der Antihypertensiva liegen im Wachstumsalter im Vergleich zum Erwachsenenalter nur sehr spärliche Informationen vor. Vor jeder Entscheidung zur antihypertensiven Therapie müssen verschiedene Gesichtspunkte des kindlichen Blutdruckverhaltens berücksichtigt werden.

Definition der Hypertonie bei Kindern und Jugendlichen

Bezeichnet man jede die Norm überschreitende, anhaltende Erhöhung des Blutdrucks als Hypertonie, so liegt bei Kindern die Schwierigkeit in der Abgrenzung der Norm, speziell der Altersnorm des Blutdrucks. Während der gesamten Kindheit steigen systolischer und diastolischer Blutdruck kontinuierlich an. Durch Zusammenfassung mehrerer epidemiologischer Studien wurden von der Hypertension Task Force der National Institutes of Health in den USA Blutdrucknormalwerte in Form von Perzentilenkurven veröffentlicht (Abb. 1) [17]. In entsprechenden europäischen Untersuchungen fand sich ein vergleichbares Blutdruckverhalten im Wachstumsalter. Es ist ungeklärt, inwieweit dieser beobachtete Blutdruckanstieg einem physiologischen Reifungsprozeß entspricht und inwieweit Umweltfaktoren wie hohe Kochsalzzufuhr, Überernährung, Streß etc. dazu beitragen.
Es wurde empfohlen, bei Kindern im Gegensatz zu Erwachsenen bei der Blutdruckmessung die 4. Korotkoff-Phase (d. h., das Leiser- und Dumpferwerden der Korotkoff-Töne) als Maß für den diastolischen Druck zu werten, da bei Kindern sehr leise Korotkoff-Töne oft bis zur völligen Entleerung der Blutdruckmanschette zu hören sind [18].

Bei Longitudinaluntersuchungen konnte auch bei Kindern die Tendenz zum Fortbestehen einmal erhöhter Blutdruckwerte statistisch nachgewiesen werden („tracking phenomenon") [23].

Wegen der individuellen Schwankungen sollten jedoch Blutdruckwerte erst dann als erhöht betrachtet werden, wenn sie bei mindestens 3 zeitlich getrennten Messungen über der 95. Altersperzentile liegen [10, 17]. Wiederholt über der 95. Altersperzentile liegende Blutdruckwerte finden sich bei Studien an nichtselektierten Kindern und Jugendlichen in einer Häufigkeit von ca. 1% [4].

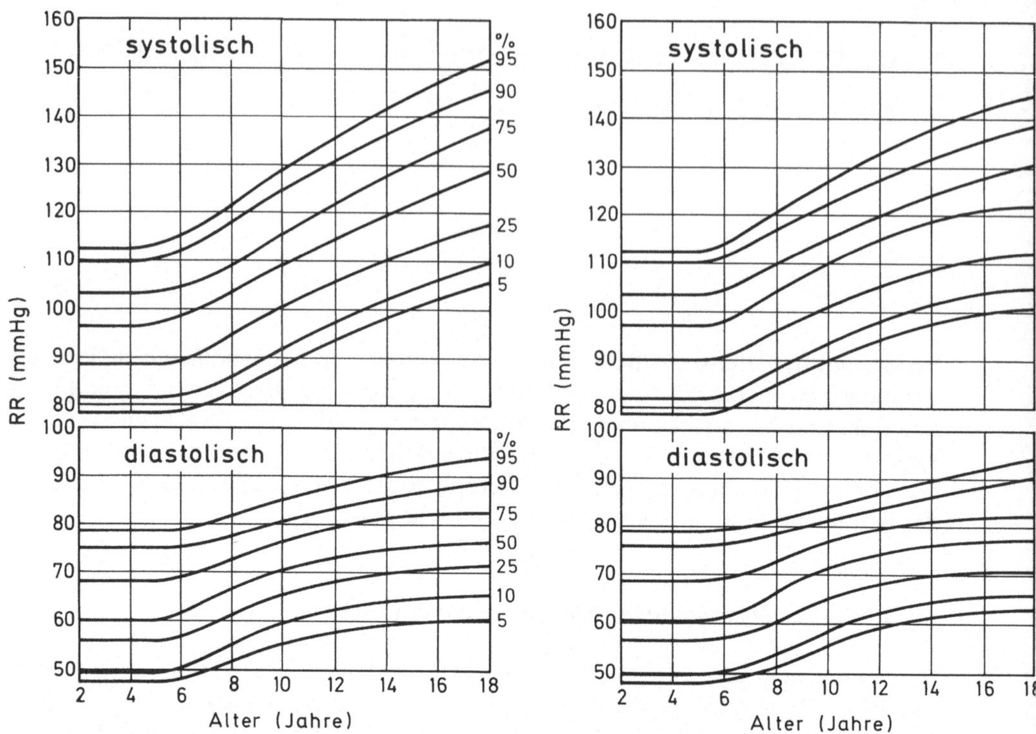

Abb. 1. Altersperzentilen des systolischen und diastolischen Blutdrucks bei Jungen *(links)* und Mädchen *(rechts)*, gemessen am rechten Arm im Sitzen. (Nach [17])

Indikation zur antihypertensiven Therapie im Wachsumsalter

Aufgrund der Labilität des Blutdrucks im Wachstumsalter sollte die Indikation zur Therapie immer erst nach sorgfältiger, längerfristiger Beobachtung erfolgen. Bei jüngeren Kindern weist eine starke Blutdruckerhöhung meist auf das Vorliegen einer *sekundären Hypertonie* hin, wobei renale Erkrankungen in über 60% als Ursachen der Blutdruckerhöhung gefunden werden [6]. Der Versuch einer diagnostischen Abklärung ist wegen der Möglichkeit einer kausalen Therapie unumgänglich. So kann z. B. durch eine operative Korrektur bei Aortenisthmusstenose, Nierenarterienstenose, Harnwegsmißbildungen und Phäochromozytom eine Heilung erreicht werden. Bestimmte Störungen der Nebennierenrinde, die mit einem Hochdruck einhergehen (11β-Hydroxylasemangel, dexamethasonsupprimierbarer Hyperaldosteronismus), können mit Glukokortikoiden spezifisch behandelt werden, während bei anderen Formen des Mineralokortikoidüberschusses Spironolacton als Mineralokortikoidantagonist eingesetzt wird [13].

Bei älteren Kindern und Jugendlichen stellt wie bei Erwachsenen die *primäre oder essentielle Hypertonie* die bei weitem häufigste Hochdruckform dar. Angesichts der komplexen Pathogenese der essentiellen Hypertonie ist auch im Wachstumsalter keine singuläre kausale Pharmakotherapie möglich. Wie bei Erwachsenen wird daher der Blutdruck durch Beeinflussung der verschiedenen blutdruckregulierenden Systeme gesenkt.

Hinsichtlich einer medikamentösen Therapie ist bei der essentiellen Hypertonie im Kindesalter eine grundsätzliche Zurückhaltung angezeigt. Die fehlende Kenntnis des natürlichen Verlaufs der Blutdruckerhöhung in dieser Lebensphase und die Unsicherheit der Nutzen-Risiko-Relation rechtfertigen den Einsatz von Medikamenten erst nach längerer Beobachtung und nach Fehlschlagen nichtmedikamentöser Maßnahmen. Die Rate der bekannten Nebenwirkungen der Antihypertensiva ist nach den vorliegenden Befunden im Wachstumsalter gering [22]. Es ist jedoch durchaus vorstellbar, daß die physische und psychische Entwicklung langfristig durch Medikamente, die den Elektrolythaushalt oder das adrenerge System beeinflussen, beeinträchtigt wird. Daneben muß auch die psychosoziale Auswirkung der Medikamenteneinnahme berücksichtigt werden, die insbesondere bei Adoleszenten eine große Belastung darstellen kann. Angesichts dieser Bedenken sollte zunächst immer versucht werden, durch *nichtmedikamentöse Maßnahmen* wie Senkung des Kochsalzkonsums, Gewichtsreduktion, Einschränkung des Rauchens und sportliche Betätigung eine Blutdrucksenkung und einen Abbau anderer kardiovaskulärer Risikofaktoren zu erreichen. Dies erscheint um so wichtiger, als sich bei Untersuchungen an Adoleszenten eine eindeutige Tendenz zur Aggregation mehrerer kardiovaskulärer Risikofaktoren nachweisen ließ [9]. Die Notwendigkeit einer Verabreichung potentiell hypertensinogener Medikamente (orale Kontrazeption, Glukokortikoide u. a.) sollte bei Kindern und Jugendlichen mit erhöhtem Blutdruck besonders sorgfältig geprüft werden.

Erst bei mangelndem Erfolg dieser Maßnahmen wird bei Kindern bis zu 12 Jahren eine anhaltende Erhöhung des diastolischen Drucks >90 mmHg (12 kPa) als Indikation zur *antihypertensiven Pharmakotherapie* angesehen. Bei älteren Kindern und Jugendlichen wird bei diastolischen Werten zwischen 90 und 100 mmHg (12 und 13,3 kPa) ein individuelles Abwägen empfohlen, während bei diastolischen Werten >100 mmHg (13,3 kPa) eine antihypertensive Medikation im Hinblick auf mögliche kardiovaskuläre und renale Auswirkungen angezeigt ist. Dieser Therapievorschlag beruht auf einer Übereinkunft einer Anzahl von Experten [17] und muß in den nächsten Jahren überprüft und gegebenenfalls revidiert werden. Beim Vorliegen einer *renalen Hypertonie,* insbesondere bei beginnender Niereninsuffizienz, wird von uns ein aggressives Vorgehen mit dem Versuch der konsequenten Einstellung des Blutdrucks innerhalb der Altersnorm bevorzugt, um eine weitere hochdruckbedingte Verschlechterung der Nierenfunktion zu verhindern [20].

Antihypertensive Pharmakotherapie bei Kindern und Jugendlichen

Bezüglich der pharmakologischen Besonderheiten der einzelnen Antihypertensiva sei auf die entsprechenden Kapitel dieses Buches verwiesen. Im folgenden werden die spezielle pädiatrische Erfahrung und die sich daraus ergebenden therapeutischen Richtlinien zusammengefaßt. Es liegen nur wenige kontrollierte pharmakologische Studien über eine begrenzte Zahl von Antihypertensiva im Wachstumsalter vor. Wegen der Unkenntnis der Langzeitwirkung auf den sich entwickelnden Organismus muß vor der kritiklosen Übernahme der zahlreichen, in der Erwachsenenmedizin eingesetzten Pharmaka gewarnt werden.

Behandlung der hypertensiven Krise

Bei Blutdruckwerten > 180 mmHg (24 kPa) systolisch oder 120 mmHg (16 kPa) diastolisch sowie bei hypertensiver Enzephalopathie oder kardialer Dekompensation sollte der Blutdruck unverzüglich durch parenterale Behandlung gesenkt werden (Tabelle 1). Die intravenöse Schnellinjektion von Diazoxid hat sich auch im Kindesalter hervorragend bewährt [3, 8]. Bei wiederholter Anwendung muß v.a. auf die Gefahr der Hyperglykämie hingewiesen werden. Nitroprussidnatrium darf wegen der Gefahr des starken Blutdruckabfalls nur unter strenger Überwachung in Form einer Dauerinfusion angewandt werden. Dabei muß eine ständige Anpassung der Infusionsrate an die jeweiligen Blutdruckwerte erfolgen [7]. Bei längerer Applikation besteht die Gefahr der Zyanatvergiftung. Natriumretention und Überwässerung, die insbesondere auch nach Gabe von gefäßerweiternden Substanzen wie Diazoxid und Nitroprussidnatrium auftreten, erfordern den Einsatz von Furosemid in einer Einzeldosis von 1–5 mg/kg KG. Die übrigen auf Tabelle 1 aufgeführten Medikamente sollten wegen ihrer relativ geringeren Effektivität oder möglicher Nebenwirkungen in der hypertensiven Krise erst in zweiter Wahl angewandt werden. Als akute Nebenwirkungen sind bei Dihydralazin v.a. Tachykardie, bei Clonidin paradoxe Blutdrucksteigerung und Somnolenz und bei Verapamil Herzrhythmusstörungen zu nennen.

Antihypertensive Dauertherapie

Auch im Kindesalter hat sich ein stufenweises Vorgehen bei der Langzeitbehandlung der Hypertonie bewährt (Tabelle 2). Wie bei Erwachsenen ist auf den oft verzögerten Wirkungseintritt der verschiedenen Medikamente zu achten. Bei ungenügendem Behandlungserfolg wird in mehrwöchigen Abständen die Dosis schrittweise erhöht und auf die nächste Behandlungsstufe übergegangen. Durch die Kombination verschiedener Antihypertensiva wird häufig ein synergistischer Effekt mit Reduktion der Nebenwirkungen erreicht. Mit den in Tabelle 2 und Tabelle 3 aufgeführten Substanzen wurden hinreichend pädiatrische Erfahrungen gesammelt [2, 11, 16, 19, 22]. Es gibt nur selten Anlaß zur Wahl anderer, pharmakologisch ähnlicher Substanzen, die in einer Vielzahl auf dem Markt erscheinen und über die keine

Tabelle 1. Parenterale Therapie der hypertensiven Krise im Kindesalter

Medikament	Einzeldosis [mg/kg KG]		
	Anfangsdosis	Übliche Höchstdosis	Anwendungsform
Diazoxid (Hypertonalum)	2,0	10,0	Schnell i.v. (10–20 s)
Nitroprussidnatrium (Nipride)	0,5 µg/kgKG/min	8,0 µg/kgKG/min	Infusion
Dihydralazin (Nepresol)	0,2	0,8	Langsam i.v. oder i.m.
Clonidin (Catapresan)	0,002	0,006	Langsam i.v. oder i.m.
Verapamil (Isoptin)	1,0/h	10,0/h	Infusion

Tabelle 2. Orale Dauertherapie der arteriellen Hypertension im Kindesalter

Stufe 1	Salzarme Kost (< 2 mval Na (kg KG/Tag) + Hydrochlorothiazid
Stufe 2	Stufe 1 + Propranolol
Stufe 3	Stufe 2 + Dihydralazin
Stufe 4	Stufe 3 + α-Methyldopa oder Prazosin

Tabelle 3. Dosierung oraler Antihypertensiva im Kindesalter

Medikament	Anfangsdosis [mg/kg KG/Tag]	Übliche Höchstdosis [mg/kg KG/Tag]
Diuretika		
Hydrochlorothiazid (Esidrix)	0,5	2,0
Furosemid (Lasix)	1,0	10,0
Spironolacton (Aldactone)	1,0	5,0
Triamteren (Jatropur)[a]	1,0	5,0
Amilorid (Arumil)[a]	0,05	0,2
Vasodilatatoren		
Dihydralazin (Nepresol)	1,0	5,0
Minoxidil[a]	0,1	1,0
Sympatholytika		
Propranolol (Dociton)	1,0	10,0
α-Methyldopa (Presinol)	10,0	40,0
Clonidin (Catapresan)	0,005	0,03
Prazosin (Minipress)[a]	0,05	0,5
Kalziumantagonisten		
Verapamil (Isoptin)[a]	2,0	10,0
Converting-enzyme-Inhibitor		
Captopril (Lopirin)[a]	0,5	10,0

[a] Begrenzte pädiatrische Erfahrung

pädiatrischen Daten vorliegen. Bei Diuretikatherapie ist häufig eine Kaliumsubstitution erforderlich. Über den Einsatz kaliumsparender Diuretika wie Triamteren oder Amilorid liegt bislang nur eine begrenzte pädiatrische Erfahrung vor. Der Einsatz von Spironolacton ist wegen der Interferenz mit Sexualsteroiden und der Gefahr der Hyperkaliämie sorgfältig abzuwägen und sollte im wesentlichen auf die gezielte Behandlung eines Mineralokortikoidüberschusses beschränkt werden. In der Niereninsuffizienz (Serumkreatinin > 1,5 mg%) ist Furosemid den Thiaziden vorzuziehen. Diese Substanz ist pädiatrisch pharmakologisch gut untersucht [1, 2].

Wegen der guten Wirksamkeit und Verträglichkeit wird bei Adoleszenten besonders im Hinblick auf das in dieser Lebensphase häufige hyperkinetische Herzsyndrom eine bevorzugte Behandlung mit β-Blockern diskutiert [12]. Langzeitstudien mit Vergleich von Diuretika- und β-Blockertherapie bei Kindern und Jugendlichen liegen bislang nicht vor. Insbesondere bei der renalen Hypertonie im Wachstumsalter führt bisweilen selbst eine hochdosierte Kombinationstherapie nicht zu einer befriedigenden Blutdruckeinstellung. Kurzfristige Blutdruckspitzen können bei diesen Patienten oft mit Clonidin beherrscht werden. Nach ersten Erfahrungen stellt der postsynaptische α-Blocker Prazosin auch bei Kindern eine Bereicherung der antihypertensiven Medikation dar. Reserpin und Guanethidin werden wegen erheblicher Nebenwirkungen bei Kindern praktisch nicht mehr eingesetzt.

Als stärkste oral wirksame Antihypertensiva werden bei verzweifelten Fällen das vasodilatierende Minoxidil [15, 21] und der Angiotensin-converting-enzyme-Blocker Captopril [5, 14] auch bei sehr jungen Patienten erfolgreich eingesetzt.

Therapieüberwachung

Zur zuverlässigen Beherrschung der Hypertonie ist eine tägliche Blutdruckmessung durch die Eltern unumgänglich. Bei Adoleszenten kann auch eine Eigenmessung erfolgen. Die Technik der Blutdruckmessung ist wiederholt zu kontrollieren. Wegen der beschränkten Erfahrung und der mangelnden Kenntnis über Häufigkeit, Art und Ausmaß der Nebenwirkungen einer medikamentösen antihypertensiven Therapie im Wachstumsalter ist eine ärztliche Kontrolle mit entsprechenden Laboruntersuchungen in anfangs mehrwöchigen, dann mehrmonatigen Abständen angezeigt.

Literatur

1. Aranda JV, Perez J, Sitar DS (1978) Pharmacokinetic disposition and protein binding of furosemide in newborn infants. Pediatr Pharmacol Ther 93: 507–513
2. Bailie MD, Linshaw MA, Stygles VG (1981) Diuretic pharmacology in infants and children. Pediatr Clin North Am 28: 217–230
3. Boerth RC, Long WR (1977) Dose-reponse relation of diazoxide in children with hypertension. Circulation 56: 1062–1066
4. Fixler DE, Laird WP, Fitzgerald V, Stead S, Adams R (1979) Hypertension screening in schools: results of the Dallas study. Pediatrics 63: 32–36
5. Friedman A, Chesney RW, Ball D, Goodfriend P (1980) Effective use of captopril (angiotensin I – converting enzyme inhibitor) in severe childhood hypertension. J Pediatr 97: 664–667
6. Gill DG, Mendes da Costa B, Cameron JS, Joseph MC, Ogg CS, Chantler C (1976) Analysis of 100 children with severe and persistent hypertension. Arch Dis Children 51: 951–956
7. Gordillo-Paniagua G, Velasquez-Jones L, Martini R, Valdez-Bolanos E (1975) Sodium nitroprusside treatment of severe arterial hypertension in children. J Pediatr 87: 799–802
8. Kohaut EC, Wilson CJ, Hill LL (1975) Intravenous diazoxide in acute post streptococcal glomerulonephritis. J Pediatr 87: 795–798
9. Laaser U, Schütt A (1981) Die Bestimmung kardiovaskulärer Risikomerkmale im Rahmen von Vorsorgeuntersuchungen bei großstädtischen Adoleszenten. Thieme, Stuttgart
10. Loggie JMH, New MI, Robson AM (1979) Hypertension in the pediatric patient: A reappraisal. J Pediatr 94: 685–699
11. Mirkin BL, Sinaiko A (1977) Clinical pharmacology and therapeutic utilization of antihypertensive agents in children. In: New MI, Levine LS (eds) Juvenile Hypertension. Raven, New York, pp 195–217
12. Mongeau JG, Biron P, Pichardo LM (1977) Propranolol efficacy in adolescent essential hypertension. In: New MI, Levine LS (eds) Juvenile Hypertension. Raven, New York, pp 219–222
13. New MI, Levine LS (1978) Adrenocortical hypertension. Pediatr Clin North Am 25: 67–81
14. Oberfield SE, Case DB, Levine LS, Rapaport R, Rauh W, New MI (1979) Use of oral angiotensin I – converting enzyme inhibitor (captopril) in childhood malignant hypertension. J Pediatr 95: 641–644

15. Pennisi AJ, Takashi M, Bernstein BH et al. (1977) Minoxidil therapy in children with severe hypertension. J Pediatr 90: 813–819
16. Pruitt AW (1981) Pharmacological approach to the management of childhood hypertension. Pediatr Clin North Am 28: 135–144
17. Report of the Task Force on Blood Pressure Control in Children (1977) Prepared by the National Heart, Lung and Blood Institute's Task Force on Blood Pressure Control in Children. Pediatrics [Suppl] 59: 797–820
18. Report of a WHO Export Committee (1978) Arterial hypertension. WHO Tech Rep Ser 628
19. Schärer K (1980) Renale Hypertension und Nierengefäßerkrankungen. In: Harnack G-A von (Hrsg) Therapie der Krankheiten des Kindesalters. Springer, Berlin Heidelberg New York, S 607–611
20. Schärer K, Rauh W, Ulmer HE (1981) The management of hypertension in children with chronic renal failure. In: Giovanelli G, New MI, Gorini S (eds) Hypertension in Children and adolescents. Raven, New York, pp 239–250
21. Sinaiko AR, Mirkin BL (1977) Management of severe childhood hypertension with minoxidil, a controlled clinical study. J Pediatr 91: 138–142
22. Sinaiko AR, Mirkin BL (1978) Clinical pharmacology of antihypertensive drugs in children. Pediatr Clin North Am 25: 137–157
23. Zinner SH, Martin LF, Sacks F, Rosner B, Kass FH (1975) A longitudinal study of blood pressure in childhood. Am J Epidemiol 100: 437–442

7 Soll die leichte Hypertension behandelt werden?

K. O. Stumpe

Eine leichte Hypertonie ist nach der WHO-Empfehlung durch systolische Werte zwischen 160 und 179 mmHg (21,3 und 23,8 kPa) und durch diastolische Werte zwischen 95 und 104 mmHg (12,6 und 13,8 kPa) definiert. Solche geringen Blutdruckerhöhungen werden sehr häufig und in allen Altersgruppen beobachtet. Man kann annehmen, daß 70–80% aller Hypertoniker, die eine Allgemeinpraxis aufsuchen, eine leichte Hypertonie haben. Bedürfen nun alle diese Patienten einer Therapie?

Es besteht heute kein Zweifel daran, daß die leichte Hypertonie als ein wichtiger Risikofaktor für die eventuelle Entwicklung von signifikanten arteriosklerotischen Komplikationen wie Herzinfarkt und Schlaganfall anzusehen ist. So übersteigt die Morbiditätsrate an koronaren Herzerkrankungen und an Schlaganfällen bei Patienten mit leichter Hypertonie diejenige von normotensiven Personen um 100 bis fast 200%. Dabei ist aber darauf hinzuweisen, daß das Risiko des einzelnen, einen Herzinfarkt oder Schlaganfall zu erleiden, gering ist. Doch ist wegen der Häufigkeit der leichten Hypertonie das Gesamtpopulationsrisiko relativ hoch. Dies illustriert gleichzeitig ein fundamentales Prinzip bei jeder Präventionsstrategie: Aus einer großen Anzahl von Personen, die einem geringen Risiko ausgesetzt sind, gehen mehr Krankheitsfälle hervor, als aus einer kleinen Anzahl von Personen, die einem hohen Risiko ausgesetzt sind.

Man muß nun feststellen, daß es keine Untersuchungen bzw. Daten gibt, aus denen mit Sicherheit zu schließen ist, daß eine Behandlung der leichten Hypertonie die Inzidenz der genannten Komplikationen reduziert.

In den vergangenen Jahren sind mehrere prospektive klinische Untersuchungen begonnen und durchgeführt worden, in denen versucht wurde, die Frage zu beantworten, ob Patienten mit leichter Hypertonie aus einer Behandlung einen Nutzen ziehen.

Vier dieser Untersuchungen, die amerikanische USPHS-Studie (United States Public Health Service Study [6]), die australische ANBP-Studie (Australian National Blood Pressure Study [3]), die amerikanische HDFP-Untersuchung (Hypertension Detection Follow-up Program [2]) und die Oslo-Studie [1] sind abgeschlossen. Die MRC-Study [4] aus Großbritannien ist noch nicht beendet. Die Beobachtungsdauer der einzelnen Untersuchungen lag mit Ausnahme der amerikanischen USPHS-Studie, die 7 Jahre betrug, bei 5 Jahren.

Ohne auf Einzelheiten eingehen zu können, haben diese Untersuchungen folgendes gezeigt: Sowohl die USPHS-Studie als auch die Oslo-Studie konnten keine Hinweise dafür erbringen, daß bei Patienten mit leichter Hypertonie durch eine medikamentöse Behandlung das Auftreten arteriosklerotischer Komplikationen wie Herzinfarkt oder Angina-pectoris-Symptomatik verhindert werden konnte. Auch bestand kein Unterschied in der Gesamtmortalität zwischen nichtbehandelten und behandelten Patienten. In der Oslo-Studie traten allerdings zerebrovaskuläre Komplikationen, dissezierende Aneurysmen und Linksherzinsuffizienz in der unbehandelten Gruppe häufiger auf. Dagegen wurden von den 8 koronaren Todesfällen 6 in der behandelten und nur 2 in der unbehandelten Gruppe beobachtet. Die amerikanische Studie kommt zu dem Schluß, daß es aufgrund ihrer Ergebnisse zu rechtfertigen ist, Medikamente bei Patienten mit leichter Hypertonie nicht anzuwenden, sondern alternative Therapiemöglichkeiten wie Gewichtskontrolle und verminderte Kochsalzzufuhr einzusetzen. Beide Untersuchungen sind wegen der relativ geringen Anzahl der beobachteten Patienten kritisiert worden.

Die beiden Untersuchungen, die zum ersten Mal an einer größeren Anzahl von Patienten einen günstigen Effekt der medikamentösen Therapie bei leichter Hypertension nachweisen konnten, sind die amerikanische HDFP- und die australische ANBP-Studie. Die Ergebnisse der amerikanischen Studie schienen dem Joint National Comitee aussagekräftig genug zu sein für die Empfehlung, erhöhte Blutdruckwerte auch bei leichter unkomplizierter Hypertonie durch pharmakologische oder nichtpharmakologische Behandlung zu senken, wobei das Ziel sein sollte, diastolische Blutdruckwerte von weniger als 90 mmHg (12 kPa) zu erreichen und aufrechtzuerhalten.

Bei einer genauen Analyse der Ergebnisse der beiden Untersuchungen erhebt sich aber die Frage, ob diese Empfehlung ohne Einschränkung gerechtfertigt ist. In der HDFP-Studie hatten von den 7825 Patienten mit leichter Hypertonie diejenige Patientengruppe, die intensiv in Spezialkliniken behandelt wurde (SC), 26% weniger kardiovaskuläre Todesfälle zu verzeichnen als die Patienten, die weniger intensiv oder überhaupt nicht therapiert wurden. Dabei wurden diastolische Blutdruckwerte in der intensiv behandelten Gruppe von 83,4 mmHg (11,1 kPa), in der weniger gut therapierten Gruppe von 87,8 mmHg (11,7 kPa) erzielt. Es erscheint fraglich, ob diese 4,4 mmHg (0,6 kPa), um die der Blutdruck in der intensiv behandelten Gruppe niedriger lag, verantwortlich waren für die 26%ige Reduktion der kardiovaskulären Mortalität. Die nichtkardiovaskulären Todesfälle waren ebenfalls geringer in der intensiv behandelten Gruppe, was darauf hinweisen könnte, daß diese Gruppe insgesamt eine bessere und intensivere Betreuung während des 5jährigen Untersuchungszeitraums erfuhr. Die Patienten wurden auch häufiger von Ärzten gesehen. Es ist daher denkbar, daß die geringere kardiovaskuläre Mortalität z. T. auch die Effekte einer verbesserten gesamtmedizinischen Betreuung reflektiert und nicht die der antihypertensiven Therapie.

Weiter ließen sich keine Unterschiede in der Mortalität bei Patienten, die jünger als 50 Jahre waren oder bei weißen Frauen feststellen.

In der australischen Untersuchung wurden nur Patienten mit diastolischen Werten < 110 mmHg (14,7 kPa) aufgenommen. Zusätzliche kardiovaskuläre Erkrankungen bestanden nicht. Die Hälfte der Patienten erhielt Plazebo, die andere Hälfte wurde medikamentös behandelt und zwar mit einem Diuretikum als Mittel der ersten Wahl, bei ungenügender Therapie zusätzlich mit einem β-Blocker oder mit α-Methyldopa. Wenn diese Kombination nicht ausreichte, wurden Hydralazin und Clonidin zusätzlich gegeben. Beide Gruppen erhielten eine vergleichbar gute ärztliche Betreuung. Die Ergebnisse dieser Untersuchung zeigen, daß bei den behandelten Patienten die Anzahl aller kardiovaskulären Ereignisse um 30% niedriger lag als bei den unbehandelten Patienten, was scheinbar die HDFP-Ergebnisse bestätigt. Sieht man sich aber die Ergebnisse genauer an, dann stellt sich heraus, daß das Mehr bzw. der Überschuß an kardiovaskulären Erkrankungen in der Plazebogruppe auf diejenige Gruppe von Patienten beschränkt war, deren diastolischer Blutdruck > 100 mmHg (13,3 kPa) nach Ablauf von 4 Jahren (20% der gesamten Gruppe) lag. In der Tat hatten diejenigen Patienten, die mit einem diastolischen Blutdruck > 100 mmHg (13,3 kPa) begannen, aber deren diastolischer Blutdruck am Ende < 100 mmHg (13,3 kPa) lag, in der Plazebogruppe eine geringere Morbidität als Patienten in der Therapiegruppe. Weiterhin hatten 80% der gesamten Plazebogruppe mit initialen diastolischen Blutdruckwerten zwischen 95 und 109 mmHg (12,6 und 14,5 kPa) am Ende einen diastolischen Blutdruck < 100 mmHg (13,3 kPa). Es ist darauf hinzuweisen, daß keine Unterschiede bezüglich Nikotinkonsum, Gewichtsverlust und diätetischen Empfehlungen zwischen den beiden Gruppen bestanden.

Es bleibt daher aufgrund dieser Ergebnisse nur die eine Schlußfolgerung, daß hypertensive Patienten ohne kardiovaskuläre Komplikationen, deren diastolischer Blutdruck < 100 mmHg (13,3 kPa) bleibt, einen größeren Nutzen haben als Patienten unter medikamentöser Therapie.

Auch die bereits erwähnte Oslo-Studie hat gezeigt, daß für Patienten mit einem initialen diastolischen Blutdruck < 100 mmHg (13,3 kPa) kein Unterschied in der Mortalität oder der Inzidenz kardiovaskulärer Ereignisse besteht, ob sie behandelt werden oder nicht.

Insgesamt dokumentieren also beide Untersuchungen deutlich die relative Benignität von diastolischen Blutdruckwerten < 100 mmHg (13,3 kPa) und die relative Gefahr von Blutdruckwerten > 100 mmHg (13,3 kPa).

Das Dilemma, dem wir bei der leichten Hypertonie gegenüberstehen, wird auch aus einer anderen Beobachtung der australischen Untersuchung sichtbar. Von den 3931 Patienten mit einem Ausgangsblutdruck > 95 mmHg (12,6 kPa) (2 Messungen) wiesen 12,8% einen Abfall des Drucks < 95 mmHg (12,6 kPa) auf, bevor überhaupt Tabletten an die Patienten verteilt worden waren. Diese 13% haben nie mehr die 95 mmHg-Grenze (12,6 kPa) erreicht, so daß sie für eine Therapie mit Antihypertensiva nicht in Frage kamen. Die Befunde weisen gleichzeitig darauf hin, wie wichtig es ist, bei Patienten mit geringer Blutdrucksteigerung durch wiederholte Blutdruckmessungen festzustellen, ob die Patienten wirklich hypertensiv sind oder nicht.

An dieser Stelle muß kurz auf ein weiteres, nur sehr schwer lösbares Problem hingewiesen werden, das insbesondere bei der leichten Hypertonie relevant ist. Es betrifft die Unterschiede, die bei der Blutdruckmessung in der Klinik bzw. in der Praxis und zu Hause festgestellt werden.

Die ungünstigen Effekte der Hypertension stehen wahrscheinlich in erster Linie in Beziehung zu der Zeit bzw. Dauer des Einwirkens des erhöhten Blutdrucks. Patienten, deren Blutdruck während der meisten Zeit erhöht ist, haben eine schlechtere Prognose als diejenigen, deren Blutdruck nur gelegentlich erhöht ist. Solche gelegentlichen Blutdrucksteigerungen finden sich besonders in der Klinik und in der Praxis. So hat eine neuere Untersuchung der Arbeitsgruppe um Laragh [5] an Patienten mit Grenzwerthypertension und manifester Hypertonie, bei denen der Blutdruck über 24 h gemessen wurde, gezeigt, daß die Werte für den systolischen Blutdruck und den diastolischen Blutdruck in der Klinik immer höher waren als zu

Hause, wobei die diastolischen Blutdruckwerte bei einer Reihe von Patienten >95 mmHg (12,6 kPa) waren, während sie zu Hause <90 mmHg (12 kPa) oder knapp darüber lagen.

Diese Befunde zeigen, daß Messungen in der Klinik oder in der Praxis bei Patienten mit grenzwertiger oder leichter Hypertonie besonders irreführend sein können, da aufgrund dieser einmalig zu hohen Werte die Patienten als manifest hypertensiv und damit behandlungsbedürftig eingestuft werden, obwohl sie es nicht sind.

Insgesamt kann man, basierend auf den Ergebnissen der australischen und der Oslo-Studie, die Feststellung wagen, daß Patienten ohne kardiovaskuläre Komplikationen, die diastolische Blutdruckwerte <100 mmHg (13,3 kPa) haben, keinen Nutzen von einer Behandlung mit Medikamenten haben. Dagegen kann bei Patienten mit diastolischen Werten ≥105 mmHg (14 kPa) oder bei Patienten mit Werten ≥100 mmHg (13,3 kPa), die gleichzeitig Zielorganschäden oder andere kardiovaskuläre Risiken aufweisen, mit einer Reduktion von Mortalität als Folge der Behandlung gerechnet werden.

Medikamentöse Therapie
Bei Patienten mit diastolischem RR ≥105 (110) mmHg (14/14,7 kPa)
Bei Patienten mit diastolischem RR ≥100 mmHg (13,3 kPa) und Zielorganschäden oder anderen kardiovaskulären Risiken

RR-Kontrolle und Allgemeinmaßnahmen über 6 Monate
Bei Patienten mit diastolischem RR <105 mmHg (14 kPa) ohne kardiovaskuläre Schäden oder andere Risikofaktoren
Wenn diastolischer RR <100 mmHg (13,3 kPa): Kontrolle alle 6 Monate
Wenn diastolischer RR ≥100 mmHg (13,3 kPa): medikamentöse Therapie

---

Aufgrund dieser Untersuchungen kann man weiter empfehlen, daß Patienten mit diastolischen Blutdruckwerten <105 (14 kPa) bzw. 110 mmHg (14,7 kPa) ohne kardiovaskuläre Schäden oder andere Risikofaktoren zunächst über 6 Monate kontrolliert werden und in dieser Zeit angehalten werden, allgemeine Gesundheitsmaßnahmen wie Gewichtsreduktion, Kochsalzrestriktion, vermehrte Kaliumzufuhr und Nikotinabstinenz zu befolgen. Es ist allerdings darauf hinzuweisen, daß der Beweis für die Effektivität dieser Maßnahmen nicht geführt worden ist.

Wenn der diastolische Blutdruck <100 mmHg (13,3 kPa) absinkt während der Beobachtungszeit, sollen die Patienten weiter ohne Therapie alle 6 Monate kontrolliert werden. Wenn der diastolische Blutdruck dagegen erhöht bleibt oder >100 mmHg (13,3 kPa) ansteigt, sollen die Patienten entsprechende Antihypertensiva erhalten.

Es sind noch einmal die Risikofaktoren zusammengestellt, die die Entscheidung zur Therapie mit beeinflussen sollten. Es sind im wesentlichen Störungen im Fett-, Glukose- und Purinsäurestoffwechsel sowie vielleicht die familiäre Belastung.

Solange wir nicht besser diejenigen Patienten mit leichter Hypertonie definieren können, die am meisten von der Behandlung profitieren und diejenigen, die keinen Schaden erleiden, wenn sie unbehandelt bleiben, werden wir den gesamten Nutzen einer medikamentösen Therapie auf Kosten vieler bisher symptomfreier Individuen, die medikamentenbedingte Nebenwirkungen haben würden und letztlich keinen Nutzen aus der Behandlung ziehen könnten, erkaufen.

Risikofaktoren
→ *Arteriosklerose*
a) Hyperlipidämie
b) Hyperglykämie
c) Hyperurikämie
d) Nikotin
e) Bewegungsarmut

→ *Hypertension*
a) Blutdruckhöhe
b) Familiäre Belastung
c) Rasse
d) Tachykardie
e) Adipositas
f) Kochsalz↑

Es sind gerade die subjektiven Nebenwirkungen, die Einschränkung der Lebensqualität und die biochemischen Risiken, die die Entscheidung für oder gegen eine Behandlung der leichten Hypertonie mit beeinflussen müssen.

Sowohl aus der Oslo-Studie [1] als auch aus der MRC-Studie [4] geht hervor, daß bei Patienten mit leichter Hypertonie, die mit Medikamenten therapiert wurden, eine Reihe von z. T. schwerwiegenden subjektiven Nebenwirkungen auftraten, die das Wohlbefinden dieser vorher völlig symptomfreien Patienten reduzierten und in einem Prozentsatz zum Absetzen der Therapie zwangen. Die häufigsten Nebenwirkungen waren Müdigkeit, Impotenz, kalte Extremitäten, Raynaud-Syndrom und Gichtanfälle. Solche Nebenwirkungen beeinflussen natürlich besonders stark die sog. Langzeit-Compliance des Patienten mit leichter Hypertonie, die aus verständlichen Gründen bei diesen Patienten noch schlechter wird als bei Patienten mit mittelschwerer und schwerer Hypertonie. Es wird ungeheuer schwer sein, völlig beschwerdefreie Patienten mit leichter Hypertonie zu einer lebenslangen medikamentösen Therapie anzuhalten, die möglicherweise Beschwerden macht und die Lebensqualität einschränkt.

Zum jetzigen Zeitpunkt stehen für die *Pharmakotherapie* der leichten Hypertonie 2 antihypertensive Medikamentengruppen zur Verfügung, die bevorzugt eingesetzt werden sollten. Es handelt sich um die β-Rezeptorenblocker und/oder die Diuretika. Der Vorteil beider Substanzen beruht zunächst darauf, daß sie auch in monotherapeutischer Applikation einzusetzen sind, da sie eine relevante Natrium-Volumen-Retention und damit eine Resistenzentwicklung nicht fördern. Die Frage, welches der beiden Medikamente als Mittel der ersten Wahl vorzuziehen ist, läßt sich z. Z. noch nicht endgültig beantworten. Der antihypertensive Effekt ist bei einem unselektionierten Patientengut etwa vergleichbar.

Wir leiten die Behandlung gewöhnlich ein mit relativ niedrigen β-Blockerdosen z. B. 3mal 20–40 mg Dociton täglich. Höhere Dosen als 2mal 80 mg Dociton oder Äquivalentdosen anderer β-Blocker geben wir nicht bei der leichten Hypertension und sie sind auch nicht erforderlich. Ist der β-Blocker kontraindiziert, empfehlen sich geringe Dosen eines Thiazidpräparats, vielleicht in Kombination mit einem kaliumsparenden Diuretikum.

Als relevantes Risiko der Behandlung der leichten Hypertonie können sich möglicherweise in Zukunft insbesondere objektive und biochemische Nebenwirkungen bestimmter Antihypertensiva herausstellen. Eine ungünstige Beeinflussung des Kaliumhaushalts, der Harnsäurekonzentration, des Zuckerstoffwechsels durch Diuretika und der letzten beiden Veränderungen auch durch β-Blocker ist seit langem bekannt.

In den letzten Jahren gibt es zusätzlich Hinweise dafür, daß β-Blocker und Diuretika Risiken in sich bergen und unter ihnen ungünstige biochemische Effekte auftreten können, die den Fettstoffwechsel betreffen. Diese Effekte können so ausgeprägt sein, daß sie möglicherweise dem günstigen Effekt der Blutdrucksenkung entgegenwirken bzw. ihn aufheben können (s. Beitrag Stumpe, S. 49 ff).

Literatur

1. Helgeland A (1980) Treatment of mild hypertension: A five year controlled drug trial: The Oslo study. Am J Med 69: 725–732
2. Hypertension Detection and Follow-up Program Cooperative Group (1979) Five-year findings of the Hypertension Detection and Follow-up Program. I Reduction in mortality of persons with high blood pressure, including mild hypertension. JAMA 242: 2562–2577
3. The Management Committee (1980) The Australian therapeutic trial in mild hypertension. Lancet I: 1261–1267
4. M. R. C. Working Party on Mild to Moderate Hypertension (1981) Adverse reactions to bendrofluazide and propranolol used in the treatment of mild hypertension. Lancet II 539–543
5. Pickering TG, Harshfield GA, Kleinert HD, Blank S, Laragh JH (1982) Blood pressure during normal daily activities, sleep, and exercise. Comparison of values in normal and hypertensive subjects. JAMA 247: 992–996
6. WHO/ISH Mild Hypertension Liaison Commitee (1982) Trials of the treatment of mild hypertension. An interim analysis. Lancet I: 149–156

8 Antihypertensiva in der Schwangerschaft

H. Kaulhausen

Die hypertensiven Komplikationen der Schwangerschaft stellen wegen ihrer Häufigkeit (ca. 10% aller Schwangerschaften) eine Hauptursache der Müttersterblichkeit in der Schwangerschaft und im Wochenbett sowie der kindlichen perinatalen Mortalität und Morbidität dar; insbesondere ist die Zahl der Spätaborte und der untergewichtig geborenen Kinder erhöht. Je höher der Blutdruck, desto höher die perinatale Mortalität [8, 56, 71]. Es besteht Einigkeit darüber, daß in der Schwangerschaft eine antihypertensive Therapie aus mütterlicher Indikation, insbesondere zur Vermeidung von zerebralen Blutungen, ab Blutdruckwerten von 180 mmHg (24 kPa) systolisch oder 110 mmHg (14,7 kPa) diastolisch notwendig ist. Es gibt außerdem Hinweise darauf, daß die Häufigkeit von Spätaborten bei hypertensiven Frauen durch eine anithypertensive Therapie gesenkt werden kann [62]. Unklar ist jedoch, ob auch die perinatale Mortalität und Morbidität von Kindern mit einem Geburtsgewicht > 1 000 g vermindert werden kann.

Zu den vielen offenen Fragen gehören

1. Ab welcher Höhe des arteriellen Blutdrucks soll in der Schwangerschaft antihypertensiv behandelt werden, insbesondere im ersten und zweiten Trimenon?
2. Welche blutdrucksenkenden Substanzen sind in der Schwangerschaft als Mittel der ersten Wahl zu betrachten, insbesondere bei Langzeitbehandlung?
3. Wie soll bei Frauen, die schon bei Eintritt der Schwangerschaft antihypertensiv, gewöhnlich mit einem β-Rezeptorenblocker oder einem Saluretikum behandelt wurden, verfahren werden?
4. Soll das Neugeborene nach bzw. unter antihypertensiver Therapie der Mutter gestillt werden?

Bevor zu diesen speziellen Problemen Stellung genommen wird, sollen zunächst die einzelnen antihypertensiv wirksamen Substanzen gesondert besprochen werden. Da im Rahmen dieser Übersicht nicht auf Pathophysiologie, Diagnostik, Überwachung und sonstige medikamentöse Behandlung bei den hypertensiven Komplikationen der Schwangerschaft eingegangen werden kann, wird diesbezüglich auf 2 neuere deutschsprachige Arbeiten verwiesen [16, 32].

Auf die häufig diskutierte und unbefriedigende Nomenklatur der hypertensiven Komplikationen in der Schwangerschaft kann nur soweit eingegangen werden, wie es zum Verständnis dieses Textes unbedingt erforderlich ist:

1. Gestose: Unter diesem Sammelbegriff werden die schwangerschaftsbedingte Hypertonie und die schwangerschaftsbedingte proteinurische Hypertonie mit und ohne Ödeme zusammengefaßt; auf die verschiedenen Schweregrade bis hin zur

Eklampsie als der prognostisch ungünstigsten Form der Gestose wurde an anderer Stelle ausführlich eingegangen [32]. Es ist hervorzuheben, daß der Blutdruckanstieg bei Gestose auf einen erhöhten peripheren Widerstand (Vasokonstriktion) zurückzuführen ist.
2. Vorbestehende chronische Hypertonie jeglicher Ursache.
3. Chronische Hypertonie mit Pfropfgestose (pathologische Ödeme, Proteinurie, Anstieg der Harnsäurekonzentration im Serum).
4. Sonstige hypertensive Komplikationen.

Da ein großer Teil der Schwangeren, v. a. der Erstgebärenden, keine vor Beginn der Schwangerschaft gemessenen Blutdruckwerte angeben kann, ist leicht verständlich, daß während der Schwangerschaft häufig weder zwischen schwangerschaftsbedingter Hypertonie und chronischer Hypertonie, noch zwischen schwangerschaftsbedingter proteinurischer Hypertonie und Pfropfgestose unterschieden werden kann.

Auf die spezielle Behandlung seltener Formen der Hypertonie in der Schwangerschaft wie Phäochromozytom, primärer Aldosteronismus, Cushing-Syndrom, Hyperthyreose, Aortenisthmusstenose und angeborene Hypoplasie der Aorta kann im Rahmen dieser Übersicht nicht eingegangen werden; es sei jedoch darauf hingewiesen, daß die mütterliche Mortalität bei nichterkanntem Phäochromozytom in der Schwangerschaft extrem hoch ist (40–50% nach Fox et al. [15] und Hendee et al. [26].

Antihypertensive Medikamente

Hydralazin/Dihydralazin

Diese Substanzen führen zu einer direkten Erschlaffung der glatten Muskulatur der Arteriolen. Sie sind als *Mittel erster Wahl* bei der Akutbehandlung der Gestose zu empfehlen, da bei dieser schwangerschaftsspezifischen Erkrankung regelmäßig ein erhöhter peripherer Widerstand vorliegt. Auch bei Patientinnen mit Pfropfgestose ist die antihypertensive Therapie mit Dihydralazin erfolgversprechend. Bei einer vorbestehenden chronischen Hypertonie ist die oft erforderliche Langzeitbehandlung in Anbetracht der Nebenwirkungen der Hydralazine erschwert. Die subjektiven Nebenwirkungen können jedoch durch eine Dosisreduzierung und Kombination mit α-Methyldopa oder einem relativ kardioselektiven β-Rezeptorenblocker vermindert werden. Bei starker Retention von Natrium und Wasser infolge des auftretenden sekundären Aldosteronismus kommt gelegentlich die gleichzeitige Gabe eines milden Saluretikums in Betracht (z. B. 50 mg Chlorthalidon mit Kaliumzusatz täglich). Die Nebenwirkungen sind prinzipiell die gleichen wie außerhalb der Schwangerschaft (vgl. [34]): insbesondere Tachykardie (häufig sehr unangenehm empfundenes Herzklopfen mit Flush) sowie seltener Kopfschmerzen und Schwindelgefühl. Das Pseudo-Lupus-erythematodes-Syndrom spielt eine untergeordnete Rolle, da die Maximaldosis bei Langzeittherapie in der Schwangerschaft ohnehin 150 mg tgl. nicht überschreiten sollte. Schon seit der ersten systematischen Untersuchung zur Wirkung von Hydralazin bei Schwangeren mit vorbestehender und schwangerschaftsbedingter Hypertonie bzw. Gestose [2] wurde die gleichzeitige Steigerung des Herzzeitvolumens, obgleich sie den blutdrucksenkenden Effekt abschwächt, als günstige Nebenwirkung angesehen. Ob diese jedoch zu einem Anstieg der uteroplazentaren Durchblutung führt, wie erstmals von Johnson u. Clayton [28] im Kurzzeitexperiment beschrieben wurde, ist auch heute noch unklar; die bisherigen unterschiedlichen Befunde bei Schwangeren und im Tierexperiment (Affe, Schaf; vgl. [5]), wurden von Berkowitz [4] sowie von Kyank [35, 37] ausführlich diskutiert.

Vorsicht bei der intravenösen Bolusinjektion ist v.a. bei intrauteriner Mangelentwicklung angebracht; so wurde bei dieser zusätzlichen Komplikation kürzlich ein Abfall der fetalen Herzfrequenz nach intravenöser Applikation von 12,5 mg Dihydralazin mitgeteilt [72]. Ob die antihypertensive Therapie auch für den Feten von Vorteil ist, hängt davon ab, ob die Widerstandssenkung im uteroplazentaren Gefäßbett stärker als der Abfall des arteriellen Blutdrucks ist oder nicht.

Die in der Literatur mitgeteilten guten Erfahrungen mit Hydralazinen als Antihypertensiva in der Schwangerschaft beziehen sich im wesentlichen auf die kurzzeitige intravenöse Therapie bei der schweren Gestose [1, 2, 30, 40]; die beiden letztgenannten Arbeitsgruppen behandelten allerdings gleichzeitig intravenös mit Benzodiazepinen. Neuere Behandlungsvorschläge sehen geringere Einzeldosen von primär nur 5–10 mg Dihydralazin i.v. vor [16, 32, 59]. Die Akuttherapie kann entweder mit wiederholten Einzeldosen bei erneutem Erreichen eines diastolischen Drucks von 110 mmHg (14,7 kPa) oder mehr oder durch eine Dauerinfusion (Perfusor oder Infusionspumpe) fortgesetzt werden. – Für die orale Therapie bei vorbestehender Hypertonie oder bei Gestose bzw. Pfropfgestose mit noch unreifem Kind und geplantem konservativen Vorgehen werden tägliche Dosen zwischen 6–8stündlich 12,5 mg bis 8stündlich 50 mg Dihydralazin (Nepresol) empfohlen. Die Ansprechbarkeit des Blutdrucks auf intravenöse und orale Gaben von Dihydralazin ist individuell außerordentlich verschieden, u.a. abhängig von der Enzymaktivität der N-Azetyltransferase in der Leber, so daß bei Behandlungsbeginn zunächst niedrige Dosen vorgezogen werden sollten. Bei der schweren hypertensiven Krise in der Schwangerschaft [diastolischer Blutdruck >110 mmHg (14,7 kPa)] können jedoch Einzeldosen von 12,5 mg Dihydralazin (½ Ampulle Nepresol) in Abständen von ca. 15 min appliziert werden (s. Abschn. über Diazoxid).

Diazoxid

Dieser ebenfalls direkt auf die glatte Muskulatur der Arteriolen wirkende Vasodilatator bleibt der Behandlung der seltenen hypertensiven Krisen in der Schwangerschaft vorbehalten. Nach intravenöser Bolusinjektion tritt die starke blutdrucksenkende Wirkung innerhalb von 1–5 min ein. Mehrere Arbeitsgruppen berichteten über gute Erfahrungen mit Diazoxid [14, 53, 57, 61, 66].

Neben Tachykardie und erhöhtem Herzzeitvolumen sind als Nebenwirkungen eine leichte Hyperglykämie und Hyperurikämie sowie eine Natrium- und Wasserretention zu beachten. Auch eine fetale Hyperglykämie kann hervorgerufen werden. Bei Anwendung unter der Geburt kommt es bei der Hälfte der behandelten Frauen zu einem Sistieren der Wehen, die jedoch durch anschließende Infusion von Oxytocin wieder induziert werden können.

Wegen der bei abruptem und nicht steuerbarem Blutdruckabfall bestehenden Gefährdung des Kindes empfehlen wir bei der hypertensiven Krise in der Schwangerschaft primär eine streng intravenöse Injektion von nur 150 mg Diazoxid (Hypertonalum). Diese hat wegen der hohen Albuminbindung von Diazoxid schnell zu erfolgen (innerhalb von ca. 10 s); der Blutdruck sollte anschließend zunächst über 15 min alle 2–3 min kontrolliert werden. Ist die Wirkung unzureichend, so können dann weitere 150–300 mg Diazoxid nachinjiziert werden. Die Wirkungsdauer ist individuell sehr unterschiedlich. Besondere Vorsicht scheint bei solchen Schwangeren geboten, die vorher schon mit anderen Antihypertensiva behandelt wurden.

Sonstige Vasodilatatoren

Nitroprussidnatrium[1]. In tierexperimentellen Studien (schwangere Schafe) wurde mit steigender Dosierung eine Zyanidanreicherung beim Feten mit intrauterinem Fruchttod als Folge nachgewiesen, während die Muttertiere asymptomatisch blieben. Nitroprussidnatrium sollte, obgleich ähnliche Beobachtungen in der menschlichen Schwangerschaft nicht bekannt sind, höchstens aus vitaler mütterlicher Indikation (hypertensive Krise) bei Versagen von Dihydralazin und Diazoxid eingesetzt werden.

Prazosin[2]. Ausreichende Erfahrungen mit diesem peripheren Vasodilatator in der Schwangerschaft sind nicht publiziert. Die im Gegensatz zu Dihydralazin fehlende Reflextachykardie gilt zwar außerhalb der Schwangerschaft als Vorteil; orthostatische Beschwerden und die fehlende Steigerung des Herzzeitvolumens sind bei hypertensiven Schwangeren jedoch eher als nachteilig anzusehen.

Minoxidil. Dieser in der Schwangerschaft nicht ausreichend überprüfte Vasodilatator scheint keine Vorteile gegenüber den Hydralazinen zu bieten.

Ganglienblocker

Wegen der Gefahr eines infolge herabgesetzter Darmmotilität entstehenden Mekoniumileus beim Feten bzw. Neugeborenen sollten Ganglienblocker wie Trimetaphan (Arfonad), Pentamethonium und Hexamethonium heute in der Therapie hypertensiver Komplikationen in der Schwangerschaft vermieden werden. Als einzige Ausnahme kann die schwere, durch Bolusinjektionen von Dihydralazin oder Diazoxid nicht beherrschbare hypertensive Krise gelten.

Ganglienblocker sind im Gegensatz zu den meisten Nachbarländern in der BRD nicht mehr im Handel erhältlich.

Reserpin

Als wichtigster Mechanismus der antihypertensiven Wirkung des Reserpins wird die Entleerung der postganglionären Katecholaminspeicher angesehen. Trotz der

[1] (Nipride, Nipruss); [2] (Minipress)

zahlreichen Nebenwirkungen, des langsamen Wirkungseintritts und der lang anhaltenden Wirkung nach Absetzen des Präparats wird Reserpin im deutschsprachigen Raum noch häufig, insbesondere bei den leichten Formen der hypertensiven Komplikationen in der Schwangerschaft eingesetzt.

Die mütterlichen Nebenwirkungen entsprechen denen außerhalb der Schwangerschaft: u. a. depressive Verstimmung, Lethargie sowie Symptome einer erhöhten parasympathischen Aktivität wie Bradykardie und erhöhte Darmmotilität. Nachteilig ist eine mögliche Beeinträchtigung der mütterlichen Kreislaufregulation (starker Blutdruckabfall) bei evtl. unvorhergesehen notwendig werdender Anästhesie. Die wichtigste Komplikation beim Neugeborenen, das obligat durch die Nase atmet, ist die Anschwellung der Nasenschleimhaut (verstopfte Nase); die respiratorischen Probleme können durch eine Hypersekretion in den Luftwegen verstärkt werden. Wegen dieser Nebenwirkungen sollte Reserpin heute in der Schwangerschaft weder bei vorbestehender Hypertonie noch bei Gestose/Pfropfgestose als Mittel erster Wahl eingesetzt werden. Steht für die Akuttherapie von Schwangeren mit schwerer Gestose (nicht jedoch bei hypertensiver Krise) kein Dihydralazin zur Verfügung, so kann nach intravenöser (Wirkungseintritt nach 20–30 min) oder intramuskulärer Gabe (Wirkungseintritt nach ca. 45 min) von 2,5 mg Reserpin (Serpasil, Sedaraupin) mit einem Blutdruckabfall gerechnet werden. Bei der intensiven Überwachung des Neugeborenen muß eine vorausgegangene Reserpinbehandlung der Mutter berücksichtigt werden, und ggf. müssen schleimhautabschwellende Nasentropfen verabreicht werden.

Methyldopa

α-Methyldopa entfaltet seine antihypertensive Wirkung sowohl peripher durch Interferenz mit der chemischen Neurotransmission an den postganglionären Nervenendigungen als auch zentral durch Verminderung der ausströmenden sympathischen Aktivität. Der periphere Gesamtwiderstand wird herabgesetzt, während das Herzzeitvolumen nur gering oder gar nicht gesenkt wird. Nach ersten guten Erfahrungen mit der Kurzzeit- [23] und Langzeitanwendung [33] von α-Methyldopa bei schweren hypertensiven Komplikationen in der Schwangerschaft wurde α-Methyldopa im angloamerikanischen Sprachbereich bevorzugt bei der Langzeitbehandlung, insbesondere der vorbestehenden chronischen Hypertonie in der Schwangerschaft eingesetzt. Die größte kontrollierte prospektive Studie mit Langzeitbeobachtungen der Kinder über Jahre hinaus wurde und wird noch von der Arbeitsgruppe um Redman in Oxford/England durchgeführt [52, 54, 55, 62, 63]. Während neben einer adäquaten Blutdrucksenkung eine Verminderung der Zahl an Spätaborten erreicht wurde, ließ sich die Häufigkeit des Auftretens einer Pfropfgestose offenbar auch mit diesem Antihypertensivum nicht senken.

Die möglichen Nebenwirkungen sind die gleichen wie außerhalb der Schwangerschaft: Müdigkeit, Energielosigkeit, Schwindelgefühl. Redman et al. [63] erhielten Angaben über Depressionen sowohl von den behandelten als auch von den nichtbehandelten (keine Plazebos) hypertensiven Schwangeren in 55–60% der Fälle. Erstaunlicherweise stellten diese Autoren nur in einem Fall fest, daß unter der antihypertensiven Therapie mit α-Methyldopa der direkte Coombs-Test positiv wurde (nach 26 Wochen Behandlung); diese Nebenwirkung wird in zahlreichen

Übersichtsarbeiten mit einer angeblichen Häufigkeit von 20% erwähnt. Ernste Komplikationen wie Störungen der Leberfunktion, Fieber oder hämolytische Anämie treten offenbar nur sehr selten auf. Schwangerschaftsspezifische Nebenwirkungen sind nicht bekannt. Bei den Feten und Neugeborenen von Müttern, die während der Schwangerschaft mit α-Methyldopa behandelt worden waren, stellten Redman et al. [63] keine Nebenwirkungen fest, insbesondere keine Hinweise auf Hämolyse oder Ikterus. Neugeborene von Müttern, die schon ab der 16.–20. SSW mit α-Methyldopa antihypertensiv behandelt worden waren, hatten jedoch einen im Mittel etwas geringeren Kopfumfang (gemessen über den größten frontookzipitalen Durchmesser) als die Kinder von unbehandelten Müttern; dieser Unterschied war jedoch schon nach einem Jahr nicht mehr nachweisbar [52, 54]. Eine spätere Nachuntersuchung der Kinder im Alter von 4 Jahren zeigte sogar, daß die motorische und intellektuelle Entwicklung bei den Kindern der behandelten Mütter etwas günstiger war als bei denen der unbehandelten hypertensiven Mütter [55].

Beim gegenwärtigen Kenntnisstand kann α-Methyldopa (Aldometil, Presinol, Sembrina) als Mittel der ersten Wahl für die antihypertensive Langzeitbehandlung in der Schwangerschaft empfohlen werden, also insbesondere bei vorbestehender chronischer Hypertonie. Die Behandlung sollte mit niedrigen Dosen begonnen (z. B. 3mal tgl. 1 Tbl. Presinol mite zu 125 mg α-Methyldopa) und nach Bedarf auf eine Tagesdosis von 3mal 250 mg bis 3mal 500 mg α-Methyldopa erhöht werden, bis ein diastolischer Blutdruck von 80–100 mmHg (10,7–13,3 kPa) erreicht ist. Eine Kontrolle von Blutbild und Serumanalyse (Leberstatus) vor Beginn und während der Behandlung wird empfohlen. Bei Depressionen in der Anamnese und bei pathologischem Leberstatus sollte von der Behandlung mit α-Methyldopa abgesehen werden (Tabelle 1 und 2).

Tabelle 1. Orale antihypertensive Therapie bei schwangerschaftsbedingter Hypertonie
Indikationen zur Blutdrucksenkung: Blutdruckwerte in Ruhe (z. B. 15 min im Sitzen) von mehr als 180/110 mmHg (24/14,7 kPa). Der Einsatz neuerer β_1-Rezeptorenblocker in der Monotherapie der schwangerschaftsbedingten Hypertonie sollte z. Z. noch kontrollierten klinischen Studien vorbehalten bleiben

Präparat	Tagesdosis	Kombinationsmöglichkeiten bei folgenden Problemen
Dihydralazin (Nepresol)	12,5–50 mg, alle 8 h	a) Unzureichende Wirkung: Kombination mit α-Methyldopa b) Tachykardie, Kopfschmerzen: Kombination mit z. B. Metoprolol (Beloc, Lopresor) c) Starke Wasserretention: morgens 50 mg Chlorthalidon mit Kaliumzusatz (K-Hygroton)
α-Methyldopa (Aldometil, Presinol, Sembrina)	125–500 mg, alle 8 h	a) Unzureichende Wirkung: Kombination mit Dihydralazin b) Müdigkeit, depressive Verstimmung: Kombination mit Dihydralazin c) Leberfunktionsstörung oder starke Depression: Umstellung auf Dihydralazin d) Starke Wasserretention: morgens 50 mg Chlorthalidon mit Kaliumzusatz (K-Hygroton)

Tabelle 2. Orale antihypertensive Therapie bei vorbestehender Hypertonie. Indikation zur Blutdrucksenkung: Blutdruckwerte in Ruhe (z. B. 15 min im Sitzen) 160–180/100–110 mmHg (21,3–24/13,3–14,7 kPa) oder höher; unumstritten ist eine antihypertensive Behandlung bei Werten >-180/110 mmHg (24/14,7 kPa). Falls eine gut tolerierte, niedrigdosierte Therapie mit einem relativ kardioselektiven β_1-Rezeptorenblocker vorausgegangen ist, so kann diese nach Ansicht des Autors fortgeführt bzw. wiederaufgenommen werden. – Meistens sinkt auch bei Schwangeren mit vorbestehender Hypertonie der Blutdruck im ersten und zweiten Trimenon spontan auf Werte <-160/100 mmHg (21,3/13,3 kPa), so daß eine antihypertensive Therapie unterbrochen bzw. in der Dosis reduziert werden sollte

Präparat	Tagesdosis	Überwachungsmethoden
α-Methyldopa (Aldometil, Presinol, Sembrina)	125–500 mg, alle 8 h, jeweils „einschleichend" mit 3mal 125 mg beginnend	Subjektive Nebenwirkungen? Leberstatus (SGPT, SGOT) alle 8–12 Wochen
Dihydralazin (Nepresol)	12,5–50 mg, alle 8 h	Subjektive Nebenwirkungen? Gewichtskontrolle

Guanethidin (Ismelin)

Guanethidin bewirkt eine postganglionäre Sympathikolyse. Neben einer Tonusminderung im Bereich der Arteriolen und Venen kann es zu einem Absinken des Herzzeitvolumens führen. Ebenso wie eine verminderte zerebrale und renale Durchblutung muß die Möglichkeit einer Herabsetzung der uteroplazentaren Durchblutung in Betracht gezogen werden. Wahrscheinlich wegen der in der Schwangerschaft subjektiv besonders unangenehmen Nebenwirkung der orthostatischen Hypotonie gibt es kaum Erfahrungen mit Guanethidin als Antihypertensivum in der Schwangerschaft. Dementsprechend sind eventuelle Einflüsse auf die Entwicklung von Fetus und Neugeborenem unbekannt.

Guanfacin (Estulic)

Erfahrungen mit dieser Substanz in der Schwangerschaft sind dem Autor nicht bekannt (Nebenwirkungen vgl. Clonidin).

Clonidin (Catapresan)

Die antihypertensive Wirkung von Clonidin ist in erster Linie auf eine zentral bedingte Herabsetzung des Herzzeitvolumens zurückzuführen. Mit der Methode der quantitativen Sphygmometrie stellten Retzke u. Schwarz [65] fest, daß dies auch in der Schwangerschaft gilt; der bei Gestose erhöhte periphere Gesamtwiderstand wird nicht gesenkt. Deshalb sprechen die Autoren von einer „Blutdruckkosmetik" und raten im Gegensatz zu Mauss [48] und Gerlach [19], die erstmals Clonidin bei hypertensiven Schwangeren eingesetzt hatten, von dieser Behandlung bei Patientinnen mit Gestose ab. Zu größter Vorsicht rieten auch Heilmann u. Kurz [25], nachdem sie 5 Fälle von intrauterinem Fruchttod bei Frauen beobachtet hatten, die u. a.

mit Clonidin behandelt worden waren; diese Autoren befürchten ebenfalls einen Abfall der uteroplazentaren Durchblutung.

Zu den Nebenwirkungen von Clonidin, die in der Geburtsmedizin von besonderem Interesse sind, gehört die mögliche initiale Blutdrucksteigerung, die von Retzke u. Schwarz [65] auch in der Schwangerschaft beobachtet wurde; diese kann sich bei Patientinnen mit drohender Eklampsie und/oder kritischen Blutdruckwerten verhängnisvoll auswirken. Insgesamt muß von der Anwendung von Clonidin bei hypertensiven Komplikationen in der Schwangerschaft dringend abgeraten werden.

β-Rezeptorenblocker

Die β-Rezeptorenblocker entfalten ihre antihypertensive Wirkung über eine verminderte Stimulation der kardialen β-Rezeptoren, über eine direkte zentrale Wirkung sowie über eine Hemmung der Reninfreisetzung. Sie rufen eine Verminderung der Herzfrequenz, der myokardialen Kontraktilität und folglich des Herzzeitvolumens hervor. Die vor 1978 mitgeteilten Berichte zur Behandlung der Hypertonie bei Schwangeren mit β-Rezeptorenblockern beziehen sich ausschließlich auf Propranolol. Auf klinische Erfahrungen mit Propranolol bei Schwangeren mit obstruktiver Kardiomyopathie, Herzrhythmusstörungen oder Thyreotoxikose soll an dieser Stelle nicht eingegangen werden. Die in der Behandlung der hypertensiven Schwangerschaftskomplikationen gesammelten Erfahrungen sind bezüglich mütterlicher und insbesondere kindlicher Nebenwirkungen sehr unterschiedlich [u. a. 10, 11, 20, 22, 42, 60, 70]. Vor allem folgende Komplikationen wurden mit der Propranololbehandlung in Zusammenhang gebracht (obgleich in Einzelfällen ein entsprechender Einfluß der Grunderkrankung nicht ausgeschlossen werden kann): Intrauterine Mangelentwicklung [vgl. 60], sowie Bradykardie und Hypoglykämie des Neugeborenen [20, 22].

Renou et al. [64] beschrieben, daß wehenbedingte fetale Herzfrequenzakzelerationen durch Propranolol (Dociton) unterdrückt werden. Auch eine erhöhte uterine Aktivität (Wehenauslösung) muß als mögliche Nebenwirkung einer Propranololtherapie in Betracht gezogen werden [74]. Auf die nichtschwangerschaftspezifischen Nebenwirkungen von Propranolol soll hier nicht eingegangen werden. Insgesamt sollte Propranolol als Antihypertensivum nicht in der Schwangerschaft eingesetzt werden. Dies dürfte entsprechend für andere nichtselektive β-Rezeptorenblokker gelten, obgleich Gallery et al. [17] über gute Resultate nach Anwendung von Oxprenolol (Trasicor) berichteten (möglicherweise wegen einer im Vergleich zu Propranolol geringeren negativ-inotropen Wirkung und/oder eines eventuellen gleichzeitigen Abfalls des peripheren Widerstands).

Möglicherweise muß die Anwendung der relativ kardioselektiven β_1-Rezeptorenblocker [Acebutolol (Neptall, Prent), Atenolol (Tenormin) und Metoprolol (Beloc, Lopresor)] bei Schwangeren mit Hypertonie in Zukunft anders beurteilt werden. Bei diesen Substanzen wird, solange keine hohen Dosen appliziert werden, die β_2-vermittelte gefäßerweiternde Wirkung von Adrenalin nicht gleichzeitig gehemmt (z. B. im uterinen Gefäßbett). Sandström berichtete erstmals 1978 [67] über günstige Ergebnisse mit Metoprolol (allerdings keine Monotherapie sowie kein adäquates

Kontrollkollektiv). Bei 83 Frauen, die mit Metoprolol und Hydralazin kombiniert behandelt worden waren, waren perinatale Mortalität sowie Häufigkeit von untergewichtigen Kindern oder von 10 min-Apgar-Werten <9 seltener als bei 97 Schwangeren, die mit Hydralazin und einem Thiazid behandelt worden waren [68]. Obgleich auch Metoprolol die Plazentaschranke passiert und die Konzentration im fetalen Plasma der im mütterlichen Plasma entspricht [67] wurden Bradykardien bei Neugeborenen nicht gehäuft beobachtet. Auch während der Behandlung mit Atenolol wurden im mütterlichen und Nabelschnurserum vergleichbare Konzentrationen nachgewiesen [50]. Dieser β_1-Rezeptorenblocker (5 mg i. v.) führte bei 5 Fällen von schwerer Gestose nur zu einem leichten Absinken der fetalen Herzfrequenz. Weitergehende Untersuchungen mit relativ kardioselektiven β-Rezeptorenblockern in der Spätschwangerschaft stehen aus; sie sollten kontrollierten klinischen Studien vorbehalten bleiben. Bei Patientinnen, die auf eine antihypertensive Therapie mit Vasodilatatoren wie Dihydralazin mit einer ausgeprägten Tachykardie und subjektiv unangenehmen Begleitsymptomen reagieren, sind aus theoretischen Gründen jedoch heute schon β_1-Rezeptorenblocker vorzuziehen.

Der β_1- und α-Rezeptorenblocker Labetalol (Trandate) wurde von 2 Arbeitsgruppen erfolgreich als Antihypertensivum in der Schwangerschaft eingesetzt [38, 51]. Lamming et al. [39] beobachteten unter Labetalol häufiger als unter α-Methyldopa das Auftreten von Wehen sowie, trotz Blutdruckabfalls und seltenerem Auftreten einer Proteinurie, einen Anstieg der Harnsäurekonzentration im Serum.

Saluretika

Die Nachteile einer saluretischen Therapie (gewöhnlich Thiazide eingesetzt) in der Schwangerschaft wurden von zahlreichen Autoren aufgeführt [4, 9, 21, 45, 58 u. a.].

Von mehreren Autoren wurden Saluretika in der Therapie der Gestose als kontraindiziert beurteilt [3, 9, 44, 73]. In den vergangenen Jahren wird zunehmend auch im deutschsprachigen Schrifttum von dieser Behandlung abgeraten [16, 31, 44]. Unumstrittene Indikationen für schnell und stark wirksame Saluretika stellen auch in der Schwangerschaft heute noch Komplikationen wie Herzinsuffizienz, Lungenödem, Hirnödem und hypervolämisches Nierenversagen dar. Trotz dieser Einschränkungen wird im Folgenden auf die früher in der Schwangerschaft am häufigsten applizierten Saluretika, die Thiazide und Furosemid, näher eingegangen.

Thiazide

Sie wirken wie außerhalb der Schwangerschaft primär über eine Herabsetzung des Plasma-, Schlag- und Herzzeitvolumens. Erst bei Langzeitbehandlung sinkt der periphere Gesamtwiderstand, während das Herzzeitvolumen wieder ansteigt.

Die Literatur über Thiazidtherapie in der Schwangerschaft wurde von Beilin u. Redman [3], Chesley [9] sowie Lindberg [44] kritisch dargestellt, so daß an dieser Stelle hierauf verzichtet werden kann.

Unter den Nebenwirkungen der Thiazide [Hydrochlorothiazid (Di-Chlotride, Diu, Esidrix); vgl. auch [4] hierzu] sind die in Einzelfällen beim Feten bzw. Neugeborenen beobachteten Störungen wie Thrombozytopenie, Hypokaliämie mit evtl. fetaler Bradykardie sowie Hyponatriämie von relativ geringer Bedeutung. Bedeutsamer erscheint jedoch die Gefahr, daß das verminderte Plasmavolumen zu einer Beeinträchtigung der hämodynamischen Situation führt; es gibt Hinweise darauf, daß dadurch die uteroplazentare Durchblutung vermindert wird [18]. Die Verschlechterung der Mikrozirkulation führt darüber hinaus zu einer erhöhten thromboembolischen Gefährdung der Mutter; dies gilt allerdings mehr noch für die Applikation stark wirksamer Diuretika bei Frauen mit schwerer Gestose, d.h. meist schon vorbestehender Hypovolämie. Auch die aus der Thiazidbehandlung resultierende Hyperurikämie (Hemmung der Ausscheidung der Harnsäure im Urin) muß als nachteilig angesehen werden, da eine erhöhte Serumkonzentration der Harnsäure dann nicht mehr als Frühsymptom einer Gestose/Propfgestose verwertet werden kann. Die seltenen mütterlichen Nebenwirkungen einer verminderten Kohlenhydrattoleranz, einer metabolischen Azidose sowie einer hämorrhagischen Pankreatitis seien der Vollständigkeit halber erwähnt.

Furosemid (Fusid, Hydrorapid, Lasix, Sigasalur). Dieses potente und schnell wirksame Schleifendiuretikum hat seine festen mütterlichen Indikationen in der Behandlung von Patientinnen mit schwerer Gestose und Eklampsie: Lungenödem, Herzinsuffizienz, drohendes hypervolämisches Nierenversagen (bei vorausgegangener Überinfusion) sowie evtl. Hirnödem. Da Elektrolytstörungen und vermindertes Plasmavolumen nach Applikation von Furosemid noch eher als unter Thiazidbehandlung zu erwarten sind, muß von der Behandlung der vorbestehenden Hypertonie sowie der komplikationslosen schwangerschaftsbedingten Hypertonie und Gestose/Pfropfgestose mit Furosemid dringend abgeraten werden.

Sonstige Antihypertensiva

Da die schwangerschaftsbedingte Hypertonie und Gestose/Pfropfgestose nicht angiotensinabhängig zu sein scheinen (es liegt eher eine verminderte Aktivität des Renin-Angiotensin-Aldosteron-Systems vor) sind prinzipiell von der Anwendung des Converting-enzyme-Inhibitors Captopril (Lopirin) oder des Angiotensin II-Antagonisten Saralasin (Sarenin) keine entscheidenden Vorteile in der antihypertensiven Therapie während der Schwangerschaft zu erwarten. Im Tierversuch (Schaf und Kaninchen) stellten Broughton Pipkin et al. [6, 7] darüber hinaus eine hohe fetale Mortalität nach Applikationen von Captopril fest. Mehr Erfolg bei der Behandlung der schweren Gestose könnte möglicherweise die Anwendung des gefäßerweiternden Postazyklins versprechen, dessen Produktion bei diesem Krankheitsbild vermindert zu sein scheint (Einzelfallbericht von Fidler et al. [13]); wegen galenischer Probleme steht das äußerst flüchtige Prostazyklin jedoch in absehbarer Zeit noch nicht zur Verfügung.

Vorgehen bei antihypertensiv vorbehandelten Frauen

Die meisten jungen Frauen mit essentieller oder renaler Hypertonie – auf spezielle Probleme bei anderen Hochdruckformen soll hier nicht eingegangen werden – werden heute mit einem β-Rezeptorenblocker, einem Diuretikum oder einem Kombinationspräparat behandelt. Zum Zeitpunkt der Erkennung einer Frühschwangerschaft stellt sich somit die Frage nach der weiteren antihypertensiven Behandlung während der Gravidität. Wird die Schwangere mit einem relativ kardioselektiven β-Rezeptorenblocker behandelt, so erscheint eine Umstellung auf ein anderes Präparat nicht notwendig zu sein. Primär ist aber in der Frühschwangerschaft die Frage zu klären, ob die antihypertensive Therapie wegen des dann meist spontan zu beobachtenden Blutdruckabfalls nicht unterbrochen werden sollte oder zumindest aufgrund niedrigerer Blutdruckwerte sowieso eine Neueinstellung notwendig ist. Dabei ist auch zu beachten, daß einmalig im Rahmen einer gynäkologischen Untersuchung gemessene Werte nicht repräsentativ sind und daß die ambulante Umstellung einer antihypertensiven Therapie gelegentlich problematisch ist. In solchen Fällen muß erwogen werden, die Therapieumstellung stationär durchführen zu lassen. Wenn eine antihypertensive Behandlung in der Frühschwangerschaft unterbrochen werden kann, so ist gewöhnlich im letzten Trimenon der Schwangerschaft wieder mit einem Blutdruckanstieg zu rechnen und dann eine Behandlung mit α-Methyldopa und/oder Dihydralazin neu zu beginnen. Je früher diese erneute Behandlung notwendig wird, desto eher zieht der Autor selbst wegen der besseren subjektiven Verträglichkeit α-Methyldopa vor; bei Kurzzeittherapie kurz vor oder an dem Geburtstermin wird Dihydralazin eingesetzt. Beide Präparate können bei mangelnder Wirksamkeit oder schlechter Verträglichkeit einer relativ hoch dosierten Monotherapie miteinander kombiniert werden.

Antihypertensive Therapie ab welcher Blutdruckhöhe?

Einigkeit besteht darin, daß bei einem Blutdruck von mehr als 180 mmHg (24 kPa) systolisch oder 110 mmHg (14,7 kPa) diastolisch eine antihypertensive Therapie aus mütterlicher Indikation zu erfolgen hat, sofern es sich nicht um eine kurzfristige „Blutdruckspitze" gehandelt hat (z. B. nach der gynäkologischen Untersuchung). Die medikamentöse Therapie sollte bei vorbestehender Hypertonie ohne Zeichen einer Propfgestose (gleichzeitige Proteinurie, ausgeprägte nicht nur prätibiale Ödeme oder zentrale Symptome) in kurzen Zeitintervallen ambulant überwacht werden; bei Vorliegen einer Gestose bzw. Pfropfgestose sollte die Behandlung stationär erfolgen. Bei reifem Kind ist jedoch dann zu überprüfen, ob nicht eine alsbaldige Entbindung als einzige kausale Therapie dieser hypertensiven Komplikationen angestrebt werden sollte; dies gilt insbesondere bei einer schwer stabilisierbaren Gestose/Pfropfgestose, bei einer nachgewiesenen intrauterinen Mangelentwicklung bzw. einem Wachstumsstillstand beim Feten und bei pathologischem Kardiotokogramm.

Wird schon im 2. Trimenon eine vorbestehende, möglicherweise aus der Anamnese noch nicht bekannte Hypertonie (ohne sonstige Gestosesymptome) manifest, so empfehlen Feitelson u. Lindheimer [12] eine antihypertensive Therapie ab diastolischen Blutdruckwerten von 100 mmHg (13,3 kPa). Auch hierbei ist zu beachten, daß mehrere Blutdruckmessungen durchgeführt werden sollten, bevor eine medikamentöse Therapie mit einem Antihypertensivum eingeleitet wird. Es ist immer zu berücksichtigen, daß eine abrupte Blutdrucksenkung zu einer weiteren Herabsetzung der bei chronischer Hypertonie oder Gestose/Pfropfgestose oft schon verminderten uteroplazentaren Durchblutung und zu einem intrauterinen Fruchttod führen kann.

Aus diesem Grunde sollte die antihypertensive Therapie unter stationärer Überwachung eingeleitet werden. Schwangere mit schwangerschaftsbedingter Hypertonie bzw. Gestose/Präeklampsie sollten prinzipiell bis zur Entbindung stationär behandelt werden. Lediglich bei grenzwertigem Blutdruck [diastolisch 90–95 mmHg (12–12,7 kPa)] ist zunächst eine ambulante Kontrolle (innerhalb einer Woche) vertretbar. Zusätzlich wird Bettruhe, vornehmlich in Linksseitenlage empfohlen, da die uteroplazentare Durchblutung in dieser Position günstiger als in Rückenlage ist.

Behandlung der hypertensiven Krise in der Schwangerschaft

Die Notfallbehandlung der hypertensiven Krise in der Schwangerschaft [diastolischer Blutdruck > 150 mmHg (20 kPa)] stellt in Anbetracht der akuten Gefährdung von Mutter und Kind eine Herausforderung an die behandelnden Ärzte (Geburtshelfer, Internist, Anästhesist) dar. Sie ist v. a. darauf gerichtet, die Mutter vor einer zerebralen Blutung, einem Lungenödem, einem Herzversagen oder einer infolge vorzeitiger Plazentalösung auftretenden Verbrauchskoagulopathie zu bewahren. Die fetale Prognose ist in dieser Situation prinzipiell sehr ungünstig. Die in aller Regel primär schon vorliegende, durch Hämokonzentration und extreme Vasokonstriktion bedingte uteroplazentare Minderdurchblutung kann durch die aus vitaler mütterlicher Indikation anzustrebende Blutdrucksenkung weiter beeinträchtigt werden.

Als antihypertensive Notfalltherapie in der Schwangerschaft wird folgendes Vorgehen vorgeschlagen:

(1) Intravenöse Applikation von 6,25–12,5 mg Dihydralazin (¼–½ Ampulle Nepresol); die Gabe von Dihydralazin hat nach Meinung des Autors den theoretischen Vorteil, ein Überleben des Feten am ehesten zu gewährleisten. Sinkt der Blutdruck nach dieser Einzeldosis deutlich ab, so kann die weitere Behandlung entweder mit einer Dauertropfinfusion (50 mg Dihydralazin in 50 ml 0,9%iger NaCl-Lösung im Perfusor über 8–16 h bzw. 50 mg Dihydralazin in 500 ml 0,9%iger NaCl-Lösung per Infusionspumpe, beginnend mit 7–14 Tropfen/min) oder mit weiteren intravenösen Bolusinjektionen von 5–12,5 mg Dihydralazin fortgesetzt werden. Der diastolische Blutdruck sollte unter 110 mmHg (14,7 kPa) gesenkt werden, nicht jedoch unter 80–90 mmHg (10,7–12 kPa). Führt die erste Bolusinjektion von Dihydralazin zu keiner deutlichen Blutdrucksenkung, so sollte anschließend eine schnelle, streng intravenöse Injektion von 150 mg Diazoxid (Hypertonalum) erfolgen. Die Blutdrucküberwachung und Angaben zur weiteren Applikation dieses Antihypertensivums sind im Abschn. über Diazoxid dargestellt.

Bei diesem Vorgehen ist zu beachten, daß die Wirkungen von Dihydralazin und von Diazoxid (sowie auch von α-Methyldopa und Diazoxid) sich potenzieren und zu einer extremen Hypotonie bei der Schwangeren führen können [27]. Von einigen Arbeitsgruppen wird in der Behandlung der hypertensiven Krise primär Diazoxid eingesetzt (150–300 mg schnell intravenös).

Bei Hinweisen auf ein Lungenödem oder ein hypervolämisches Nierenversagen (nach Überinfusion) sollte eine saluretische Therapie, z. B. mit 40 mg Furosemid

(Lasix) oder mehr eingeleitet werden. Nach Möglichkeit sollte schon während der medikamentösen Blutdrucksenkung der zentralvenöse Druck – über einen von der Ellenbeuge vorgeschobenen Katheter – kontrolliert werden. Die Urinausscheidung ist per Dauerkatheter zu messen. Bei Zeichen einer Herzinsuffizienz sollte eine Digitalisierung begonnen werden. Auf das nach erfolgter Kreislaufstabilisierung durchzuführende geburtshilfliche Management soll hier nicht eingegangen werden. Insbesondere bei Symptomen einer vorzeitigen Plazentalösung ist umgehend die Entbindung anzustreben (Blasensprengung bzw. Sectio caesarea).

Zur Wirkung von Antihypertensiva auf die uteroplazentare Perfusion

Wegen der methodischen und ethischen Probleme bei der Messung der uteroplazentaren Perfusion existiert nur wenig Literatur über den Einfluß von Antihypertensiva auf diesen wichtigen Parameter. Unsere Kenntnisse zu diesem Thema beziehen sich im wesentlichen auf tierexperimentelle Befunde oder indirekte Schlußfolgerungen aus Beobachtungen beim Feten und Neugeborenen. Die bisherige Literatur wurde von Hawkins [24] und von Berkowitz [4] zusammengestellt. Kyank [36] erwähnte eine verbesserte uteroplazentare Durchblutung nach Applikation von Dihydralazin. Theoretisch kann nur dann mit einer erhöhten uteroplazentaren Perfusion gerechnet werden, wenn die Vasodilatation stärker ausgeprägt ist als die Blutdrucksenkung, d.h. bei kompensatorischer Steigerung des Herzzeitvolumens. Inwieweit in Zukunft direkt in die hormonale Regulation der Plazentadurchblutung (lokales Renin-Angiotensin-System, Prostaglandin-Prostazyklinstoffwechsel) eingegriffen werden kann, ist noch unklar.

Teratogenität von Antihypertensiva

Ein erhöhtes Risiko von angeborenen Mißbildungen nach antihypertensiver Therapie in der Frühschwangerschaft ist dem Autor nicht bekannt.

Plazentapassage von Antihypertensiva

Es muß davon ausgegangen werden, daß alle in der Schwangerschaft verabreichten Antihypertensiva die Plazenta passieren und daß im kindlichen Serum ähnliche Konzentrationen wie im mütterlichen Serum erreicht werden. Dies gilt auch für die relativ kardioselektiven β-Rezeptorenblocker wie Metoprolol [67] und Atenolol [50], die wahrscheinlich in den kommenden Jahren zunehmend Anwendung finden werden, besonders mit dem Ziel einer Reduktion der durch Dihydralazin oder auch durch Tokolytika vom Typ der β-Sympathikomimetika bedingten Tachykardie mit deren unagenehmen Begleiterscheinungen (Herzklopfen und Kopfschmerzen).

Ausscheidung von Antihypertensiva in die Muttermilch

Ein Übertritt in die Muttermilch wurde, wenn auch jeweils nur bei wenigen Wöchnerinnen untersucht, nachgewiesen für Dihydralazin [43, zit. nach 47], α-Methyldopa [29], Propranolol [41] sowie Metoprolol [69]. Während die Konzentrationen von α-Methyldopa in der Muttermilch geringer als im mütterlichen Plasma lagen, waren die Konzentrationen von Metoprolol in der Milch 3,5fach so hoch. Auch die bei vollem Stillen dadurch erreichbaren Konzentrationen im Plasma des gesunden Säuglings liegen wahrscheinlich unterhalb des blutdrucksenkenden Bereichs. Bei hochdosierter antihypertensiver Behandlung der Mutter im Wochenbett sollte sicherheitshalber zunächst keine Brustmilch verfüttert bzw. die Mutter abgestillt werden. Legt die Mutter in einem solchen Fall trotz einer gegenteiligen Beratung größten Wert auf das Stillen, so sollte der zuständige Kinderarzt zu Rate gezogen und der Inhalt dieser Besprechung protokolliert werden.

Ausblick

Solange die Pathogenese der schwangerschaftsbedingten Hypertonie und Gestose unklar ist, können keine entscheidenden Fortschritte in der medikamentösen Therapie dieser schwangerschaftsspezifischen Störungen mehr erwartet werden. Unser heutiges Ziel muß die Prävention der schweren Formen der hypertensiven Komplikationen in der Schwangerschaft sein, da diese im Gegensatz zu den leichteren Formen immer noch zu einer Gefährdung von Mutter und Kind führen. Diesem Ziel kann näher gekommen werden, wenn Schwangere mit erhöhtem Risiko einer hypertensiven Erkrankung (z. B. Erstgebärende mit auffälligen Früherkennungstests oder Zweit- und Mehrgebärende mit einer Propfgestose in der vorausgegangenen Schwangerschaft) geburtshiflich intensiv überwacht werden; hierzu gehört eine wöchentliche Kontrolle des Blutdrucks, des Urinstatus (Proteinurie?), des Körpergewichts und evtl. der Harnsäurekonzentration im Serum. Frauen mit schwangerschaftsbedingter Hypertonie, Gestose oder Pfropfgestose sollten prinzipiell stationär überwacht werden. Ab der 36.–37. Schwangerschaftswoche ist die Entbindung als einzige kausale Therapie dieser Komplikationen anzustreben. Wenn eine Lungenreife des Feten nicht vorausgesetzt oder nachgewiesen werden kann, so muß die Abhängigkeit vom Verlauf der Erkrankung in den ersten Tagen nach der stationären Aufnahme, vom Gestationsalter, vom fetalen Wachstum und von den individuellen Gegebenheiten im Einzelfall vom Geburtshelfer entschieden werden, ob das Risiko einer abwartenden Haltung für Mutter und Kind nicht größer ist als das einer vorzeitigen Entbindung.

Literatur

1. Alvarez RR de (1955) Use of hypotensive agents in treatment of preeclamptic toxemia of pregnancy. Obstet Gynecol 6: 55–62
2. Assali NS, Kaplan S, Oighenstein S, Suyemoto R (1953) Hemodynamic effects of 1-hydrazinophthalazine (apresoline) in human pregnancy: results of intravenous administration. J Clin Invest 32: 922–930

3. Beilin LJ, Redman CWG (1977) The use of antihypertensive drugs in pregnancy. In: Lewis PJ (ed) Therapeutic problems in pregnancy. MTP Press, Lancaster, pp 1–17
4. Berkowitz RL (1980) Anti-hypertensive drugs in the pregnant patient. Obstet Gynecol Surv 35: 191–204
5. Brinkman CR, Assali NS (1976) Uteroplacental hemodynamic response to antihypertensive drugs in hypertensive pregnant sheep. In: Lindheimer MD, Katz AI, Zuspan FP (eds) Hypertension in pregnancy. Wiley&Sons, New York, pp 363–375
6. Broughton Pipkin F, Turner SR (1980) The effect of angiotensin converting enzyme inhibitor on pregnant animals. 2nd Congress of the International Society for the Study of Hypertension in Pregnancy, Kairo [Abstr] p 45
7. Broughton Pipkin F, Turner SR, Symonds EM (1980) Possible risk with captopril in pregnancy: some animal data. Lancet I: 1256
8. Browne JC McClure (1961) Survey of eclampsia. Pathol. Microbiol. 24: 542–556
9. Chesley LC (1978) Hypertensive disorders in pregnancy. Appleton, New York, pp 302–306
10. Dawes GS (1977) The effects of antihypertensive drugs on the fetus. In: Lewis PJ (ed) Therapeutic problems in pregnancy. MTP Press, Lancaster, pp 35–43
11. Eliahou HE, Silverberg DS, Reisin E, Romen I, Mashiach S, Serr DM (1978) Propranolol for the treatment of hypertension in pregnancy. Br J Obstet Gynaecol 85: 431–436
12. Feitelson PJ, Lindheimer MD (1972) Management of hypertensive gravidas. J Reprod Med 8: 111–116
13. Fidler J, Bennett MJ, De Swiet M, Ellis C, Lewis PJ (1980) Treatment of pregnancy hypertension with prostacyclin. Lancet II: 31–32
14. Finnerty FA (1973) Management of hypertension in toxemia of pregnancy. In: Onesti G, Kim KE, Mayer JH (eds) Hypertension: mechanisms and management. Grune&Stratton, New York London, pp 753–757
15. Fox LP, Grandi J, Johnson AH, Watrous WG, Johnson MJ (1966) Pheochromocytoma associated with pregnancy. Am J Obstet Gynecol 104: 288–295
16. Friedberg V (1980) Zur Therapie der Gestosen. Gynaekologe 13: 67–73
17. Gallery EDM, Saunders DM, Hunyor SN, Györy AZ (1979) Randomised comparsion of methyldopa and oxprenolol for treatment of hypertension in pregnancy. Br Med J I: 1591–1594
18. Gant NF, Madden JD, Siiteri PK, MacDonald PC (1975) The metabolic clearance rate of dehydroisoandrosterone sulfate. III. The effect of thiazide diuretics in normal and future pre-eclamptic pregnancies. Am J Obstet Gynecol 123: 159–163
19. Gerlach E (1968) Die Bedeutung des Catapresan bei der antihypertensiven Behandlung der Spätgestosen. Med Monatsschr 22: 461–466
20. Gladstone GR, Hordof A, Gersony WM (1975) Propranolol administration during pregnancy: effects on the fetus. J Pediatr 86: 962–964
21. Gray MJ (1968) Use and abuse of thiazides in pregnancy. Clin Obstet Gynecol 11: 568–578
22. Habib A, McCarthy JS (1977) Effects on the neonate of propranolol administered during pregnancy. J Pediatr 91: 808–811
23. Hans SF, Kopelman H (1964) Methyldopa in treatment of toxemia of pregnancy. Brit Med J I: 736–739
24. Hawkins DF (1977) Antihypertensive drugs and uterine blood flow. In: Lewis PJ (ed) Therapeutic problems in pregnancy. MTP Press, Lancaster, pp 19–33
25. Heilmann L, Kurz E (1978) Ein Beitrag zur Behandlung der hypertensiven Spätgestosen mit 2-(2,6-Dichlorphenylamino)-2-imidazolinhydrochlorid (Clonidinhydrochlorid). Geburtshilfe Frauenheilkd 38: 134–140
26. Hendee AE, Martin RD, Waters WC (1969) Hypertension in pregnancy: toxemia or pheochromocytoma? Am J Obstet Gynecol 105: 64–72
27. Henrich WL, Cronin R, Miller PD, Anderson RJ (1977) Hypotensive sequelae of diaxoxide and hydralazine therapy. J Am Med Assoc (JAMA) 237: 264–265
28. Johnson T, Clayton CG (1957) Diffusion of radioactive sodium in normotensive an pre-eclamptic pregnancies. Brit Med J I: 312–314
29. Jones HMR, Cummings AJ (1978) A study of the tranfer of α-methyldopa to the human foetus and newborn infant. Br J Clin Pharmacol 6: 432–434
30. Joyce DN, Kenyon VG (1972) The use of diazepam and hydrallazine in the treatment of severe pre-eclampsia. J Obstet Gynaecol Br Commonw 79: 250–254

31. Kaulhausen H (1978) Saluretika in der Schwangerschaft. Arzneimittelverord Praxis 1: Januar 1978
32. Kaulhausen H (1980) Klinik und Therapie der Gestose (Präeklampsie). Nieren- u. Hochdruckkrankh 9: 65–72
33. Kincaid-Smith P, Bullen M, Mills J (1966) Prolonged use of methyldopa in severe hypertension in pregnancy. Brit Med J I: 274–276
34. Koch-Weser J (1976) Hydralazine. N Engl J Med 295: 320–323
35. Kyank H (1978) Die Zukunft der EPH-Gestoseforschung In: Rippmann ET, Stamm H (Hrsg) EPH-Gestosis, Davos 1977. OG Press, Basel, S 22–39
36. Kyank H (1979) Präeklampsie – Eklampsie. In: Kyank H, Gülzow M (Hrsg) Erkrankungen während der Schwangerschaft. Thieme, Leipzig, S 236
37. Kyank H, Herre HD, Retzke U, Wilken HP (1973) Zur Behandlung der Eklampsie. Zentralbl Gynäkol 95: 1806–1812
38. Lamming GD, Symonds EM (1979) Use of labetalol and methyldopa in pregnancy-induced hypertension. Br J Clin Pharmacol 8: 217 S–222 S
39. Lamming GD, Broughton Pipkin F, Symonds EM (1980) Comparison of the alpha and beta blocking drug, labetalol, and methyldopa in the treatment of moderate and severe pregnancy-induced hypertension. Clin Exp Hypertens 2: 865–895
40. Lean TH, Ratnam SS, Sivisamboo R (1968) Use of benzodiazepines in the management of eclampsia. J Obstet Gynaecol Br Commonw 75: 856–862
41. Levitan AA, Manion JC (1973) Propranolol therapy during pregnancy and lactation. Am J Cardiol 32: 247
42. Lieberman BA, Stirrat GM, Cohen SL, Beard RW, Pinker GD, Belsey E (1978) The possible adverse effect of propranolol on the fetus in pregnancies complicated by severe hypertension. Br J Obstet Gynaecol 85: 678–683
43. Liedholm H (1978) Diskussionsbeitrag zu Lundborg P [47], p. 97
44. Lindberg BS (1979) Salt, diuretics and pregnancy. Gynecol Obstet Invest 10: 145–156
45. Lindheimer MD, Katz AI (1973) Sodium and diuretics in pregnancy. N Engl J Med 288: 891–894
46. Lippert T (1979) Derzeitiger Stand der Gestosetherapie. Geburtshilfe Frauenheilkd 39: 470–478
47. Lundborg P (1978) Fetal effects of antihypertensive drugs. Acta Med Scand [Suppl] 628: 95–98
48. Mauss HJ (1968) Hochdrucktherapie bei Präeklampsien mit Catapresan. In: Heilmeyer L, Holtmeier HJ, Pfeiffer EF (Hrsg) Hochdrucktherapie. Thieme Stuttgart, S 161–163
49. McClure Browne JC (1961) Survey of eclampsia – Clinical aspects. Pathol Microbiol 24: 542–556
50. Melander A, Niklasson B, Ingemarsson I, Liedholm H, Schersten B, Sjöberg NO (1978) Transplacental passage of atenolol in man. Eur J Clin Pharmacol 14: 93–94
51. Michael CA (1979) Use of labetalol in the treatment of severe hypertension during pregnancy. Br J Clin Pharmacol 8: 211 S–215 S
52. Moar VA, Jefferies MA, Mutch LMM, Ounsted MK, Redman CWG (1978) Neonatal head circumference and the treatment of maternal hypertension. Br J Obstet Gynaecol 85: 933–937
53. Morris JA, Arce JJ, Hamilton CJ, Davidson EC, Maidman JE, Clark JH, Bloom RS (1977) The management of severe preeclampsia and eclampsia with intravenous diazoxide. Obstet Gynaecol 49: 675–680
54. Mutch LMM, Moar VA, Ounsted MK, Redman CWG (1977) Hypertension during pregnancy, with and without specific hypotensive treatment. II. The growth and development of the infant in the first year of life. Early Hum Dev 1: 59–67
55. Ounsted MK, Moar VA, Good FJ, Redman CWG (1980) Hypertension during pregnancy with and without specific treatment; the development of the children at the age of four years. Br J Obstet Gynaecol 87: 19–24
56. Page EW, Christianson R (1976) Influence of blood pressure changes with and without proteinuria upon outcome of pregnancy. Am J Obstet Gynecol 126: 821–833
57. Pennington JC, Picker RH (1972) Diazoxide and the treatment of the acute hypertensive emergency in obstetrics. Med J Aust II: 1051–1054
58. Pitkin RM, Kaminetzky HA, Newton M, Pritchard JA (1972) Maternal nutrition: a selective review of clinical topics. Obstet Gynecol 40: 773–785

59. Pritchard JA (1978) Management of severe preeclampsia and eclampsia. Semin Perinatol 2: 83–97
60. Pruyn SC, Phelan JP, Buchanan GC (1979) Long-term propranolol therapy in pregnancy: maternal and fetal outcome. Am J Obstet Gynecol 135: 485–489
61. Rabau-Friedman I, Rosenthal T, Mashiach S, Serr DM (1980) Experience with diazoxide in the treatment of acute severe toxaemia of pregnancy. In: Bonnar J, MacGillivray I, Symonds EM (eds) Pregnancy hypertension. MTP Press, Lancaster, pp 517–527
62. Redman CWG, Beilin LJ, Bonnar J, Ounsted MK (1976) Fetal outcome in trial of antihypertensive treatment in pregnancy. Lancet II: 753–756
63. Redman CWG, Beilin LJ, Bonnar J (1977) Treatment of hypertension in pregnancy with methyldopa: blood pressure control an side effects. Br J Obstet Gynaecol 84: 419–426
64. Renou P, Newman W, Wood C (1969) Autonomic control of fetal heart rate. Am J Obstet Gynecol 105: 949–953
65. Retzke U, Schwarz R (1970) Die Problematik der Hochdrucktherapie mit 2-(2,6-Dichlorphenylamino)-2-imidazolinhydrochlorid (Haemiton) in der Schwangerschaft. Dtsch Gesundheitswes 25: 1832–1838
66. Retzke U, Schwarz R, Lauckner W (1979) Das hämodynamische Wirkungsprinzip von Diazoxid (Hypertonalum) bei der Behandlung akuter Hochdruckkrisen in graviditate. Geburtshilfe Frauenheilkd 39: 599–603
67. Sandström B (1978) Antihypertensive treatment with the adrenergic beta-receptorblocker metoprolol during pregnancy. Gynecol Obstet Invest 9: 195–204
68. Sandström B (1981) Beta-Rezeptorenblockade bei Schwangerschaftshochdruck. In: Ablad B, Heidenreich J, Irmer M, Jung H (Hrsg) Betablockade und Tokolyse. Witzstrock, Baden-Baden Köln New York, S 21–25
69. Sandström B, Regardh CG (1980) Metoprolol excretion into breast milk. Brit J Clin Pharmacol 9: 518–519
70. Tscherdakoff P, Kreft C (1977) Traitement par le propranolol de l'hypertension artérielle chez la femme enceinte. Dix cas. Nouv Presse Med 6: 629–632
71. Tervilä L, Goecke C, Timonen S (1973) Estimation of gestosis of pregnancy (EPH-gestosis). Acta Obstet Gynecol Scand 52: 235–243
72. Vink GJ, Moodley J, Philpott RH (1980) Effect of dihydralazine on the fetus in the treatment of maternal hypertension. Obstet Gynecol 55: 519–522
73. Walters WAW (1979) Review: The significance and management of raised blood pressure in pregnancy. Aust NZ J Obstet Gynaecol 19: 17–22
74. Wansbrough H, Nakanishi H, Wood C (1968) The effect of adrenergic receptor blocking drugs on the human uterus. J Obstet Gynaecol Br Commonw 75: 189–198

9 Antihypertensive Therapie bei Niereninsuffizienz

J. Rosenthal

Einleitung

Bei etwa 50% der Patienten, die aufgrund einer Nierenerkrankung dialysiert oder transplantiert werden müssen, findet sich ein Hochdruck. Die Verfügbarkeit und die weite Verbreitung chronischer Dialyseverfahren bei diesen Patienten hat zu längeren Überlebensraten, aber auch zur Notwendigkeit einer intensiveren Behandlung des hohen Blutdrucks geführt. Wird die Hypertonie nicht behandelt, so kann sie dazu beitragen, die Nierenfunktion weiter zu verschlechtern und eine höhere Inzidenzrate von kardiovaskulären Erkrankungen bei Patienten mit chronischem Nierenversagen herbeizuführen.

Die Wahl der antihypertensiven Medikamente wird von den hämodynamischen Veränderungen beeinflußt, die dem Hochdruck und der Nierenerkrankung zugrundeliegen. So ist die akute Glomerulonephritis charakterisiert von einem hohen Herzminutenvolumen, höchstwahrscheinlich als Folge einer vermehrten Natriumretention. Ähnlich findet sich auch beim frühen, nichturämischen Nierenversagen ein erhöhtes Herzminutenvolumen. Im Laufe der Zeit kann der totale periphere Gefäßwiderstand ansteigen und das Herzminutenvolumen auf normale Werte abfallen. Chronische Dialysepatienten hingegen weisen i. allg. ein dauernd erhöhtes Herzminutenvolumen auf bei gleichzeitig erhöhtem totalen peripheren Gefäßwiderstand. Sowohl die begleitende Anämie als auch die Natriumretention können zu diesem Anstieg des Herzminutenvolumens beitragen. Die Ultrafiltration dagegen führt in der Regel zu einer Abnahme des Herzminutenvolumens und des Blutdrucks.

Es zeigt sich also, daß die Natriumretention bei der Pathophysiologie des Hochdrucks und begleitender Nierenerkrankungen von erstrangiger Bedeutung ist. Eine Verminderung des extrazellulären Flüssigkeitsvolumens bildet daher den zentralen Ansatzpunkt einer antihypertensiven Therapie. So werden zwischen 65–75% aller hypertensiven Dialysepatienten normotensiv allein durch die Dialyse. Die übrigen 25–35% sowie die Mehrzahl der Patienten mit eingeschränkter Nierenfunktion, die noch nicht dialysiert werden, benötigen eine vorsichtige pharmakologische Therapie des Hochdrucks. Medikamente, die sich für diese Patienten besonders eignen, sind Diuretika, β-adrenerge Rezeptorenblocker, adrenerge Neuronenblocker, zentral wirkende Substanzen und Vasodilatoren.

Diuretika

Diuretika senken den Blutdruck akut über Diurese und Natriurese mit einer gleichzeitigen Abnahme des extrazellulären Flüssigkeitsvolumens und des Herzminutenvolumens. Eine anschließende Verminderung des totalen peripheren Gefäßwiderstands kommt über bislang noch nicht geklärte Mechanismen zustande. Mit Ausnahme von Etacrynsäure und Furosemid, die die venöse Kapazität akut steigern, führen Diuretika zu keinen signifikanten, von der Natriurese unabhängigen hämodynamischen Veränderungen. Es konnte zudem gezeigt werden, daß keines der bekannten Diuretika in der Lage ist, den Blutdruck bei Clearancewerten unter 5 ml/min zu senken. Daraus folgt, daß Natriurese und Diurese eine Vorbedingung für die antihypertensive Wirkung von Diuretika sind.

Die häufigste unerwünschte Nebenwirkung einer diuretischen Therapie ist die exzessive extrazelluläre Volumendepletion. Dies kann zu reversiblen Anstiegen von Harnstoff und Kreatinin führen. Elektrolytveränderungen kommen ebenfalls vor, insbesondere die wichtige Hypokaliämie. Diese Nebenwirkung kann nicht nur ihre bekannten Symptome hervorrufen, sondern auch eine verminderte Glukosetoleranz und eine weitere Abnahme der Nierenfunktion bewirken. Ebenso können Diuretika eine Hyperurikämie herbeiführen. So wird von den Thiaziden berichtet, daß sie in bis zu 30% der Patienten mit Hochdruck eine Hyperurikämie verursachen. Eine Hyperkalziämie kann ebenfalls vorkommen, insbesondere bei Patienten mit Hyperparathyreoidismus oder bei solchen, die Vitamin B einnehmen. Jedoch waren bei Autopsien in den Nieren von Patienten, die bis zu 15 Jahre lang Diuretika eingenommen hatten, trotz der großen Anzahl von Nebenwirkungen keine pathologisch-anatomischen Veränderungen nachweisbar.

Benzothiadiazine und ihre Derivate

Zu dieser Substanzklasse gehören Chlorothiazid, Hydrochlorothiazid, Chlortalidon, Zyklothiazid und Quinmetolazon. Da sie zum größten Teil über renale Mechanismen ausgeschieden werden, können sie bei Niereninsuffizienz im Organismus akkumulieren. Die meisten dieser Medikamente sind wirkungslos bei Kreatininclearancewerten von unter 20 ml/min. Oberhalb dieser Grenze können sie wie bei Patienten ohne Niereninsuffizienz verwendet werden. Metolazon ist höchstwahrscheinlich das einzige Diuretikum dieser Klasse, das auch noch bei fortgeschritteneren Stadien einer Niereninsuffizienz nützlich ist: bei 78% von 17 untersuchten Patienten mit Clearancewerten zwischen 4–50 ml/min führte es zu einer effektiven Blutdrucksenkung. Metolazon kann bis zur Dosierung von 30 ml/Tag verabreicht werden. Die Nebenwirkungen gleichen denen anderer Benzothiadiazine, wobei allerdings die Gefahr einer Abnahme des extrazellulären Flüssigkeitsvolumens mit entsprechenden Depletionserscheinungen größer zu sein scheint.

Kaliumsparende Diuretika

Ähnlich den Benzothiadiazinen sind die kaliumsparenden Diuretika nur selten bei verminderten Kreatininclearancewerten von Nutzen. Spironolacton, Triamteren und Amilorid führen nicht nur zu keiner Diurese bei Clearancewerten von unter

25 ml/min, sie können auch bei diesen Patienten eine gefährliche Hyperkaliämie verursachen.

Schleifendiuretika

Furosemid und die seltener verwendete Etacrynsäure haben ihren Wirkungsort im dicken aufsteigenden Ast der Henle-Schleife. Bei Nierengesunden werden beide Substanzen rasch aus dem Intestinaltrakt absorbiert und im wesentlichen über die Niere eliminiert. Der hepatische Metabolismus ist zu etwa einem Drittel an der Ausscheidung von Etacrynsäure beteiligt, bei Furosemid ist der Anteil noch geringer. Die Plasmahalbwertszeit von Furosemid bei Patienten mit Niereninsuffizienz ist von 0,5 auf 2–4 h verlängert. Wegen der forcierten natriuretischen und diuretischen Wirkung dieser Medikamente muß vorsichtig dosiert werden, um eine zu starke extrazelluläre Flüssigkeitsdepletion zu vermeiden. Zusätzlich wurde über reversible Hörverlustsyndrome nach Gabe hoher Dosen von Furosemid und über ähnliche, aber gelegentlich nichtreversible Hörverlustsyndrome nach Gabe von

Tabelle 1a–g. Relevante pharmakologische, -kinetische und -dynamische Daten von Antihypertensiva für Patienten mit Niereninsuffizienz. **a** Diuretika

Medikament	Plasmahalbwertszeit [h]		Empfohlene Dosis [mg] bei			Dosisintervall [h]	Dialysabel	Haupteliminationsweg
	Normal	Bei Niereninsuffizienz	GFR > 25	5–25	Dialyse			
Benzothiadiazine								
Chlorothiazid	4 – 5	30	[a]	[a]	[a]	[a]		Renal
Hydrochlorothiazid	1 – 2	4–6	[a]	[a]	[a]	[a]		Renal
Chlortalidon	36 –54		[a]	[a]	[a]	[a]		Renal (+extrarenal)
Schleifendiuretika								
Furosemid	0,5– 1,1	2–4	120–600	120–600	[a]	6–8		Renal (+hepatisch)
Etacrynsäure	2 – 4		50–400					Renal (+hepatisch)
Kaliumsparende Diuretika								
Spironolacton			[a]	[a]	[a]	[a]		Renal
Triamteren	2 –12	10	[a]	[a]	[a]	[a]		Renal
Amilorid	6	bis 100	[a]	[a]	[a]	[a]		Renal (+extrarenal)

[a] Diese Diuretika sollten bei Niereninsuffizienz wegen Ausbleiben der gewünschten Wirkung und Gefahr der Kumulation nicht verabreicht werden

Etacrynsäure berichtet. Daher ist Furosemid zu bevorzugen. Die effektive Dosis dieser Substanz variiert stark. Es werden zwar tägliche Dosierungen von bis zu 2 g gegeben, i. allg. reichen jedoch 120–600 mg/Tag, verteilt über 3–4 Dosierungen, aus. Bei Clearancewerten von unter 5 ml/min kann ihre Wirkung ausbleiben. Etacrynsäure sollte nur verwendet werden, wenn Furosemid nicht erfolgreich ist und auch dann nur mit großer Vorsicht in Dosierungen von maximal 400 mg/Tag (Tabelle 1 a).

β-adrenerge Rezeptorenblocker

Propranolol

Dieses Medikament, das bei unkomplizierten Formen des essentiellen Hochdrucks eine weite Verbreitung gefunden hat, kann auch bei Patienten mit Niereninsuffizienz verwendet werden. Obwohl Propranolol als ein β-adrenerger Rezeptorenblokker bekannt ist, besteht noch Unklarheit über seinen genauen antihypertensiven Mechanismus. Seine blutdrucksenkenden Eigenschaften zeigen sich in der Wirkung auf das Herz (abnehmendes Herzminutenvolumen), die Nieren (Unterdrükkung der Reninfreisetzung) und das zentrale Nervensystem. Bei Patienten mit Niereninsuffizienz wird Propranolol über den Intestinaltrakt absorbiert und fast vollständig über die Leber eliminiert. Die Plasmahalbwertszeit ist bei Patienten mit Niereninsuffizienz wenig verändert; sie liegt zwischen 1,1–6,2 h. Bei Patienten mit völligem Nierenversagen findet sich eine geringfügige Abnahme der hepatischen Exkretion. Über die Dialyse werden nur sehr geringe Mengen an Propranolol ausgeschieden.

Die Toxizität dieses Medikaments ist minimal und bei entsprechender Patientenselektion kann es bei Niereninsuffizienz angewendet werden. Wegen der bekannten β-adrenerg blockierenden Wirkung sollte Propranolol bei Herzinsuffizienz, obstruktiver Atemwegserkrankung und AV-Block nicht verabreicht, bzw. als relative Kontraindikation angesehen werden.

Propranolol behält seine Effektivität in allen Stadien einer Niereninsuffizienz. Bei chronischen Dialysepatienten können Dosierungen bis zu 480 mg/Tag gegeben werden. Ein gelegentlich notwendiges Überschreiten dieser Dosis bleibt in der Regel ohne unangenehme Nebenwirkungen. Bei noch nicht dialysepflichtigen Patienten sind Dosierungen bis zu 640 mg/Tag möglich, doch nicht wesentlich effektiver als die geringeren Dosen; zudem wächst damit die Gefahr von Nebenwirkungen. Die Gabe der Substanz 2mal tgl. kann genauso wirksam sein wie eine Verabfolgung 3- bis 4mal täglich.

Da mittlerweile zahlreiche β-adrenerge Rezeptorenblocker verfügbar sind, ist bei Patienten mit eingeschränkter Nierenfunktion eine gewisse Differentialtherapie möglich. Welche β-Blocker bei verschiedenen Schweregraden der Niereninsuffizienz zu verabfolgen sind, geht aus Tabelle 1 b hervor.

Adrenerge Neuronenblocker

Eine Anzahl von blutdrucksenkenden Medikamenten wirkt auf die Funktion adrenerger Neuronen. Die wichtigsten unter ihnen sind Rauwolfiaalkaloide und Gua-

Tabelle 1. b β-adrenerge Rezeptorenblocker

Medikament	Plasmahalbwertszeit [h]		Empfohlene Dosis [mg] bei			Dosisintervall [h]	Dialysabel	Haupteliminationsweg
	Normal	Bei Niereninsuffizienz	GFR > 25	5–25	Dialyse			
Acebutolol	6–11	5 –40 (2 – 4)[a]	[b]	[b]				Hepatisch
Atenolol	5– 7	30 –50 (3 – 5)[a]	100	15–100			Ja	Renal
Bupranolol								Hepatisch
Metipranolol								Hepatisch
Metoprolol	3– 4	4						Hepatisch
Nadolol	14–21	45 (3 – 5)[a]	120	60–120			Ja	Hepatisch
Oxprenolol	1– 2							Hepatisch
Penbutolol	4– 5		[b]	[b]				
Pindolol	3– 4	5						Renal + hepatisch
Propranolol	3– 6	1,1– 6,2	80–640[b]	80–640	80–480	6–12	(Ja)	Hepatisch
Sotalol	5– 8	30 –50	80–160	25–160			Ja	Renal
Timolol	2– 5	3 – 8						Hepatisch
α- und β-adrenerger Blocker								
Labetalol	2– 6	2 – 6						Hepatisch

[a] Veränderte Plasmahalbwertszeit unter Dialyse
[b] Vorsicht ist geboten, da Metabolite akkumulieren

nethidin. Obwohl beide Medikamente bei chronischer Niereninsuffizienz sehr wirksam sind, ist ihre Anwendung durch die verschiedenen Nebenwirkungen limitiert.

Reserpin

Reserpin verursacht eine Depletion von Katecholaminen in den postganglionären Nervenendigungen über eine verminderte Einlagerung von Norepinephrin in die Depotgranula. Dies erlaubt eine verstärkte Abbaurate von Katecholaminen durch Monoaminoxydase. Außerdem kommt es zu einer Depletion von Katecholaminen und Serotonin im Gehirn. Die hauptsächliche antihypertensive Wirkung von Reserpin glaubt man jedoch der peripheren Norepinephrindepletion zuschreiben zu können. Hinweise aus tierexperimentellen Untersuchungen lassen vermuten, daß die primäre hämodynamische Wirkung auf das periphere Widerstandsgefäßsystem gerichtet ist. Reserpin hat eine lange Halbwertszeit, die je nach Patient sehr unterschiedlich sein kann. Die mittleren Halbwertsangaben schwanken bis zu 7 Tagen. Der Metabolismus läuft in der Hauptsache über nichtrenale Mechanismen ab und wird insofern wenig durch eine Niereninsuffizienz beeinflußt. Die tägliche Maximaldosis liegt bei 0,5 mg.

Nebenwirkungen sind Depression, Ulkusbildung, verstopfte Nase, orthostatische Hypotonie und Ejakulationsstörungen. Da bereits viele Patienten mit Niereninsuffizienz eine Reihe dieser Symptome aufweisen, werden sie durch den Gebrauch von Reserpin nur noch verstärkt. Aus diesem Grund wird Reserpin bei Patienten mit terminaler Niereninsuffizienz nur wenig verabreicht, insbesondere da inzwischen auch andere effektive Antihypertensiva verfügbar sind.

Guanethidin

Guanethidin kann die postganglionären sympathischen Neuronen unterdrücken durch Auslagerung von Norepinephrin aus den Depotgranula. Anders als Reserpin hat Guanethidin keine zentral-nervösen Wirkungen. Die hauptsächliche hämodynamische Effektivität liegt in der Verminderung des Herzminutenvolumens. Guanethidin wird nur teilweise, bei einer starken individuellen Variationsbreite absorbiert. Die Elimination erfolgt in der Hauptsache über renale Mechanismen, aber bei Patienten mit Niereninsuffizienz gewinnt der hepatische Metabolismus an Bedeutung. Die Exkretion verläuft triphasisch; Halbwertszeiten für die wichtigere 2. und 3. Phase bewegen sich zwischen 20 bzw. 120 h, was die Substanz schwer steuerbar macht. Eine Abnahme der Kreatininclearancerate scheint die Eliminationsfähigkeit nur minimal zu beeinflussen und dann nur bei Clearanceraten von unter 10 ml/min.

Guanethidin bleibt bei Niereninsuffizienz wirksam und kann infolgedessen in ähnlicher Dosierung wie bei normaler Nierenfunktion Verwendung finden. Da jedoch wie beim Reserpin die Nebenwirkungen erheblich sind, ist seine Anwendungsmöglichkeit limitiert. Orthostatische Symptome, Müdigkeit, retrograde Ejakulation und Diarrhö sind besonders störend bei Patienten mit eingeschränkter Nierenfunktion. Die Substanz kann in Dosierungen bis zu 300 mg/Tag verwendet

Tabelle 1. c Adrenerge Neuronenblocker

Medikament	Plasmahalbwertszeit [h]		Empfohlene Dosis [mg] bei			Dosisintervall [h]	Dialysabel	Haupteliminationsweg
	Normal	Bei Niereninsuffizienz	GFR > 25	5–25	Dialyse			
Reserpin	48	48	0,1– 0,5	0,1– 0,5	0,1– 0,5	24	Nein	Hepatisch (+ renal)
Guanethidin	48– 96		5 –100	5 –100	5 –100	24		Renal (+ hepatisch)

werden, doch werden in der Regel nur zwischen 5–30 mg/Tag verabreicht (Tabelle 1 c).

Zentral wirkende Substanzen

Zu den Medikamenten dieser Kategorie gehören Clonidin und Methyldopa. Ihr primärer Wirkort scheint innerhalb des zentralen Nervensystems zu liegen, auch wenn sie dort an verschiedenen Stellen ansetzen. Diese klinisch nützlichen Medikamente führen zu einer Stimulation α-adrenerger Rezeptorenmechanismen im Hirnstamm, die eine Abnahme der neuralen Impulsraten im sympathischen Nervensystem bewirkt. Beide Substanzen können zur Behandlung des Hochdrucks bei Patienten mit eingeschränkter Nierenfunktion eingesetzt werden.

Clonidin

Clonidin ist ein Imidazolinderivat, das nach leichter Passage der Bluthirnschranke noradrenerge Kerne im Hirnstamm stimuliert. Dies führt zu einer Verminderung der peripheren sympathischen Aktivität und zu einer Abnahme sowohl des Herzminutenvolumens als auch des peripheren Widerstands bei im wesentlichen unveränderter Nierendurchblutung. Der Metabolismus dieses Medikaments ist nur teilweise erforscht. Die Substanz wird bei Patienten mit normaler Nierenfunktion leicht absorbiert. Ungefähr 65% der Dosis wird im Urin ausgeschieden, die Hälfte davon in unveränderter Form. Berichten zufolge sind die Plasmahalbwertszeiten von Clonidin bei Patienten mit Nierenfunktionseinschränkung verlängert, doch scheint dies in der üblichen Dosierung von keiner Bedeutung zu sein. Bislang ist noch nicht eindeutig geklärt, ob Clonidin dialysabel ist.

Hauptnebenwirkungen sind Mundtrockenheit, Sedierung, Verstopfung und ein sog. Rebound-Phänomen, d.h. das Auftreten von Hochdruck über 2–10 h nach plötzlichem Absetzen der Substanz. Diese Nebenwirkungen können so störend werden, daß sie die Verwendbarkeit von Clonidin bei terminaler Niereninsuffizienz einschränken. Ähnliche Indikationen und Kontraindikationen gelten für Guanfacin, ein dem Clonidin ähnliches, kürzlich verfügbar gewordenes Antihypertensivum.

Methyldopa

Methyldopa wirkt ebenfalls am Hirnstamm und führt als zentral wirkende Substanz zu einer Unterdrückung efferenter Bahnen über das sympathische Nervensystem. Dies führt zu einer Abnahme des peripheren Gefäßwiderstands bei weitgehend unverändertem Herzminutenvolumen. Der renale Gefäßwiderstand wird herabgesetzt bei nur geringer Beeinflussung der Nierendurchblutungsgrößen und der Filtrationsrate. Nach Gabe einer oralen Dosis wird Methyldopa hauptsächlich über die Nieren eliminiert. Infolgedessen verhält sich seine Halbwertszeit, die normalerweise 3–4 h beträgt, invers proportional zur Kreatininclearance. Trotzdem werden i. allg. die üblichen Dosen von Methyldopa von Patienten mit Niereninsuffizienz

Tabelle 1. d Zentral wirkende Substanzen

Medikament	Plasmahalbwertszeit [h]		Empfohlene Dosis [mg] bei			Dosisintervall [h]	Dialysabel	Haupteliminationsweg
	Normal	Bei Niereninsuffizienz	GFR > 25	5–25	Dialyse			
Clonidin	6–23	39–42	0,15–0,9	0,15–0,9	0,15–0,9	8–12	(Ja)	Renal (+hepatisch)
Methyldopa	1– 2 5– 8	3– 6 7–16	500–3000	500–3000	500–3000	8–12	Ja	Renal (+hepatisch)

selbst unter Dialyse gut toleriert. Da die Substanz dialysabel ist, kann der Blutdruck nach einer Dialyse ansteigen.

Zu den Nebenwirkungen gehören Müdigkeit, verstopfte Nase, Mundtrockenheit, orthostatische Syndrome, hämolytische Anämie, Fieber, Hepatitis und Impotenz. Methyldopa kann in Dosierungen von 250–3000 mg tgl. verabfolgt werden. Bei chronischen Dialysepatienten kann es unter der Dialyse zu deutlichen hypotensiven Reaktionen kommen, wenn die Substanz am Tag der Dialyse verabfolgt wurde (Tabelle 1 d).

Vasodilatoren

Die antihypertensive Wirkung der Vasodilatoren setzt im wesentlichen nicht am Zentralnervensystem, sondern direkt an der glatten Muskelzelle an. Da sie die Nierendurchblutung nicht beeinflussen, sind sie für die Behandlung von Hochdruckpatienten mit Niereninsuffizienz besonders geeignet. Zusätzlich treten orthostatische Hypotonie und sexuelle Dysfunktionssyndrome nur selten auf. Da Vasodilatoren in großem Umfang über die Leber eliminiert werden, ist bei Niereninsuffizienz nur eine geringe Dosisregulierung notwendig. Zu den wichtigen peripheren Vasodilatoren gehören Hydralazin, Prazosin und neuerdings auch die Converting-Enzym--Inhibitoren und Kalziumantagonisten.

Dihydralazin/Hydralazin

Die Hydralazinderivate konzentrieren sich im arteriellen Gefäßbett. Sie wirken hauptsächlich auf die präkapillären glatten Muskelzellen, was zu einer Abnahme des peripheren Gefäßwiderstands führt. Da das sympathische Nervensystem im wesentlichen intakt bleibt, kann eine reflektorische sympathische Aktivierung mit einer kompensatorischen Tachykardie und vermehrtem Herzminutenvolumen erfolgen. Während eine akute Gabe zu einer Zunahme der Nierendurchblutung bis zu 40% führt, bleibt unter chronischer Gabe die Nierendurchblutung unverändert.

Bei gesunden Probanden wird Hydralazin oral gut absorbiert. Es hat eine Plasmahalbwertszeit von 2–7,8 h. Obwohl die Elimination hauptsächlich über den hepatischen Metabolismus erfolgt, kann die Plasmahalbwertszeit von 7 auf 15,8 h verlängert sein bei Patienten mit Kreatininclearanceraten zwischen 6–40 ml/min. Trotz der längeren Halbwertszeit und gelegentlicher Berichte über erhöhte Plasmakonzentrationen von Hydralazin bei Patienten mit Niereninsuffizienz, gibt es keine überzeugenden Beweise für eine vermehrte Toxizität dieser Substanz bei Patienten mit terminaler Niereninsuffizienz. Hydralazinderivate werden nicht durch Dialyse eliminiert.

Die Toxizität von Hydralazin sollte im Zusammenhang mit der reflektorischen sympathischen Aktivität als Reaktion auf die akute Vasodilation gesehen werden. Durch Vorbehandlung des Patienten mit Sympathikolytika und initial niedrigen Dosierungen kann diese vermieden werden. Das sog. Lupus-erythematodes-Syndrom ist meistens reversibel. Zudem tritt es nur bei sehr hohen Dosierungen auf, nicht aber bei den üblichen Gaben von unter 50 ml/Tag. Auch eine durch Pyridoxinmangel induzierte Neuropathie ist gelegentlich beobachtet worden.

Hydralazin ist ein geeignetes Mittel bei Patienten mit Niereninsuffizienz. Es sollte in Kombination mit einem Sympathikolytikum und bei noch nicht dialysierten Patienten zusätzlich mit einem Diuretikum verabfolgt werden. Die geringen Anfangsdosierungen von 25–50 mg/Tag (in 2–3 Einzeldosen) sollten nicht wesentlich gesteigert werden.

Prazosin

Dieses relativ neue Medikament wirkt ebenfalls auf die glatte Muskelzelle, führt zur Vasodilation und einer Abnahme des peripheren Gefäßwiderstands. Die Vasodilation erfolgt über eine Blockierung postsynaptischer α-Rezeptoren. Anders als beim Hydralazin ist die Abnahme des peripheren Gefäßwiderstands nicht von einer Zunahme des Herzminutenvolumens begleitet. Die durch Prazosin induzierte Blutdrucksenkung geht oft mit einer leichten Zunahme der glomerulären Filtrationsrate einher.

Prazosin wird hauptsächlich über die Leber metabolisiert und hat in der Regel eine Halbwertszeit von 2–3 h. Noch ist nicht eindeutig geklärt, in welcher Weise eine Niereninsuffizienz einen Einfluß auf die Plasmahalbwertszeiten ausübt, doch wird allgemein empfohlen, bei Niereninsuffizienz geringere Dosierungen zu verabfolgen. Auch über die Dialysierbarkeit von Prazosin ist bislang keine Einigkeit erzielt.

Eine mögliche Nebenwirkung dieser Substanz ist die deutliche hypotensive Reaktion, die bei etwa 1% der behandelten Patienten meist 30–90 min nach Einnahme der ersten Dosis beobachtet wird. Andere Nebenwirkungen sind Schwindel, Kopfschmerzen und Sedierung. Prazosin in Kombination mit Diuretika und Sympathikolytika eignet sich gut zur Behandlung von Hochdruckpatienten mit Niereninsuffizienz. Die Anfangsdosis sollte bei 0,5–1 mg liegen, wobei es sich empfiehlt, den Patienten etwa 1 h zu beobachten, um rechtzeitig eine hypotensive Reaktion zu kupieren. Danach wird es 2- bis 3mal tgl. in durchschnittlichen Dosierungen bis 7,5 mg/Tag, maximal bis zu 12 mg/Tag, verabreicht (Tabelle 1 e).

Tabelle 1. e Vasodilatoren

Medikament	Plasmahalbwertszeit [h]		Empfohlene Dosis [mg] bei			Dosisintervall [h]	Dialysabel	Haupteliminationsweg
	Normal	Bei Niereninsuffizienz	GFR > 25	5–25	Dialyse			
Dihydralazin	2 –7,8	7 –15,8	25 –75	25–75	25–75	6–12	Nein	Hepatisch (+renal, gastrointestinal)
Prazosin	2 –3	2 – 3	3 – 9	3– 9	3– 9	6– 8	Nein	Hepatisch (+renal)
Minoxidil[a]	2,8–4,2	2,8– 4,2	7,5–60				Ja	Hepatisch

[a] Immer nur zusammen mit einem β-Blocker und einem potenten Diuretikum geben

Converting-Enzym-Inhibitoren

Seit kurzem sind Antihypertensiva verfügbar, die das Renin-Angiotensin-System inhibitorisch beeinflussen (sog. Angiotensin-Converting-Enzym-Inhibitoren) und bei bestimmten Patienten, insbesondere bei solchen mit therapieresistenter Hypertonie, Anwendung finden. Zum gegenwärtigen Zeitpunkt ist als einziges derartiges Medikament Captopril im Handel. Das oral wirksame Captopril ist in der Lage, bei zahlreichen Patienten mit essentieller und renaler (renovaskulärer) Hypertonie den Blutdruck zu senken.

Das Medikament wird bei nüchterner Applikation rasch resorbiert, wobei die Resorptionsrate bei vorheriger Nahrungsaufnahme um 40% abnimmt. Maximale Plasmaspiegel finden sich 30–60 min nach Einnahme. Etwa 40% der Substanz werden unverändert und etwa 30% in den ersten 24 h renal eliminiert. Die Blutdrucksenkung kann innerhalb von 20–30 min nach Einnahme von Captopril, insbesondere bei vorausgegangener Natriurese und Diurese einsetzen, wobei Maximalwerte nach 1–2 h erreicht sind. Die antihypertensive Wirkung kann bis zu 6 h andauern und ist teilweise dosisabhängig (25 mg bis höchstens 200 mg). Bei Niereninsuffi-

Tabelle 1. f Converting-Enzym-Inhibitoren

Medikament	Plasmahalbwertszeit [h]		Empfohlene Dosis [mg] bei			Dosisintervall [h]	Dialysabel	Haupteliminationsweg
	Normal	Bei Niereninsuffizienz	GFR > 25	5–25	Dialyse			
Captopril	2–5	Dosisabhängig verlängert	90–200	35–90		24	Ja	Renal (+extrarenal)

zienz muß die Dosis entsprechend den Kreatininclearancewerten reduziert werden, wie der Tabelle 1f zu entnehmen ist.

Vorsicht ist geboten bei Patienten mit nicht näher abgeklärter Niereninsuffizienz, da Captopril eine Reihe von Nebenwirkungen aufweist, zu denen neben reversiblem Geschmacksverlust, Hautexanthem, Pruritus, abdominellen Schmerzen und Leukozytenabfall, auch Serumkreatininanstieg, nephrotisches Syndrom und Immunkomplex-Glomerulopathie gehören können. Infolgedessen sollte das Medikament bei Patienten mit Niereninsuffizienz nur in niedrigen Dosierungen und nach vorheriger Erprobung anderer Antihypertensiva Anwendung finden. Neuere, noch in der klinischen Erprobung befindliche Converting-Enzym-Inhibitoren (z. B. MK-421) weisen ähnliche Nebenwirkungen auf (s. auch Kap. „Converting-Enzym-Hemmer").

Kalziumantagonisten

Die Kalziumantagonisten, die über eine Behinderung des transmembranalen Kalziumioneneinstroms den Sauerstoffverbrauch des Myokards senken und gleichzeitig den Kontraktionszustand der glatten Muskulatur in den Wänden der Koronararterien sowie der peripheren Arterien und Venen verringern, haben in den letzten Jahren zunehmend Verwendung in der antihypertensiven Therapie gefunden. Die Bedeutung dieser Substanzgruppe liegt offenbar in der Behandlung des Hochdrucks mit gleichzeitiger koronarer Herzerkrankung. Das seit etwa 2 Jahrzehnten im Handel erhältliche Verapamil ist bei oraler Verwendung nur schwach antihypertensiv wirksam, potenter sind die neueren Entwicklungen Nifedipin und Diltiazem.

Bei Patienten mit Niereninsuffizienz sollten Medikamente dieser Substanzgruppe bei länger intendierter Therapie in verminderter Dosierung verabfolgt werden, da bei etwa 90%iger Proteinbindung und unterschiedlichen Eliminationshalbwertszeiten bis maximal 24 h die Ausscheidung aller 3 genannten Kalziumantagonisten zu 70–80% über renale Mechanismen erfolgt. Die entsprechenden pharmakologischen und pharmokokinetischen Daten sind der Tabelle 1 g zu entnehmen. Zu den häufigsten unerwünschten Nebenwirkungen gehören: negative Inotropie, AV-Blockierung, Bradykardie, gelegentliche Angina-pectoris-Anfälle (besonders nach Nifedipin) und die selten verzeichneten subjektiven Beschwerden, die auch nach

Tabelle 1. g Kalziumantagonisten

Medikament	Plasmahalbwertszeit [h]		Empfohlene Dosis [mg] bei			Dosisintervall [h]	Dialysabel	Haupteliminationsweg
	Normal	Bei Niereninsuffizienz	GFR > 25	5–25	Dialyse			
Verapamil	3–7		120–240				(Ja)	Renal (+ extrarenal)
Nifedipin			10– 20					Renal
Diltiazem			20– 60					Renal

Gabe anderer Antihypertensiva vorkommen (Schwindel, Kopfschmerzen, Müdigkeit, Nervosität, Herzklopfen, Schlaflosigkeit).

Antihypertensiva für den Notfall

Gelegentlich kann es vorkommen, daß Antihypertensiva bei Patienten mit schweren Hochdruckepisoden und gleichzeitiger Niereninsuffizienz parenteral verabfolgt werden müssen, da Gehirn, Herz, große Blutgefäßregionen und die Nieren durch den akuten Anstieg des Blutdrucks besonders gefährdet sind. Nitroprussid, Diazoxid, Clonidin und neuerdings auch Kalziumantagonisten sind für die Notfalltherapie besonders geeignet. Keine dieser Substanzen sollte jedoch in ihrer parenteralen Form über längere Zeit verabfolgt werden. Meistens reicht eine Behandlung über maximal 2–3 Tage aus (s. auch Kap. „Antihypertensiva bei hypertensiver Krise“).

Nitroprussid

Nitroprussid ist ein rasch wirkender Vasodilator, der zu einer Relaxation der glatten Gefäßmuskulatur unabhängig vom Zustand des sympathischen Nervensystems führt. Da es sowohl die Vor- wie auch die Nachlast beeinflußt, kommt es nur zu einer geringen Vermehrung des Herzminutenvolumens.

Da Nitroprussid zum größten Teil nicht über die Niere verstoffwechselt wird, hat eine Niereninsuffizienz keinen Einfluß auf die Plasmahalbwertszeit von etwa 10 min. Die Leber metabolisiert Zyanid, eines der Abbauprodukte von Nitroprussid, zu Thiozynat, dessen Plasmakonzentrationen am besten mit der Toxizität dieser Substanz korrelieren. Da Thiozyanat fast ausschließlich renal eliminiert wird mit einer Halbwertszeit von etwa 7 Tagen bei Gesunden, muß Nitroprussid bei Patienten mit Niereninsuffizienz mit Vorsicht verabfolgt werden. Da sowohl Nitroprussid wie auch Thiozyanat dialysabel sind, sollte die Gabe von Nitroprussid auf 48–72 h beschränkt und die Thiozyanatkonzentrationen bei längerdauernder Behandlung wiederholt kontrolliert werden. Im allgemeinen kommt es zu toxischen Symptomen erst ab Plasmathiozyanatkonzentrationen von 5 ng/100 ml und zu Todesfällen ab Konzentrationen von 20 ng/100 ml. Zu den toxischen Symptomen gehören Müdigkeit, Übelkeit, Anorexie, Muskelkrämpfe und Psychosen.

Nitroprussid sollte immer dann verwendet werden, wenn eine rasche, kontrollierte Blutdruckabnahme erforderlich ist. Die Wirkung setzt bereits nach 2 min ein und klingt nach weiteren 2 min wieder ab. Daher muß Nitroprussid als intravenöse Dauerinfusion in Dosierungen von 0,5–8 µg/kg KG/min bei sorgfältig überwachten Flußraten zugeführt werden. Um die Dauer der Nitroprussidgabe auf ein Minimum zu beschränken, sollten gleichzeitig orale Antihypertensiva gegeben werden.

Diazoxid

Diazoxid ist ein Vasodilator, der zu einer Abnahme des peripheren Gefäßwiderstands und, im Unterschied zu Nitroprussidnatrium, zu einer deutlichen Zunahme des Herzminutenvolumens führt. Da der größere Teil von Diazoxid über renale Mechanismen ausgeschieden wird, kann es bei Patienten mit Niereninsuffizienz zu einer Verlängerung der Plasmahalbwertszeit von normal 17–21 h auf über 30 h kommen. Diazoxid ist dialysabel.

Zu den Nebenwirkungen gehören insbesondere Hypotonie, Natriumretention und Hyperglykämie. Wegen seiner verlängerten Wirkung sollte Diazoxid nicht bei gleichzeitig bestehender Koronarinsuffizienz bzw. zerebrovaskulären Komplikationen gegeben werden.

Diazoxid ist ein wirksames Mittel bei bestimmten Patienten mit Niereninsuffizienz. Es muß intravenös verabfolgt werden, wobei entweder die gesamte Dosis von 300 mg (oder 5 mg/kg KG) innerhalb von 30 s gegeben oder nach neueren Vorstellungen probeweise zunächst nur die Hälfte injiziert werden. Der maximale Effekt ist nach 5 min erreicht, wobei die Wirkung zwischen 4–24 h andauern kann. Falls der Blutdruck nicht reagiert, kann die Dosis nach 30 min wiederholt werden.

Clonidin

Clonidin hat sich seit Jahren einen festen Platz in der Notfalltherapie des Hochdrucks erobert und wird in Abhängigkeit von der Höhe des Drucks i. v. injiziert und infundiert. Wegen der Kürze der Verabfolgungsdauer und der in der Regel erfolgreichen Blutdrucksenkung mit anschließender Umstellung auf orale Therapie ist der Grad einer gleichzeitigen Niereninsuffizienz ohne Bedeutung, d. h. eine Dosisanpassung ist nicht erforderlich. Entscheidend ist alleine das Blutdruckverhalten.

Kalziumantagonisten

Verapamil ist bereits vor vielen Jahren in der Notfalltherapie des Hochdrucks verwendet worden, hat sich jedoch wegen gravierender Nebenwirkungen bei rascher i. v.-Gabe (z. B. AV-Block, Asystolie) nie durchsetzen können und entsprechende Vorsicht ist auch heute, selbst bei Verfügbarkeit moderner, intensivmedizinischer Betreuungsmöglichkeiten, dringend geboten. Nifedipin und Diltiazem können ebenfalls Verwendung finden, doch liegen noch nicht genügend Ergebnisse vor, um sie den anderen, etablierten Substanzen vorzuziehen.

Praktische Gesichtspunkte zur Verwendung von Antihypertensiva bei Patienten mit Niereninsuffizienz

Die Patienten mit eingeschränkter Nierenfunktion können hinsichtlich ihrer antihypertensiven Therapie in 3 Gruppen unterteilt werden: Patienten mit Kreatininclearanceraten > 25 ml/min, solche mit Werten zwischen 5 und 25 ml/min und chronische Dialysepatienten. Innerhalb jeder Kategorie sollte die Therapie den individuellen Erfordernissen bezüglich der verschiedenen Substanzcharakteristika als auch der Situation eines jeden Patienten angepaßt werden. Neben der medikamentösen Therapie sind auch hier nichtpharmakologische Interventionen wichtig, insbesondere die Gewichtsreduktion und die Natriumbilanz. In jedem Fall sollte eine stufenweise fortschreitende Behandlung versucht und auch die medikamentöse Therapie allmählich auf die maximal tolerierbare Dosis gesteigert werden, wobei entweder verschiedene Medikamente untereinander ausgewechselt oder die Dosis erhöht wird. Stufen für die verschiedenen Stadien der Niereninsuffizienz sind unterschiedlich und der Tabelle 2 zu entnehmen.

Patienten mit Kreatininclearancewerten > 25 ml/min

Die antihypertensive Therapie bei dieser Patientengruppe unterscheidet sich nur wenig von der mit normaler Nierenfunktion. Das Vorgehen ist ebenfalls der Tabelle 2 zu entnehmen.

Patienten mit Clearancewerten zwischen 5 und 25 ml/min

Wiederum sollte die Therapie stufenweise aufgebaut und zusätzlich die diätetische Natriumzufuhr als auch die Gabe von Diuretika kontrolliert werden. Vorsicht ist notwendig, um eine Abnahme des extrazellulären Flüssigkeitsvolumens zu vermeiden, denn viele Patienten in dieser Kategorie können ihre Natriumausscheidung nicht variieren. Da die Benzothiadiazindiuretika bei diesen Clearancewerten relativ ineffektiv sind, sollten Schleifendiuretika wie Furosemid in aufgeteilten Dosierun-

Tabelle 2. Medikamentöse Stufentherapie bei Patienten mit Hypertonie und unterschiedlichen Graden der Niereninsuffizienz

	Frühstadium (Clearance > 25 ml/min)	Spätstadium (Clearance 5–25 ml/min)	Dialyse
Schritt 1	Thiazide	Furosemid oder Metolazon	Propranolol oder Methyldopa
Schritt 2	+ Propranolol Methyldopa Reserpin Clonidin oder Prazosin	+ Propranolol oder Methyldopa (Clonidin und Reserpin weniger nützlich)	+ Dihydralazin oder Prazosin
Schritt 3	+ Dihydralazin	+ Dihydralazin oder Prazosin	+ Clonidin oder Reserpin
Schritt 4	+ Guanethidin	+ Reserpin oder Clonidin	+ Guanethidin
Schritt 5	Medikamente im Stadium der klinischen Erprobung	+ Guanethidin	Medikamente im Stadium der klinischen Erprobung
Schritt 6		Medikamente im Stadium der klinischen Erprobung	Nephrektomie

gen bis etwa 600 mg/Tag verwendet werden. Als nächste Stufe kommt Propranolol oder Methyldopa hinzu. In der Regel werden β-Blocker wegen der geringen Nebenwirkungsrate häufiger verabfolgt. Sofern Propranolol und/oder Methyldopa nicht in der Lage sind, den Blutdruck zu kontrollieren, wäre die Zugabe von Hydralazinderivaten oder Prazosin zu erwägen. Clonidin oder reserpinhaltige Präparate können ebenfalls verwendet werden, sind aber wegen der Nebenwirkungen weniger sinnvoll. Patienten in dieser Kategorie haben oft eine verminderte autonome Reagibilität und leiden häufig vermehrt unter orthostatischer Hypotonie und sexueller Dysfunktion. Guanethidin ist die letzte mögliche Wahl, doch mit der Verfügbarkeit von Converting-Enzym-Inhibitoren haben sich hier neue Möglichkeiten ergeben.

Dialysepatienten

Die Dialyse allein kann etwa bei 65–75% aller Dialysepatienten den Hochdruck beherrschen. Bei den übrigen 25–35% reicht meist eine wohl ausgewogene antihypertensive Therapie. Eine Nephrektomie dagegen ist heutzutage kaum noch notwendig. Der diastolische Blutdruck in dieser Patientengruppe sollte nach dem längsten Dialyseintervall < 100 mmHg (13,3 kPa) liegen. In der stufenweisen Therapie von Dialysepatienten sind Diuretika zu vermeiden. Die Behandlung beginnt mit Propranolol oder anderen β-Blockern bzw. mit Methyldopa (s. Tabelle 2). Vasodilatoren, wie Hydralazinderivate oder Prazosin, werden wiederum als 2. Stufe verwendet. Clonidin, reserpinhaltige Medikamente und Guanethidin können gegeben werden, doch ist ihre Nützlichkeit wegen der Nebenwirkungsrate limitiert. Falls diese Maßnahmen keinen Erfolg bringen und eine Nephrektomie nicht in Betracht kommt, sollte eines der neueren Antihypertensiva, wie z. B. Minoxidil, versucht werden.

10 Kontraindikation und Nebenwirkungen antihypertensiver Medikamente

M. Anlauf und F. Weber

Von wenigen akut gesundheitsgefährdenden und lebensbedrohlichen Situationen wie dem hypertensiven Notfall und der malignen Hypertonie abgesehen, dient die Hochdruckbehandlung der Prävention der im Laufe von mehreren Jahren bei einem mehr oder weniger großen Prozentsatz der Patienten eintretenden kardiovaskulären Hochdruckkomplikationen. Diese Chance ist in jedem Falle abzuwägen gegen die mit einer medikamentösen Hochdruckbehandlung verbundene Beeinträchtigung und die eventuelle gesundheitliche Gefährdung. Letztere kann in arzneimittelbedingten Krankheiten (z. B. Depression, Herzinsuffizienz u. a.) bestehen aber auch in einer durch Antihypertensiva bewirkten Verstärkung anderer, v. a. kardiovaskulärer Risikofaktoren. Hier sind z. B. die in ihrer prognostischen Bedeutung noch nicht eindeutig geklärten Veränderungen der Glukosetoleranz, der Serumlipide und der Harnsäure durch Saluretika zu nennen, aber auch immunologische Veränderungen, wie positive Coombs-Teste unter α-Methyldopa.

Eine weitere Besonderheit der unter einer medikamentösen Hochdruckbehandlung oft unvermeidbaren unerwünschten Wirkungen liegt darin, daß das Befinden der überwiegend beschwerdefreien Patienten erheblich verschlechtert werden kann. Die bei einigen Antihypertensiva auftretende orthostatische Hypotonie oder Störung der Sexualfunktion kann nachweislich die Compliance herabsetzen [10], aber auch Sedation und andere Nebenwirkungen werden oft als sehr störend empfunden. Allerdings nehmen glücklicherweise die Schwere der empfundenen Beeinträchtigungen aber auch einige objektive Nebenwirkungen nicht selten im Verlauf weniger Behandlungsmonate ab. Ist der Patient hierüber und über den Nutzen der antihypertensiven Behandlung ausreichend aufgeklärt, findet er sich in der Regel bereit, diese Phase durchzustehen. Andere mögliche Nebenwirkungen (z. B. nach α-Methyldopa) treten manchmal jedoch erst nach Monaten auf. Sie sind einer der Gründe für die notwendige ärztliche Dauerüberwachung der Hypertoniepatienten.

Einige der zu Beginn einer antihypertensiven Behandlung bei mehreren Antihypertensiva gleichartig zu beobachtenden subjektiven Beschwerden und objektiven Befunde sind nicht als unmittelbare Wirkungen der Arzneimittel, sondern als Folge der durch sie bewirkten Blutdrucksenkung sowie der dem Organismus möglichen Gegenregulationen zu betrachten. Hierzu gehören z. B. Sedation, passagere Verschlechterung der Nierenfunktion oder Salz-Wasser-Retention mit Gewichtszunahme. Sie treten in Abhängigkeit von dem jeweiligen Wirkungsmechanismus des Antihypertensivums in unterschiedlichem Maße auf.

Meist wird für die Dauertherapie eine Kombination niedrig- bis mittel-dosierter, die blutdrucksteigernden Mechanismen unterschiedlich angreifender Substanzen gewählt, um ein möglichst günstiges Wirkungs-Nebenwirkungs-Verhältnis zu

Tabelle 1. Nebenwirkungen (○ und kleine Buchstaben = selten; ● und große Buchstaben, häufiger; Stoffwechselnebenwirkungen s. Text)

		Diuretika: Thiazide	Diuretika: Furosemid Etacrynsäure	Diuretika: Amilorid Triamteren	Diuretika: Spironolacton	β-Blocker	Kalziumantagonisten: Verapamil	Kalziumantagonisten: Nifedipin	Kalziumantagonisten: Diltiazem	α-Blokker: Prazosin	α-Blokker: Phenoxybenzamin	Labetalol	Reserpin	Clonidin	α-Methyldopa	Guanethidin	Dihydralazin	Minoxidil	Captopril	Diazoxid	Nitroprussidnatrium
Herz	Bradykardie (B) Tachykardie (T) Angina pectoris (A) EKG-Veränderungen (E)					B	B		B		T		B	B			T A	T E		T A	
Kreislauf	Orthostatische Dysregulation (O) Rebound-Phänomen (R) Claudicatio/Raynaud (C/R)					C/R			o	O	O	o		O R	O R	O					
Magen-Darm-Trakt	Diarrhöen (D) Obstipation (O) Nausea (N) Ulzera (U)	O N	D N	N	D N	D N	N		n	N	N		D n	O	O N	D	N				N
Nase-Rachen-Mund	Verstopfte Nase (N) Mundtrockenheit (M) Parotisschmerz (P) Hypo- bzw. Ageusie (H)									n m	N	n	N	M p	m		N		H		
Haut	Exanthem (E) Pruritus (P) Alopezie (A) Hypertrichose (H)	e	e		e	e a	e			e					e		e	E H	E P		
Endokrines System	Gynäkomastie (G) Virilisierung (V)				G V								g								
Nervensystem	Extrapyramidale Störungen (E) Polyneuritis (P) Sehstörungen (S)					s							e		e		p				
Psyche	Depression (D) Schlafstörungen (S)					D S							D S		D						
Toxisch/allergisch	Fieber (F) Knochenmarksdepression (K) Positiver Coombs-Test (C)	k	k			k									k C		f k		f k		
Ödeme								○	●	○			○	○	○	○		●		●	
Störungen der Sexualfunktion					○						●	○		●		●					
Kopfschmerz							●	●	●	●					●		●			●	●

	Diuretika				β-Blocker	Kalziumantagonisten			α-Blokker		Labetalol	Reserpin	Clonidin	α-Methyldopa	Guanethidin	Dihydralazin	Minoxidil	Captopril	Diazoxid	Nitroprussidnatrium
	Thiazide	Furosemid Etacrynsäure	Amilorid Triamteren	Spironolacton		Verapamil	Nifedipin	Diltiazem	Prazosin	Phenoxybenzamin										
Herzinsuffizienz					●	●											●			
Bronchokonstriktion						○														
Hepatotoxizität							○	○						○						
Nephrotoxizität																		○		
Pankreatitis	○	○																		
Hämolytische Anämie					○									○						
Lupus erythematodes disseminatus																○				

erzielen. Für unsere Kenntnis v. a. über unspezifische Nebenwirkungen hat dies den Nachteil, daß vielfach Informationen darüber fehlen, welche Nebenwirkungen langfristig bei Monotherapie mit einer einzelnen Substanz auftreten können bzw. welche der unter Kombinationsbehandlung zu beobachtenden Nebenwirkungen Folge einer bestimmten Substanz sind. Die Notwendigkeit, auch für die leichte Hypertonie die Nutzen-Risiko-Relation einer antihypertensiven Behandlung zu erforschen, hat in den letzten Jahren allerdings neue, meist an großen Kollektiven gewonnene Informationen v. a. für einzelne Saluretika und β-Blocker erbracht.

Im folgenden werden zu den einzelnen Arzneimitteln bzw. Arzneimittelgruppen stichwortartig Kontraindikationen, Nebenwirkungen und Entzugssymptome aufgeführt. Sie können und sollen die oft aktuelleren Arztinformationen der Arzneimittelhersteller nicht ersetzen.

Die *Kontraindikationen* sind eng gefaßt, sie schließen z. B. die oft üblichen Warnungen für Schwangere und Kinder nicht ein. Auch Hinweise auf anamnestisch bekannte allergische Reaktionen wurden nicht aufgenommen.

Die *Nebenwirkungen* (s. Tabelle 1) umfassen solche erwünschter wie auch unerwünschter Art, da diese Eigenschaft von Fall zu Fall wechseln kann. So können herzfrequenzverändernde oder sedierende Effekte unerwünscht aber auch erwünscht sein. Häufigkeitsangaben werden nur ausnahmsweise gemacht, weil sie i. allg. in der Literatur extrem schwanken. Als selten bezeichnete Nebenwirkungen treten i. allg. in weniger als 3% der Fälle auf. Sollten im Einzelfalle Nebenwirkungen stärker als erwartet auftreten oder wider Erwarten nach mehrmonatiger Dauertherapie erst beobachtet werden, ist u. a. an eine eigenmächtige Überdosierung des Arzneimittels durch den Patienten zu denken [10]-. Soweit aus prospektiven Untersuchungen Befunde über Nebenwirkungen unter mehr als einjähriger Langzeittherapie vorliegen, werden sie gesondert aufgeführt. Hierbei ist allerdings zu berücksichtigen, daß 1. die meisten Studien an Patienten mit leichter Hypertonie gemacht wurden, 2. Patienten mit schweren Nebenwirkungen zu Beginn der Therapie nicht selten aus der Studie ausschieden. Somit handelt es sich hier fast immer um ein selektioniertes Patientengut.

Entzugssymptome, soweit sie nicht nur in einem langsamen Wiederanstieg des Blutdrucks bestehen, sind einerseits für die Compliance-Überprüfung wichtig, andererseits können sie das rasche Absetzen eines Arzneimittels verbieten.

Sulfonamidsaluretika und ähnliche Substanzen

Kontraindikation. Serumkreatinin höher als 2,5 mg/dl (Ausnahmen: Furosemid, Etacrynsäure, Bumetanid). Anwendungsbeschränkung bei Hypokaliämie, Gicht, Diabetes mellitus.

Nebenwirkungen. Hypokaliämie, Hypomagnesiämie, Hyperurikämie, Verschlechterung der Glukosetoleranz, Hyperlipidämie (Erhöhung der Serumtriglyceride, des Gesamtcholesterols und der Low-density-Lipoproteine), gastrointestinale Störungen, Wadenkrämpfe.

Selten: Leukopenie, Thrombopenie, Hyperkalzämie, Pankreatitis, allergische Hautreaktionen.

Nebenwirkungen bei Langzeittherapie
Bendroflumethiazid (2 Jahre): Bei Männern Impotenz, bei Frauen Muskelschmerzen und trockener Mund signifikant häufiger als unter Plazebo [23]. Bendroflumethiazid und Kaliumchlorid (6 Jahre): Signifikante Senkung des Serumkalium um 0,2 mval/l, Glukosetoleranz und Triglyceride nicht signifikant verändert. Signifikanter Harnsäureanstieg um 1,31 mg/dl [7]. Hydrochlorothiazid (3 Jahre): Nicht signifikanter Anstieg der Serumharnsäure um 0,3 mg/dl [15]. Hydrochlorothiazid + Triamteren, evtl. + α-Methyldopa (2 Jahre, Patientenalter über 60 Jahre): Verschlechterung der Glukosetoleranz, keine behandlungsabhängige Änderung des Serumcholesterols [3, 4]. Chlorthalidon (1 Jahr): Signifikant stärkere Anstiege im Vergleich zu Plazebo von Gesamtcholesterol um 10,0 mg/dl, der Triglyceride um 9,8 mg/dl und der Low-density-Lipoproteine um 12,6 mg/dl [12].

Entzugssymptome. Gewichtszunahme durch Wassereinlagerung.

Bemerkungen. Die Stoffwechselnebenwirkungen der Sulfonamidsaluretika sind gering, wenn die für eine antihypertensive Wirkung oft ausreichende niedrige Dosierung (entsprechend 25 mg Hydrochlorothiazid pro Tag) nicht überschritten wird. Bei Patienten mit Stoffwechselstörungen vor Therapiebeginn sind häufigere Laboratoriumsuntersuchungen notwendig. Senkungen des Serumkalium können durch Kombination der Sulfonamidsaluretika mit kaliumsparenden Substanzen bei geringer Saluretikumdosis auch durch Kombination mit β-Blockern verhindert werden. Eine Verschlechterung der Glukosetoleranz ist v. a. bei älteren Patienten zu befürchten. In Kurzzeitversuchen hatten β-Blocker eine präventive Wirkung auf die saluretikabedingte Zunahme der Low-density-Lipoproteine [24].

Furosemid, Etacrynsäure und Bumetanid können auch bei fortgeschrittener Niereninsuffizienz noch wirksam sein. Bei rascher Injektion hoher Dosen können Hörstörungen auftreten.

Kaliumsparende Saluretika

Kontraindikationen.
Serumkreatinin höher als 2,5 mg/dl, Hyperkaliämie.

Nebenwirkungen. Hyperkaliämie, Übelkeit.

Triamteren

Durch Substanzausfällung Nephrolithiasis, bei Leberzirrhose megaloblastische Anämie.

Spironolacton

Durchfall, allergische Hautreaktion, Mastodynie, bei Männern Gynäkomastie und Impotenz, bei Frauen Amenorrhö, Hirsutismus und Tieferwerden der Stimme.

Bemerkungen. Kaliumsparende Saluretika werden meist mit Sulfonamidsaluretika kombiniert. Triamteren erzeugt eine Fluoreszenz des Harns, die einerseits als Compliance-Kontrolle benutzt werden kann [8], andererseits störend ist, wenn mit fluorimetrischen Methoden Katecholaminkonzentrationen in Plasma oder Harn bestimmt werden sollen.

β-Rezeptorenblocker

Kontraindikationen. Manifeste Herzinsuffizienz, bradykarde Rhythmusstörungen, AV-Block II. oder III. Grads, Asthma bronchiale, Monotherapie bei Phäochromozytom oder Clonidinentzugssyndrom. Anwendungsbeschränkung bei medikamentös eingestelltem Diabetes mellitus.

Nebenwirkungen. Herzinsuffizienz (evtl. akut), AV-Überleitungsstörung, Bradykardie, verschiedenartige gastrointestinale Störungen [13].

Selten: allergische Hautreaktionen, Thrombozytopenie, Leukopenie, hämolytische Anämie, Haarausfall, Psoriasisexazerbation. In Abhängigkeit von der Substanz werden in unterschiedlicher Häufigkeit beobachtet:

a) Bronchospastik, Raynaud-Phänomen, Claudicatio intermittens, Verstärkung von Hypoglykämien mit gleichzeitiger Verschleierung klinischer Symptome, Muskelschwäche, Sehstörungen,
b) Depression, Schlaflosigkeit,
c) Alpträume, Halluzinationen,

d) Muskelkrämpfe,
e) Abnahme des HDL-Cholesterols,
f) Dosisabhängige Nebenwirkungen infolge Kumulation.

a) wird seltener bei kardioselektiven Blockern beobachtet, b) und c) seltener oder fehlend bei hydrophilen Blockern, c) und d) häufiger bei Blockern mit sympathikomimetischen Eigenwirkungen e) möglicherweise weniger bei Blockern mit sympathikomimetischer Eigenwirkung, f) gilt im Falle der Niereninsuffizienz für Substanzen mit renaler Elimination oder bei langsamer Hydroxylierung für Substanzen mit entsprechendem Metabolismus [2].

Nebenwirkungen bei Langzeittherapie
Propranolol (6 Jahre): Nicht signifikanter Anstieg des Serumkalium um 0,2 mval/l [7]. Propranolol (2 Jahre): Seltener Schläfrigkeit und Depression als unter Thiaziden oder α-Methyldopa [6]. Propranolol (2 Jahre): Bei Männern Belastungsdyspnoe, bei Frauen kalte Finger häufiger als unter Plazebo [23]. Propranolol (3 Jahre): Signifikant stärkere Zunahme der Harnsäure (um 0,48 mg/dl) und des Serumkalium (um 0,22 mval/l) als unter Plazebo (0,11 mg/dl bzw. 0,09 mval/l) [23].

Entzugssymptome. Gesteigerte Empfindlichkeit für exogene und endogene Katecholamine (Nervosität, Schwitzen, Tachykardien), Infarktgefahr bei koronarer Herzkrankheit.

Bemerkungen. Trotz der Vielzahl der inzwischen bekannt gewordenen Nebenwirkungen der β-Blocker wird diese Medikamentengruppe insgesamt nach wie vor zumindest unter den Sympathikushemmstoffen subjektiv am besten vertragen. Spezielle chemische Eigenschaften einzelner Substanzen können allerdings zu überraschenden Nebenwirkungen führen, wie das Beispiel des Practololsyndroms gezeigt hat. Die große Anzahl der in der Therapie verwendeten Blocker erschwert die Erkennung substanzbezogener Nebenwirkungen sehr.

α-Blocker

Phenoxybenzamin

Nebenwirkungen. Orthostatische Hypotonie, Tachykardie, Schwellung der Nasenschleimhaut, Ejakulationshemmung, Dysmenorrhö, Übelkeit.

Bemerkungen. Bei noradrenalinbedingten Blutdrucksteigerungen (z. B. Phäochromozytom) können ausgeprägte Blutdruckabfälle auftreten, wenn die Dosierung nicht stufenweise aufgebaut wird. Orthostatische Hypotonie und Palpitation werden vermehrt beobachtet bei Hypovolämie (z. B. infolge Saluretika) und/oder bei peripherer Vasodilatation (z. B. durch Vasodilatatoren, Alkohol, Opiate).

Prazosin

Nebenwirkungen. Orthostatische Hypotonie, Synkopen, Herzklopfen, Mattigkeit, Kopfschmerzen, Übelkeit, Wahrnehmungs- und Stimmungsbeeinträchtigung, unspezifische Hautreaktion, Ödeme.

Selten: Verstopfte Nase, Mundtrockenheit, Auftreten antinukleärer Faktoren.

Bemerkungen. Da Synkopen v. a. nach der ersten Dosis beobachtet wurden, sollte diese i. allg. 0,5 mg nicht überschreiten und vor dem Zubettgehen genommen werden. Die klinische Bedeutung gelegentlich nachweisbarer antinukleärer Faktoren ist unklar [20]. Unter Prazosin wurden im Gegensatz zu Propranolol Senkungen der Triglyceride und des Gesamtcholesterols beobachtet [18].

Labetalol

Kontraindikationen. Manifeste Herzinsuffizienz, AV-Block II. und III. Grades, Asthma bronchiale.

Nebenwirkungen. Orthostatische Hypotonie, verstopfte Nase, Ejakulationshemmung, Oberbauchschmerzen bei hohen Dosen, lebhafte Träume, Muskelkrämpfe, Bronchokonstriktion.

Bemerkungen. Die Nebenwirkungen des Labetalols sind z. T. Folge der α-Blockade (vgl. Phenoxybenzamin). Die Kontraindikationen entsprechen denen der β-Blokker. Eine Ausnahme bildet das Phäochromozytom, zu dessen konservativer Behandlung Labetalol auch in Form einer Monotherapie gegeben werden kann. Allerdings stört die Substanz die fluorimetrische Bestimmung der Katecholamine, so daß scheinbar erhöhte Werte auftreten und zu Fehldiagnosen führen können [25].

Reserpin

Kontraindikationen. Depression, Magen-Darm-Ulkus (auch anamnestisch).

Nebenwirkungen. Bradykardie, Depression, Alpträume, Magen-Darm-Ulzera, Magenbeschwerden, Diarrhö, verstopfte Nase, Gewichtszunahme, evtl. Ödeme.

Selten: extrapyramidale Störungen (Parkinsonismus), Gynäkomastie.

Bemerkungen. Depressionen unter Reserpin können schwer sein und führten in einzelnen Fällen zu Suiziden, bei Tagesdosen unter 0,5 mg werden sie jedoch selten beobachtet. 1974 erschienen retrospektive Untersuchungen, nach denen bei Frauen in der Postmenopause eine Erhöhung des Brustkrebsrisikos nach Reserpinlangzeittherapie zu befürchten sei. Weitere Untersuchungen haben den Verdacht nicht bestätigt [16].

Clonidin

Kontraindikation. Syndrom des kranken Sinusknoten.

Nebenwirkungen. Bradykardie, Sedation, Mundtrockenheit, gesteigertes Durstgefühl, Impotentia coeundi, Obstipation, orthostatische Beschwerden, Raynaud-Syndrom, Gewichtszunahme, evtl. Ödeme.

Selten: Parotisschmerz.

Entzugssymptome. Hochdruckkrise und/oder Nervosität, Zittern, Kopfschmerzen, Übelkeit.

Therapie: Erneute Gabe von Clonidin mit anschließendem Ausschleichen oder α-Blockade.

Bemerkungen. Entzugssyndrome wurden nach Absetzen mittlerer oder hoher Dosen beobachtet. Es fällt auf, daß meist die Zusatzbehandlung mit einem β-Rezeptorenblocker nach Absetzen des Clonidins weitergeführt wurde [19]. Unter Clonidin können paradoxe Blutdrucksteigerungen auftreten und zwar infolge Überdosierung bei Niereninsuffizienz oder passager bei zu rascher intravenöser Injektion.

Clonidin senkt die Katecholaminsekretion. Erhöhungen der Plasma-Katecholamin-Konzentration bei Phäochromozytom werden durch Clonidin nicht normalisiert [9].

α-Methyldopa

Kontraindikation. Akute Lebererkrankung.

Nebenwirkungen. Sedation, Kopfschmerzen, orthostatische Hypotonie, Depression, Mundtrockenheit, Motilitätsstörungen des Darms, Übelkeit, Erbrechen, Gewichtszunahme evtl. Ödeme, positiver Coombs-Test evtl. mit hämolytischer Anämie.

Selten: Fieber (teilweise septisch, oft erst 1–2 Wochen nach Therapiebeginn), Leberschäden mit Erhöhung der Transaminasen, manchmal auch des Bilirubins evtl. bis zur Lebernekrose, Galaktorrhoe, extrapyramidale Störungen, Exantheme, Myokarditis (?).

Entzugssymptome. Selten rascher Wiederanstieg des Blutdrucks mit sympathikoadrenergen Symptomen.

Bemerkungen. Positive Coombs-Teste und Leberschäden entwickeln sich oft erst nach monatelanger Dauertherapie. Entsprechend langsam erfolgt die Rückbildung nach Absetzen der Behandlung, so daß im Einzelfall die Zusammenhangsfrage schwer zu klären sein kann.

Bei fluorimetrischen Methoden der Plasma- und Harnkatecholaminbestimmung kann α-Methyldopa erhöhte Werte vortäuschen.

Guanethidin

Kontraindikationen. Phäochromozytom (Gefahr der Hochdruckkrise), Anwendungsbeschränkung bei zerebrovaskulärer Insuffizienz und koronarer Herzkrankheit.

Nebenwirkungen. Schwere orthostatische Hypotonie, evtl. auch Belastungshypotonie, Gewichtszunahme evtl. Ödeme, Neigung zu Durchfällen, Adynamie v. a. bei hohen Dosen (nur teilweise orthostaseabhängig), Ejakulationshemmung, retrograde Ejakulation.

Bemerkungen. Die Nebenwirkungen von Guanethidin nehmen ebenso wie die blutdrucksenkende Wirkung langsam über mehrere Tage zu, entsprechend langsam ist ihr Verschwinden nach Absetzen der Therapie. Die orthostatische Hypotonie wird durch Vasodilatation (z. B. durch Hitze, Alkohol und Vasodilatatoren) verstärkt. Ihr Ausmaß setzt der Einstellung des Blutdrucks auf normotone Werte im Liegen oder Sitzen häufig Grenzen.

Dihydralazin

Kontraindikation. Koronare Herzkrankheit.

Nebenwirkungen. Tachykardie, Angina pectoris evtl. Myokardinfarkt, Kopfschmerzen teilweise migräneähnlich, Palpitation, Übelkeit, Schwindel, Schwitzen, verstopfte Nase, Tränenfluß, Hautrötung, Konjunktivitis, Muskelkrämpfe.

Selten: Fieber, Polyneuritis, Pancytopenie, LE-ähnliches Syndrom, Exanthem.

Bemerkungen. Das Spektrum der Nebenwirkungen von Dihydralazin ist v. a. bei hohen Dosen so groß, daß es für die Monotherapie wenig geeignet ist. Die kardialen Nebenwirkungen können gemildert oder vermieden werden durch eine Kombination mit β-Rezeptorenblockern, Clonidin oder Reserpin. Das LE-ähnliche Syndrom tritt in 10–20% der Patienten auf, die Tagesdosen über 400 mg erhalten, es wurde aber auch bei niedrigeren Dosen beobachtet. Fast ausschließlich handelt es sich um Patienten, bei denen genetisch bedingt der Hydralazinabbau durch Acetylierung langsamer verläuft als bei den übrigen Patienten [1].

Diazoxid

Kontraindikationen. Sekundäre Hypertonie bei Aortenisthmusstenose, koronare Herzkrankheit.

Nebenwirkungen. Tachykardie, Angina pectoris, evtl. Myokardinfarkt, Hyperglykämie, Gewichtszunahme evtl. Ödeme. Lokale Reizung der Injektionsstelle. Unmittelbar nach Injektion Wärmegefühl, Kopfschmerzen, Benommenheit.

Bemerkungen. Die kardialen Nebenwirkungen treten etwas seltener auf, wenn Diazoxid nicht wie ursprünglich empfohlen rasch injiziert wird. Allerdings kann dies mit einer Abnahme der Wirkung verbunden sein. Die vorherige Gabe von Clonidin oder einem β-Blocker hat ebenfalls einen geringeren Anstieg der Herzfrequenz zur Folge, die blutdrucksenkende Wirkung von Diazoxid wird durch die Kombination dagegen verstärkt [21].

Minoxidil

Kontraindikationen. Manifeste Rechtsherzinsuffizienz, frischer Myokardinfarkt.

Nebenwirkungen. Ausgeprägte Gewichtszunahme durch Salz-Wasser-Retention evtl. bis zum Bilde der hydropischen Herzinsuffizienz, Tachykardie, Perikarderguß, Hypertrichose (v. a. im Gesicht), ausgeprägte Störung der Erregungsrückbildung im EKG (bis zu 60% der Patienten), Exanthem, gastrointestinale Störungen, Druckschmerzhaftigkeit der Mamma.

Bemerkungen. Minoxidil sollte wegen der Nebenwirkungen i. allg. nur bei schwerer, gegen andere Substanzen resistenter Hypertonie gegeben werden. Die Bedeutung der EKG-Veränderungen ist ungeklärt, sie bilden sich nicht selten trotz laufender Therapie etwas zurück, nach Absetzen verschwinden sie ganz. Ein Perikarderguß tritt auch unabhängig von einer Salz-Wasser-Retention bei 4% der behandelten Patienten auf, vorwiegend aber nicht ausschließlich bei solchen mit fortgeschrittener Niereninsuffizienz. Bei entsprechendem Verdacht ist eine sonographische Untersuchung angezeigt.

Nitroprussidnatrium

Kontraindikation. Aortenisthmusstenose.

Nebenwirkungen. Übelkeit, Erbrechen, Schwitzen, Palpitation, Kopfschmerzen.

Selten: Methämoglobinbildung. Ein Fall von Hypothyreoidismus wurde beschrieben.

Intoxikation mit dem Metaboliten Thiocyanat: Schwäche, Hypoxie, Übelkeit, Ohrensausen, Muskelkrämpfe, Desorientiertheit, Psychose evtl. Koma.

Entzugssymptom. Sofortiger Wiederanstieg des Blutdrucks nach Infusionsende.

Bemerkungen. Im Gegensatz zu den starken Vasodilatatoren Minoxidil und Diazoxid bewirkt Nitroprussidnatrium keine Steigerung des Herzzeitvolumens oder der Herzfrequenz. Bei mehrtägiger Behandlung sollte nach 2 Tagen die Konzentration des Metaboliten Thiocyanat im Plasma bestimmt werden, bei niereninsuffizienten Patienten bereits nach 1 Tag. Plasmaspiegel zwischen 8 und 10 mg/dl sind ein Grund für den Abbruch dieser Behandlung, Spiegel über 10 mg/dl eine Indikation zur Gabe des Antidot Thiosulfat. Thiocyanat ist dialysabel.

Kalziumantagonisten [5]

Verapamil

Kontraindikationen. Manifeste Herzinsuffizienz, sinuatrialer oder atrioventrikulärer Block (insbesondere nach vorheriger intravenöser Gabe von β-Blockern).
Nebenwirkungen. Bradykardie, Asystolie, Herzinsuffizienz, Kopfschmerzen, Schwindel, Magen-Darm-Beschwerden, Exantheme mit Arthralgien, Fotodermatosen.

Nifedipin

Kontraindikation. Schwangerschaft.

Nebenwirkungen. Kopfschmerzen, Gesichtsrötung, Wärmegefühl, Hepatitis, Gewichtszunahme, evtl. Ödeme.

Diltiazem

Kontraindikationen. Manifeste Herzinsuffizienz, Sinusknotensyndrom, sinuatrialer Block oder AV-Block II. bzw. III. Grades, Bradykardie.

Nebenwirkungen. Übelkeit, Schwindel, Kopfschmerzen, Müdigkeit, Juckreiz, Exanthem, Gewichtszunahme, evtl. Ödeme, Bradykardie, SGOT-, SGPT-, γ-GT- oder LDH-Anstieg.

Bemerkungen. Die Kalziumantagonisten sind eine heterogene Substanzgruppe, nur wenige Nebenwirkungen sind ihnen daher gemeinsam. In Zukunft ist sowohl eine weitere Verbreitung in der Hochdrucktherapie verbunden mit zunehmender Erfahrung über Nebenwirkungen zu erwarten, andererseits ist mit zahlreichen neuen Substanzen zu rechnen, die ihr jeweils eigenes Nebenwirkungsspektrum aufweisen werden. Die Kontraindikation Schwangerschaft schließt Substanzen für Frauen in gebärfähigem Alter nahezu aus.

Angiotensin-Converting-Enzyme-Hemmer

Captopril

Kontraindikation. Anwendungsbeschränkung bei Patienten mit immunologischen Erkrankungen und/oder unter immunsuppressiver Therapie.

Nebenwirkungen [14]. Exanthem und/oder Pruritus (bei 8–12% der Patienten), Geschmacksstörung (bei 6% der Patienten), Nierenschädigung mit nephrotischem Syndrom oder Niereninsuffizienz [22], Granulozytopenie.

Selten: Agranulozytose bei Patienten für die die Anwendungsbeschränkung zutrifft, Fieber.

Bemerkungen. Die Nebenwirkungen sind meist reversibel und dosisabhängig, sie treten v.a. dann auf, wenn aufgrund der häufig verzögert einsetzenden blutdrucksenkenden Wirkung der Substanz zu hohe Dosen für die Dauerbehandlung gewählt werden und/oder die Dosis nicht der Nierenfunktion angepaßt wird. Exanthem und Geschmacksstörung verschwanden in einigen Fällen wieder, obgleich Captopril weiter verabfolgt wurde. Die Geschmacksstörung kann jedoch auch nach Absetzen mehrere Wochen anhalten. Bei dehydrierten Patienten mit stimulierter Reninsekretion wurden auch bei hohen Blutdruckausgangswerten bereits nach einmaliger Gabe einer kleinen Dosis massive Blutdrucksenkungen bis in den Bereich des Schocks beobachtet. Therapie: Kochsalzinfusion!

Wegen der Nebenwirkungen sollte die Einnahme von Captopril bis auf weiteres auf Patienten mit schwerer Hypertonie beschränkt bleiben. Die behördliche Einschränkung, der zufolge die Einstellung ausschließlich in der Klinik erfolgen soll, wird voraussichtlich in den nächsten Monaten aufgehoben werden.

Enalapril

In den bisher vorliegenden Erfahrungsberichten über die Anwendung dieses neuen Converting-enzyme-Inhibitors (MK 421) bei 2 kleinen Patientenkollektiven wurden keine Nebenwirkungen mitgeteilt [11, 17].

Regeln für die Diagnostik von Nebenwirkungen

Neben der Überwachung des Blutdrucks und regelmäßigen Untersuchungen auf evtl. Organmanifestationen der Hypertonie sind mögliche Nebenwirkungen der medikamentösen Behandlung wichtiger Gegenstand der ärztlichen Betreuung des Hochdruckkranken.

Die *subjektiven Nebenwirkungen* (wie Sedation, Depression, Schlafstörungen u.a.) können nicht nur die Lebensfreude mindern sondern z.T. auch die Sicherheit am Arbeitsplatz und im Straßenverkehr beeinträchtigen.

Bei der *körperlichen Untersuchung* ist je nach Medikation besonderes Augenmerk zu richten auf Zeichen einer Herzinsuffizienz oder Bronchospastik (β-Blokker), einer Bradykardie (β-Blocker, Clonidin), auf orthostatische Blutdruckabfälle (Guanethidin, α-Methyldopa, Clonidin), Exantheme (verschiedene Substanzen) usw.

Notwendige *Laboratoriumsuntersuchungen* sind 1–2 Wochen nach Beginn einer Saluretikatherapie Bestimmung des Serumkaliums (auch bei kaliumsparenden Saluretika), später sind halbjährliche Kontrollen ausreichend. Sie sollten 1- bis 2mal kombiniert werden mit einer Bestimmung der Serumglukose, der Serumlipide und der Harnsäure. Häufigere Kontrollen des Serumkalium sind bei gleichzeitiger Digitalistherapie angezeigt, häufigere Kontrollen des Glukose-, Fett- und Harnsäurestoffwechsels bei entsprechenden Stoffwechselerkrankungen vor Therapiebeginn, häufigere Kontrollen der harnpflichtigen Substanzen und der Serumelektrolyte bei Patienten mit Niereninsuffizienz.

Da einerseits mit Sicherheit nicht alle Nebenwirkungen selbst der gebräuchlichsten und weit verbreiteten Antihypertensiva bekannt, andererseits viele der bekannten Nebenwirkungen unspezifisch sind, könnte in Zweifelsfällen v.a. in den ersten Behandlungsmonaten das Auftreten ätiologisch unklarer Erkrankungen oder Beschwerden häufiger Anlaß sein, durch einen *Austausch des Antihypertensivums* die Frage zu klären, ob es sich um eine Arzneimittelnebenwirkung handelt. Manchmal sind, soweit vertretbar auch *Reexpositionsversuche* notwendig.

Literatur

Übersichten

Arnold OH (1970) Therapie der arteriellen Hypertonie. Springer, Berlin Heidelberg New York

Dukes MNG (ed) (1980) Meyler's side effects of drugs. Excerpta Medica, Amsterdam Oxford Princeton

Goodman Gilman A, Goodman LS, Gilman A (eds) (1980) The pharmacological basis of therapeutics. MacMillan, New York Toronto London

Gross F (ed) (1977) Antihypertensive agents. Springer, Berlin Heidelberg New York

Hansson L, Henning M (eds) (1978) Negative consequences of blood pressure reduction. Acta med Scand [Suppl] 628: 1–100 (1978)

-Einzeldarstellungen

1. Alarcon-Segovia D (1976) Drug-induced antinuclear antibodies and lupus syndromes. Drugs 12: 69–77
2. Alvan G, Bahr C von, Seidemann P, Sjöqvist F (1982) High plasma concentrations of β-receptor blocking drugs and deficient debrisoquine hydroxylation. Lancet I: 333
3. Amery A, Berthaux P, Bulpitt C et al. (1978) Glucose intolerance during diuretic therapy. Lancet I: 681–683
4. Amery A, Bulpitt C, De Schaepdryver A (1980) Thiazides and serum cholesterol. Lancet II: 473
5. Arzneimittelbrief (1981) Unerwünschte Wirkungen von Calcium-Antagonisten. Arzneimittelbrief 15: 112
6. Bauer GE, Baker J, Hunyor SN, Marshall P (1978) Side-effects of antihypertensive treatment: a placebo-controlled study. Clin Sci Mol Med 55: 341s–344s
7. Berglund G, Andersson O (1981) Beta-blockers or diuretics in hypertension? A six year follow-up of blood pressure and metabolic side effects. Lancet I: 744
8. Bonn R (1980) Einfacher und schneller Nachweis von Triamteren im Urin – eine Methode zur Überprüfung der Patienten-Compliance von Hypertonikern. In: Bock KD, Schrey A (Hrsg) Natrium und Hypertonie. Wolf, München, S. 230–236
9. Bravo EL, Tarazi RC, Fouad FM, Vidt DG, Gifford RW Jr (1981) Clonidine-suppression test. A useful aid in the diagnosis of Pheochromocytoma. N Engl J Med 305: 623–626
10. Bulpitt CJ, Clifton P, Hoffbrand BI (1980) Factors influencing over and under-consumption of anti-hypertensive drugs. Arch Int Pharmacodyn Ther [Suppl] 243–250
11. Gavras H, Waeber B, Gavras I, Biollaz J, Brunner HR, Davies RO (1981) Antihypertensive effect of the new oral angiotensin converting enzyme inhibitor „MK-421". Lancet II: 543–546
12. Goldmann AI, Steele BW, Schnaper HW, Fitz AE, Frohlich ED, Perry HM Jr (1980) Serum lipoprotein levels during chlortalidone therapy. JAMA 244: 1691–1695
13. Greenblatt DJ, Koch-Weser J (1974) Adverse reactions to β-adrenergic receptor blocking drugs: A report from the Boston Collaborative Drug Surveillance Program. Drugs 7: 118–129
14. Gross F (1981) Captopril. Profil eines neuen Antihypertensivums. MMW 123: 1803–1809
15. Helgeland A, Hjermann I, Holme I, Leren P (1978) Serum triglycerides and serum uric acid in untreated and thiazide treated patients with mild hypertension. Am J Med 64: 34–38
16. Kewitz H, Jesdinsky JH, Schröter P-M, Lindtner E (1977) Reserpine and breast cancer in women in Germany. Eur J Clin Pharmacol 11: 79–83

17. Kolloch R, Stumpe KO, Bähner U, Krück F (1981) Die Wirkung eines neuen Angiotensin-Converting-Enzym-Inhibitors (MK421) auf Blutdruck und das Renin-Angiotensin-System bei essentieller Hypertension. Therapiewoche 47: 7782
18. Leren P, Helgeland A, Holme I, Foss PO, Hjermann I, Lund-Larsen PG (1980) Effect of propranolol and prazosin on blood lipids. Lancet II: 4–6
19. Lilja M, Jounela AJ, Juustila H, Mattila MJ (1980) Interactions of clonidine and β-blockers. Acta Med Scand 207: 173–176
20. Marshall AJ, McGraw ME, Barrit DW (1979) Positive antinuclear factor tests with prazosin. Br Med J 1: 165–166
21. Merguet P, Anlauf M, Brandt T, Bock KD (1969) Klinische und klinisch-experimentelle Untersuchungen an Hypertonikern mit Diazoxide. Verh Dtsch Ges Inn Med 75: 144–147
22. Planz G, Bundschu HD (1980) Zunehmende Niereninsuffizienz nach Blutdrucksenkung mit Captopril bei maligner Hypertonie. Klin Wochenschr 58: 897–899
23. Report of Medical Research Council rking Party on Mild to Moderate Hypertension (1981) Adverse reactions to bendrofluazide and propranolol for the treatment of mild hypertension. Lancet II: 539–542
24. Weidmann P, Schiffl H, Boehringer K et al. (1981) Einfluß von Diuretika allein oder in Kombination mit Betablockern auf die Serum-Lipoproteine. In: Krück F, Schrey A (Hrsg) Diuretika II. Wolf, München, S 254–273
25. Ziegan R, Planz G (1982) Hypertoniediagnostik: Falsch erhöhte Urinkatecholamine durch Labetalol. Dtsch Med Wochenschr 107: 157

11 Zusammenstellung der zur Dauerbehandlung der arteriellen Hypertonie und zur Akutbehandlung hypertoner Notfälle gebräuchlichen Arzneimittel

Diuretika (Monopräparate)

Thiazide und andere protrahiert wirkende Diuretika

Handelsname Firma	Darreichung		Packungsinhalt
	Form	Menge [mg]	
1. Bendroflumethiazid			
Sinesalin ICI	Tbl.	5	20 100
2. Butizid			
Saltucin Boehringer Mannheim	Tbl.	5	20 100
3. Chlortalidon			
Chlortalidon Arznei Pharma	Tbl.	100	
Chlortalidon 100 Stada Stada	Tbl.	100	10 50
Hydro-Long Tablinen Sanorania	Tbl.	100	20 50
Hygroton Mite Geigy	Tbl.	50	20 50
Hygroton Geigy	Tbl.	100	12 75
4. Clopamid			
Brinaldix Sandoz	Tbl.	20	20 50
5. Cyclopenthiazid			
Navidrex Ciba	Tbl.	0,5	12 50
6. Etozolin			
Elkapin Mite Gödecke	Tbl.	200	20 50 100
Elkapin Gödecke	Tbl.	400	20 50

Handelsname Firma	Darreichung		Packungsinhalt
	Form	Menge [mg]	
7. Hydrochlorothiazid			
Barovert Klinge	Kps.	25	
Di-Chlotride 25 mg MSD Sharp & Dohme	Tbl.	25	25
Di-Chlotride 50 mg MSD Sharp & Dohme	Tbl.	50	25
Esidrix Ciba	Tbl.	25	20 100
Hydrochlorothiazid Pharma Hameln	Tbl.	25 50	
Hydrochlorothiazid Walter Ritter	Tbl.	25	
Hydrochlorothiazid Astrapin	Tbl.	25	
8. Indapamid			
Natrilix Pharmacodex	Drg.	2,5	20 60
9. Mebutizid			
Neoniagar Siphar	Tbl.	50	20
10. Mefrusid			
Baycaron Bayer	Tbl.	25	30
11. Methyclothiazid			
Enduronum Deutsche Abbott	Tbl.	5	100

Handelsname Firma	Darreichung		Pak-kungsin-halt
	Form	Menge [mg]	
12. Metolazon			
Zaroxolyn Mite	Tbl.	2,5	20
Searle			50
Zaroxolyn	Tbl.	5	20
Searle			50
Zaroxolyn Forte	Tbl.	10	20
Searle			50
13. Polythiazid			
Drenusil	Tbl.	2	10
Pfizer			50

Handelsname Firma	Darreichung		Pak-kungsin-halt
	Form	Menge [mg]	
14. Quinethazon			
Aquamox	Tbl.	50	12
Lederle			60
15. Trichlormethiazid			
Esmarin	Tbl.	4	20
Merck			
16. Xipamid			
Aquaphor 40	Tbl.	40	20
Beiersdorf			50

Schnell und stark wirkende Diuretika: Furosemid

Handelsname Firma	Darreichung		Pak-kungsin-halt
	Form	Menge [mg]	
Furosemid	Tbl.	40	
Astrapin			
Furosemid	Tbl.	40	
Klinge			
Furosemid 40	Tbl.	40	10
Ratiopharm			50
Furosemid 40 mg	Tbl.	40	
Denk			
Furosemid 40 mg	Tbl.	40	
Pharma Hameln			
Furosemid 40 mg	Tbl.	40	
IPG			
Furosemid 40	Tbl.	40	10
Stada			50
Stada			
Fusid	Tbl.	40	10
Schwarzhaupt			25
			50

Handelsname Firma	Darreichung		Pak-kungsin-halt
	Form	Menge [mg]	
Hydro-Rapid-	Tbl.	40	25
Tablinen			50
Sanorania			
Lasix	Tbl.	40	12
Hoechst			50
Lasix 40 mg	Tbl.	40	12
Eurim Pharm			50
Lasix-Long 30	Kps.	30	10
Hoechst			50
Mirfat	Tbl.	40	10
Merckle			50
Saluretikum	Tbl.	40	12
Azuchemie			50
			250
Sigasalur	Tbl.	40	10
Siegfried			50

Kaliumsparende Diuretika

Amilorid und Triamteren

Handelsname Firma	Darreichung		Pak-kungsin-halt
	Form	Menge [mg]	
1. Amilorid			
Arumil	Tbl.	5	250
Sharp & Dohme			

Handelsname Firma	Darreichung		Pak-kungsin-halt
	Form	Menge [mg]	
2. Triamteren			
Jatropur	Kps.	50	20
Röhm Pharma			50

Aldosteronantagonisten: Spironolacton

Handelsname Firma	Darreichung Form	Menge [mg]	Packungsinhalt
Aldace 50	Tbl.	50	20
Searle			50
Aldace 100	Tbl.	100	20
Searle			50
Aldactone 25	Drg.	25	20
Boehringer			100
Mannheim			
Aldactone 50	Drg.	50	20
Boehringer			50
Mannheim			
Aldactone 100	Kps.	100	20
Boehringer			50
Mannheim			
Aldopur 50	Drg.	50	20
Heumann			50
Aldopur 100	Drg.	100	20
Heumann			50
Euteberol	Tbl.	100	20
Merckle			50
Osyrol 50	Drg.	50	20
Hoechst			50
Osyrol 100	Drg.	100	20
Hoechst			50
Sincomen 50	Drg.	50	20
Schering			28
			50
Sincomen 100	Drg.	100	20
Schering			28
			50
Spironolacton 100 mg	Tbl.	100	
Arznei-Pharma			
Spironolacton	Kps.	50	20
Ratiopharm			50
	Tbl.	100	20
			50
Spironolacton	Tbl.	120	
Recip			
Spironolacton	Tbl.	120	
Weiskopf			
Spiro-Tablinen	Tbl.	100	20
Sanorania			50

Kombination von Saluretika mit kaliumsparenden Diuretika

Handelsname Firma	Zusammensetzung [mg]		Darreichungsform	Packungsinhalt
Kombinationen von Saluretika mit Amilorid oder Triamteren				
Diucomb Melusin	Bemetizid	25	Drg.	20
	Triamteren	50		50
Dytide H	Hydrochlorothiazid	25	Tbl.	30
Röhm Pharma	Triamteren	50		60
Esiterin	Hydrochlorothiazid	25	Tbl.	20
Ciba	Triamteren	50		50
				100
Moduretik	Hydrochlorothiazid	50	Tbl.	20
Sharp & Dohme	Amilorid	5		50
Tri-Thiazid Stada	Hydrochlorothiazid	25	Tbl.	10
Stada	Triamteren	50		50
Triamthiazid	Hydrochlorothiazid	25	Tbl.	
Henning	Triamteren	50		
Henning Berlin				

Kombinationen von Saluretika mit Spironolacton

Handelsname Firma	Zusammensetzung [mg]		Darreichungsform	Packungsinhalt
Aldactone 50-Saltucin Boehringer Mannheim	Butizid Spironolacton	5 50	Drg.	20 50
Aldactone Saltucin Forte Boehringer Mannheim	Butizid Spironolacton	10 100	Kps.	20 50
Hydrospiron Searle	Hydrochlorothiazid Spironolacton	50 50	Tbl.	
Osyrol 50-Lasix Hoechst	Furosemid Spironolacton	20 50	Kps.	20 50
Osyrol 100-Lasix Hoechst	Furosemid Spironolacton	20 100	Kps.	20 50
Risicordin Searle	Hydrochlorothiazid Spironolacton	50 50	Tbl.	20 50 100
Sali-Aldopur Heumann	Bendroflumethiazid Spironolacton	2,5 50	Drg.	
Spironothiazid Henning Berlin	Hydrochlorothiazid Spironolacton	50 50	Tbl.	20 50

β-Rezeptorenblocker – Monopräparate –

Handelsname Firma	Darreichung Form	Darreichung Menge [mg]	Packungsinhalt
1. Acebutolol			
Neptal Röhm-Pharma	Tbl.	200	30 50
Neptal 400 Röhm-Pharma	Tbl.	400	28 56 98
Prent Bayer	Tbl.	200	30 50 100
Prent 400 Bayer	Tbl.	400	30 50 100
2. Alprenolol			
Aptin Duriles Astra Chemicals	Tbl.	200	30 50 100
3. Atenolol			
Tenormin 50 ICI-Pharma	Tbl.	50	28 56 98
Tenormin 100 ICI-Pharma	Tbl.	100	28 56 98
4. Bunitrolol			
Stresson 10 mg Boehringer Ingelheim	Tbl.	10	50
5. Bupranolol			
Betadrenol 40 Pharma-Schwarz/ Melusin	Tbl.	40	20 40 100

Handelsname Firma	Darreichung Form	Menge [mg]	Pakkungsinhalt
Betadrenol 100	Tbl.	100	20
Pharma-Schwarz/			40
Melusin			100
Panimit 40	Tbl.	40	
Nattermann			
Panimit 100	Tbl.	100	
Nattermann			
6. Carazolol			
Carazolol 5	Tbl.	5	
Boehringer Mannheim			
Conducton	Tbl.	5	50
Klinge			100
7. Mepindolol			
Corindolan-2,5	Tbl.	2,5	20
Schering			50
			100
Corindolan-5	Tbl.	5	20
Schering			50
			100
8. Metipranolol			
Disorat 5	Tbl.	5	50
Boehringer Mannheim			100
Disorat 10	Tbl.	10	50
Boehringer Mannheim			100
Disorat 20	Tbl.	20	50
Boehringer Mannheim			100
9. Metoprolol			
Beloc Mite	Tbl.	50	30
Astra			50
			100
Beloc	Tbl.	100	30
			50
			100
Beloc Duriles	Tbl.	200	30
Astra			50
			100
Lopresor Mite	Tbl.	50	30
Geigy			50
			100
Lopresor	Tbl.	100	30
Geigy			50
			100
10. Nadolol			
Solgol Mite	Tbl.	60	30
Heyden			50
Solgol	Tbl.	120	30
Heyden			50
11. Oxprenolol			
Trasicor 40	Tbl.	40	20
Ciba			50
Trasicor 80	Tbl.	80	20
Ciba			50
Trasicor Retard	Tbl.	160	20
Ciba			50
			100
12. Penbutolol			
Betapressin	Tbl.	40	20
Hoechst			50
			100
13. Pindolol			
Visken	Tbl.	5	20
Sandoz			50
			100
	Trpf.	5/ml	30 ml
			100 ml
Visken 15 mg	Tbl.	15	20
Sandoz			50
Visken Retard	Tbl.	20	20
Sandoz			50
14. Propranolol			
Dociton 10	Tbl.	10	50
Rhein-Pharma			250
Dociton 40	Tbl.	40	50
Rhein-Pharma			100
			250
Dociton 80	Tbl.	80	50
Rhein-Pharma			100
Dociton 160	Tbl.	160	25
Rhein-Pharma			50
			100
Dociton Retard	Kps.	160	28
Rhein-Pharma			56
			98
Ikopal Retard	Kps.	160	
ICI-Pharma			
Indobloc 40	Tbl.	40	50
Homburg			100
Indobloc 80	Tbl.	80	50
Homburg			100
15. Sotalol			
Sotalex Mite	Tbl.	80	20
Lappe			40
			100
Sotalex	Tbl.	160	20
Lappe			40
			100

Handelsname Firma	Darreichung		Pak-kungsin-halt
	Form	Menge [mg]	
16. Timolol			
Temserin Sharp & Dohme	Tbl.	10	30 100
17. Toliprolol			
Doberol 10 Boehringer Ingelheim	Tbl.	10	50
Doberol 50 Boehringer Ingelheim	Tbl.	50	20 50
Sinorytmal Giulini Pharma	Tbl.	35	30 60
18. β-Rezeptorenblocker mit α-blockierender Wirkung: Labetalol			
Trandate 100 Glaxo	Tbl.	100	50 100
Trandate 200 Glaxo	Tbl.	200	50 100

Kombinationen von β-Rezeptorenblockern mit Diuretika

Dosierungskombinationen

Handelsname Firma	Zusammensetzung [mg]		Darrei-chungs-form	Packungs-inhalt
	β-Blocker	Diuretikum		
Dociton 80 Aldace 50 Rhein-Pharma/Searle	Propranolol 80	Spironolacton 50	Tbl.	je 20 je 50
Dociton 80 Dytide H Rhein-Pharma/ Röhm Pharma	Propranolol 80	Triamteren 50 Hydrochlorothiazid 25	Tbl.	30+15 60+30
Lopresor-Hygroton 25 Ciba	Metoprolol 100	Chlortalidon 25	Tbl.	je 15 je 30 je 100
Trasicor 80 Esidrix Ciba	Oxprenolol 80	Hydrochlorothiazid 25	Tbl.	28+14 84+42

Fixe Kombinationen

Handelsname Firma	Zusammensetzung [mg]		Darrei-chungs-form	Packungs-inhalt
	β-Blocker	Diuretikum		
Antra Astra	Alprenolol 100	Hydrochlorothiazid 10	Tbl.	30 50 100
Beloc Comp. Astra	Metoprolol 100	Hydrochlorothiazid 12,5	Tbl.	30 50 100

Handelsname Firma	Zusammensetzung [mg]		Darreichungsform	Packungsinhalt
	β-Blocker	Diuretikum		
Betasemid Hoechst	Penbutolol 40	Furosemid 20	Tbl.	30 50 100
Betathiazid Henning Berlin	Propranolol-HCl 80	Triamteren 25 Hydrochlorthiazid 12,5	Tbl.	
Cardiotensin Melusin	Bupranolol 100	Bemetizid 10 Triamteren 20	Tbl.	20 50 100
Dociretic Thiemann	Propranolol-HCl 80	Bendroflumethiazid 2,5	Kps.	28 56 98
Dociteren Rhein-Pharma/Röhm Pharma	Propranolol 80	Triamteren 25 Hydrochlorothiazid 12,5	Tbl.	25 50 100
Moducrin Sharp & Dohme	Timolol 10	Amilorid 2,5 Hydrochlorothiazid 25	Tbl.	30 60
Sotaziden Lappe	Sotalol 160	Hydrochlorothiazid 25	Tbl.	28 84
Sotaziden Forte Lappe	Sotalol 320	Hydrochlorothiazid 5	Tbl.	28 84
Teneretic Mite ICI-Pharma	Atenolol 50	Chlortalidon 12,5	Tbl.	28 56 98
Teneretic ICI-Pharma	Atenolol 100	Chlortalidon 25	Tbl.	28 56 98
Torrat Boehringer Mannheim	Metipranolol 20	Butizid 2,5	Tbl.	20 50 100
Trasitensin Ciba	Oxprenolol 80	Chlortalidon 10	Tbl.	20 50 100
Trasitensin Retard Ciba	Oxprenolol 160	Chlortalidon 20	Drg.	20 50 100
Viskaldix Sandoz	Pindolol 10	Clopamid 5	Tbl.	20 50 100

Vasodilatatoren (Monopräparate)

Direkt wirkende Vasodilatatoren: Dihydralazin und Minoxidil

Handelsname Firma	Darreichung Form	Menge [mg]	Packungsinhalt
1. Dihydralazin			
Nepresol	Tbl.	25	40
Lappe			100

Handelsname Firma	Darreichung Form	Menge [mg]	Packungsinhalt
2. Minoxidil			
Lonolox 2,5	Tbl.	2,5	30
Upjohn GmbH			100
Lonolox 10	Tbl.	10,0	30
Upjohn GmbH			100

α-Rezeptorenblocker mit postsynaptischer Wirkung: Prazosin und Urapidil

Handelsname Firma	Darreichung Form	Menge [mg]	Packungsinhalt
1. Prazosin			
Minipress 1 mg	Tbl.	1	20
Pfizer			100
Minipress 2 mg	Tbl.	2	30
Pfizer			100
Minipress 2 mg	Tbl.	2	30
Eurim Pharm			
Minipress 5 mg	Tbl.	5	30
Pfizer			100
Minipress 5 mg	Tbl.	5	30
Eurim Pharm			
Orbisan 1 mg	Tbl.	1	30
Mack			100
			500

Handelsname Firma	Darreichung Form	Menge [mg]	Packungsinhalt
Orbisan 2 mg	Tbl.	2	30
Mack			100
			500
Orbisan 5 mg	Tbl.	5	30
Mack			100
			500
2. Urapidil			
Ebrantil	Kps.	30	20
Byk Gulden			50
			100

Hemmstoff des Angiotensin-converting-enzyme: Captopril

Handelsname Firma	Darreichung Form	Menge [mg]	Packungsinhalt
Lopirin 25	Tbl.	25	40
Heyden			
Lopirin 50	Tbl.	50	40
Heyden			
Lopirin 100	Tbl.	100	40
Heyden			

Kalziumantagonisten

Handelsname Firma	Wirkstoff [mg]	Darrei- chungsform	Packungs- inhalt
1. Diltiazem			
Dilzem Mite Goedecke	Diltiazem-HCl 30	Tbl.	
Dilzem Goedecke	Diltiazem-HCl 60	Tbl.	50 100
2. Nifedipin			
Adalat 5 Bayer	Nifedipin 5	Kps.	50 100
Adalat 10 Bayer	Nifedipin 10	Kps.	50 100
Adalat Retard Bayer	Nifedipin 20	Tbl.	30 50 100
3. Verapamil			
Cardibeltin Pharma Schwarz	Verapamil-HCl 60	Drg.	20 50 100
Isoptin Knoll	Verapamil-HCl 40	Drg.	50 100
	Verapamil-HCl 80	Drg.	20 50 100
Isoptin Retard Knoll	Verapamil-HCl 120	Tbl.	20 50 100

Kombinationen von Vasodilatatoren mit Diuretika

Handelsname Firma	Darreichung		Packungsinhalt	
	Form	Menge [mg]		
Redupront Mack	Prazosin 0,5	Polythiazid 0,25	Tbl.	20 50 100
Polypress Pfizer	Prazosin 0,5	Polythiazid 0,25	Tbl.	20 50 100

Kombinationen von Vasodilatatoren mit Diuretika und *β*-Rezeptorenblockern

Handelsname Firma	Zusammensetzung [mg]		Darrei- chungsform	Packungs- inhalt
Docidrazin Rhein-Pharma	Hydralazin-HCl Bendroflumethiazid Propranolol-HCl	25 2,5 60	Kps.	

Handelsname Firma	Zusammensetzung [mg]		Darreichungsform	Packungsinhalt
Pertenso	Dihydralazinsulfat	20	Tbl.	20
Melusin	Bemetizid	10		50
	Triamteren	20		100
	Bupranolol-HCl	20		
Trepress	Hydralazin-HCl	25	Drg.	20
Ciba-Geigy	Chlortalidon	20		50
	Oxprenolol-HCl	80		100

Antisympathotonika – Monopräparate –

Clonidin

Handelsname Firma	Darreichung		Packungsinhalt
	Form	Menge mg]	
Catapresan 150 Boehringer Ingelheim	Tbl.	150	50 100
Catapresan 300 Boehringer Ingelheim	Tbl.	300	50 100
Catapresan Depot Perlongetten Boehringer Ingelheim	Kps.	250	28 70

Guanethidin

Handelsname Firma	Darreichung		Packungsinhalt
	Form	Menge [mg]	
Guanethidin 10 Astrapin	Tbl.	10	
Guanethidin 25 Astrapin	Tbl.	25	
Ismelin 10 mg Ciba	Tbl.	10	40 100
Ismelin 25 mg Ciba	Tbl.	25	20

Guanfacin

Handelsnahme Firma	Darreichung		Packungsinhalt
	Form	Menge [mg]	
Estulic-Wander Wander	Tbl.	1	20 50 100
Estulic-Wander Wander	Tbl.	2	20 50 100

Methyldopa

Handelsname Firma	Darreichung		Packungsinhalt
	Form	Menge [mg]	
Aldometil Sharp u. Dohme	Tbl.	250	20
Methyldopa 250 mg Denk	Tbl.	250	
Methyldopa 250 Stada Stada	Tbl.	250	50 100
Methyldopa 500 mg VMG	Tbl.	500	
Presinol Mite Bayer	Tbl.	125	30 100
Presinol Bayer	Tbl.	250	30 50 100

Handelsname Firma	Darreichung		Pakkungsinhalt
	Form	Menge [mg]	
Presinol Eurim Pharm	Tbl.	250	30
Presinol 500 Bayer	Tbl.	500	30 50 100
Sembrina Boehringer Mannheim	Drg.	250	30 60
Sembrina 500 Boehringer Mannheim	Drg.	500	20 50

Reserpin

Handelsname Firma	Darreichung		Pakkungsinhalt
	Form	Menge [mg]	
Rauwo-Tabuls Adenylchemie	Tbl.	0,25	
Reserpin Astrapin	Tbl.	0,25	
Reserpin „Berco" Berco	Tbl.	0,5	20 100
Reserpin Forte „Berco" Berco	Tbl.	2	20 100
Reserpin „Hameln" Hameln	Tbl.	0,25	20 50
Reserpin „0,25 mg" Rotexmedica	Tbl.	0,25	
Reserpin Saar 0,1 mg Chephasaar	Tbl.	0,1	50
Reserpin Saar 0,25 mg Chephasaar	Tbl.	0,25	40
Sedaraupin Boehringer Mannheim	Tbl.	0,2	20 50
Serpasil Ciba	Tbl.	0,25	20 40

Kombinationen von Antisympathotonika mit Diuretika

Kombinationen von Clonidin mit Diuretika

Handelsname Firma	Zusammensetzung [mg]		Darreichungsform	Packungsinhalt
	Clonidin	Diuretikum		
Combipresan Boehringer Ingelheim	Clonidin-HCl 0,075	Chlortalidon 15	Drg.	30 75
Combipresan 75 Perlongetten Boehringer Ingelheim	Clonidin 0,075	Chlortalidon 15	Kps.	28 70
Combipresan 150 Perlongetten Boehringer Ingelheim	Clonidin 0,15	Chlortalidon 15	Kps.	28 70
Dimapres Dieckmann	Clonidin 0,15	Cyclothiazid 2,5	Tbl.	20 50

Kombinationen von Guanethidin mit Diuretika

Handelsname Firma	Zusammensetzung [mg]		Darrei- chungs- form	Packungs- inhalt
	Guanethidin	Diuretikum		
Esimil Brunnengräber	Guanethidin 10	Hydrochlorothiazid 25	Tbl.	20 50 100

Kombinationen von Methyldopa mit Diuretika

Handelsname Firma	Zusammensetzung [mg]		Darrei- chungs- form	Packungs- inhalt
	Methyldopa	Diuretikum		
Sali-Presinol Bayer	Methyldopa 250	Mefrusid 10	Tbl.	30 50 100
Sembrina- Saltucin Boehringer Mannheim	Methyldopa 250	Butizid 1	Drg.	20 50

Kombinationen von Reserpin oder Deserpidin mit Diuretika

Handelsname Firma	Zusammensetzung [mg]		Darrei- chungs- form	Packungs- inhalt
	Reserpin (oid)	Diuretika		
Antihyper- tonikum Heumann Heumann	Reserpin 0,1	Chlorazanil 75	Tbl.	20 50
Antihyper- tonikum Comp. Azupharma	Reserpin 0,1	Furosemid 15	Tbl.	20
Antihyper- tonikum Comp. Forte Azupharma	Reserpin 0,4	Furosemid 60	Drg.	20
Calmoserpin Roland	Reserpin 0,125	Triamteren 50	Drg.	30 50 250
		Hydrochlorothiazid 25		
Chlorothiazid- Reserpin Denk	Reserpin 0,125	Chlorothiazid 250	Drg. Tbl.	
Darebon Mite Geigy	Reserpin 0,125	Chlortalidon 25	Tbl.	28 56 100

Handelsname Firma	Zusammensetzung [mg]		Darrei- chungs- form	Packungs- inhalt
	β-Blocker	Diuretikum		
Darebon Geigy	Reserpin 0,25	Chlortalidon 50	Tbl.	10 30 50
Drenusil-R Pfizer	Reserpin 0,25	Polythiazid 1	Tbl.	30 50
Durotan Beiersdorf	Reserpin 0,1	Xipamid 4	Tbl.	50 100
Enduronyl Abbott	Deserpidin 0,25	Methyclothiazid 5	Tbl.	30 100
Enduronyl Forte Abbott	Deserpidin 0,5	Methyclothiazid 5	Tbl.	100
Gotatensin Kärner	Reserpin 0,125	Hydrochlorothiazid 20	Tbl.	20
Nortensin Mite Hoechst	Reserpin 0,2	Furosemid 30	Kps.	30 60 120
Nortensin Hoechst	Reserpin 0,4	Furosemid 60	Kps.	30 60 120
Rau-D-Tablinen Sanorania	Reserpin 0,2	Hydrochlorothiazid 5	Tbl.	50
Repicin Boehringer Ingelheim	Reserpin 0,1	Bendroflumethiazid 2 Kaliumchlorid 200	Drg.	20 50
Resaltex Röhm Pharma	Reserpin 0,125	Hydrochlorothiazid 25 Triamteren 50	Tbl.	30 60 100
Serpural Vitamin- Chemie	Reserpin 0,125	Chlorothiazid 250	Tbl.	
Supradiural J. Lachmann, Avion-Pharma	Reserpin 0,25	Hydrochlorothiazid 25	Drg.	
Supradiural-K J. Lachmann Avion-Pharma	Reserpin 0,25	Hydrochlorothiazid 25 Kaliumchlorid 250	Drg.	
Terbolan Hoechst	Reserpin 0,1	Furosemid 15	Tbl.	50
Tri-Thiazid Reserpin- Stada Stada	Reserpin 0,125	Hydrochlorothiazid 25 Triamteren 50	Tbl.	50

Kombinationen von Reserpin mit Diuretika und anderen Stoffen

Handelsname Firma	Zusammensetzung [mg]		Darrei- chungs- form	Packungs- inhalt
Bendigon Mite Bayropharm	Reserpin Mefrusid Inositolnicotinat	0,075 7,5 150	Kps.	28 70
Bendigon Bayropharm	Reserpin Mefrusid Inositolnicotinat	0,15 15 150	Kps.	28 70
Briserin Mite Sandoz	Reserpin Clopamid Dihydroergocristin	0,05 2,5 0,4	Drg.	20 50 100
Briserin Sandoz	Reserpin Clopamid Dihydroergocristin	0,1 5 0,58	Drg.	20 50 100
Crevoserpin Crevochemie	Reserpin Diprophyllin Extr. Herb. visc. alb.	0,15 100 150	Drg.	50 100
Diuraupur Giulini Pharma	Reserpin Rescinnamin Raupin Benzylhydrochlorothiazid Kaliumchlorid Yohimbin Ajmalin	0,1 0,25 0,01 5 550 0,6 0,19	Drg.	50
Diuraupur Sine Giulini Pharma	Rescinnamin Raupin Benzylhydrochlorothiazid Kaliumchlorid Yohimbin Ajmalin	0,25 0,01 7,5 550 0,8 0,19	Drg.	60
Intensain 150-Modenol Boehringer Mannheim/ Casella Riedel	Reserpin Rescinnamin Raubasin Butizid Kaliumchlorid Carbocromen	0,07 0,07 0,7 3,3 300 150	Drg.	20 50
Modenol Boehringer Mannheim	Reserpin Raubasin Rescinnamin Butizid	0,07 0,7 0,07 3,3	Drg.	20 50 100
Raucombin-D Voigt	Reserpin Gesamtalkaloide aus Rad. Rauwolf. serp. Hydrochlorothiazid-Rutin (1:1) Kaliumchlorid Hexamethoniumbromid Extr. Fruct. Crataeg.	0,08 0,5 34 145 40 20	Drg.	20 50 100

Handelsname Firma	Zusammensetzung [mg]		Darreichungsform	Packungsinhalt
Regulaserp	Reserpin	0,025	Drg.	30
Forte	Rescinnamin	0,19		50
Waukos	Rauwolf.-Alkaloide	1,0		
	Hydrochlorothiazid	10,0		
	Kaliumchlorid	250		
	Vit.-A-palmitat	1,0		
	Vit.-E-acetat	5,0		
Seda-Repicin	Reserpin	0,1	Drg.	20
Boehringer	Bendroflumethiazid	2		50
Ingelheim	Methiomeprazin	3		
Tensiflex	Reserpin	0,1	Drg.	20
Voigt	Hydrochlorothiazid-Rutin	10		
	(1:1)	0,5		
	Dihydroergocristin			

Kombinationen von Antisympathotonika mit anderen Antihypertonika

Handelsname Firma	Zusammensetzung [mg]		Darreichungsform	Packungsinhalt
Adelphan	Reserpin	0,1	Tbl.	30
Ciba	Dihydralazin	10		100
Adelphan-	Reserpin	0,1	Tbl.	20
Esidrix	Dihydralazin	10		50
Ciba	Hydrochlorothiazid	10		100
Caprinol	Reserpin	0,1	Drg.	50
Bayer	Methyldopa	125		
	Mefrusid	10		
Dopatensin	Methyldopa	200	Drg.	30
Minden	Verapamil	60		100
Elfanex	Reserpin	0,1	Drg.	20
Ciba	Dihydralazin	10		50
	Hydrochlorothiazid	10		100
	Kaliumchlorid	300		

Mittel zur Akutbehandlung hypertoner Notfälle

Handelsname Firma	Darreichung		Pak-kungsinhalt
	Form	Menge [mg]	
1. Clonidin			
Catapresan Boehringer Ingelheim	Amp.	0,15	5
2. Diazoxid			
Hypertonalum Byk-Essex	Amp.	300	1
3. Dihydralazin			
Nepresol Lappe	Amp.	25	5
4. Labetalol			
Trandate Glaxo	Amp.		1 mal 20 ml 5 mal 20 ml
5. Nitroprussidnatrium			
Nipride Roche	Amp.	50	5
Nipruss-Infusion Pharma Schwarz/ Melusin	Amp.	60	5
Nitroprussidnatrium Fresenius	Amp.	50	5
6. Phentolamin			
Regitin Ciba	Amp.	10	5
7. Reserpin			
Reserpin Injekt Astrapin	Amp.	0,25/ml	
Reserpine J. Lachmann Avion Pharma	Amp.	1	
Sedaraupin Boehringer Mannheim	Amp.	1	5
Serpasil Ciba	Amp.	1	5
8. Urapidil			
Ebrantil 25 Byk Gulden	Amp.	25	
Ebrantil 50 Byk Gulden	Amp.	50	
9. Verapamil			
Isoptin Knoll	Amp.	5	5
10. Adalat			
Nifedipin 5 Bayer	Kps.	5	50 100
Nifedipin 10 Bayer	Kps.	10	50 100

12 Sachverzeichnis

Therapie mit Herzglykosiden

Herausgeber: **E. Erdmann**
Unter Mitarbeit von zahlreichen Fachwissenschaftlern
1983. 29 Abbildungen. XI, 146 Seiten.
Gebunden DM 52,-
ISBN 3-540-12361-X

Aktuelle Themen der Alterskardiologie

Herausgeber: **E. Lang**
Mit Beiträgen von zahlreichen Fachwissenschaftlern
1982. 31 Abbildungen, 16 Tabellen. IX, 88 Seiten.
DM 25,-
ISBN 3-540-11528-5

Die adäquate Dialyse

Dialyse- Ärzte-Workshop, Bernried 1981
Herausgeber: **E. Streicher, W. Schoeppe**
1982. 110 Abbildungen, 39 Tabellen. X, 256 Seiten (17 Seiten in Englisch).
DM 48,-
ISBN 3-540-11243-X

I.-W. Franz

Ergometrie bei Hochdruckkranken

Diagnostische und therapeutische Konsequenzen für die Praxis

Mit einem Geleitwort von P. Schölmerich
1982. 70 Abbildungen. 58 Tabellen. XVIII, 231 Seiten.
Gebunden DM 42,-
ISBN 3-540-11420-3

Essentielle Hypertonie

Psychologisch-medizinische Aspekte

Herausgeber: **D. Vaitl**
1982. 72 Abbildungen. XII, 229 Seiten.
DM 52,-
ISBN 3-540-10975-7

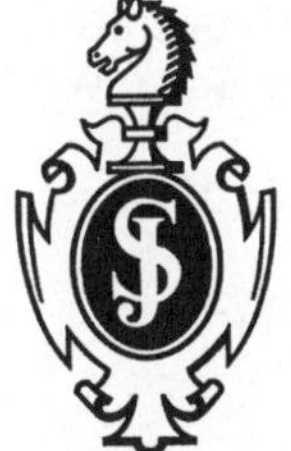

Springer-Verlag
Berlin
Heidelberg
New York
Tokyo